JN029026

定本

M-GTA

実践の理論化をめざす質的研究方法論

木下康仁
聖路加国際大学大学院看護学研究科特命教授

医学書院

木下康仁（きのした やすひと） https://yasuhito.site/
聖路加国際大学大学院看護学研究科 特命教授（看護社会学），立教大学名誉教授

1953年山梨県小菅村生まれ。1984年カリフォルニア大学（サンフランシスコ校）人間発達・エイジング研究科博士課程修了（Ph.D）。専門は，社会学，社会老年学，福祉社会論，質的研究法。
著書に，『グラウンデッド・セオリー・アプローチの実践』（2003年）『ライブ講義 M-GTA』（2007年）『質的研究と記述の厚み』（2009年）『グラウンデッド・セオリー論』（2014年）『シニア 学びの群像』（2018年）（以上，すべて弘文堂），『改革進むオーストラリアの高齢者ケア』（東信堂，2007年），『ケアラー支援の実践モデル』（編集，ハーベスト社，2015年），『親密性の福祉社会学』（共著，東京大学出版会，2013年），『ヘルスリサーチの方法論』（共著，放送大学教育振興会，2013年）他。翻訳に『死のアウェアネス理論と看護』（1988年）『文化と看護のアクションリサーチ』（2010年）（いずれも医学書院）などがある。

定本 M-GTA
―実践の理論化をめざす質的研究方法論
発　行　2020年10月15日　第1版第1刷©
　　　　2023年 6 月 1 日　第1版第5刷

著　者　木下康仁
発行者　株式会社　医学書院
　　　　代表取締役　金原　俊
　　　　〒113-8719　東京都文京区本郷1-28-23
　　　　電話　03-3817-5600(社内案内)
印刷・製本　双文社印刷

ISBN978-4-260-04284-0

はじめに

この本は，質的研究法のひとつであるM-GTA（修正版グラウンデッド・セオリー・アプローチ：Modified Grounded Theory Approach）について体系的に論じたものである。質的研究に期待されている深い解釈と厚い記述，課題とされてきた分析方法の明確化と分析プロセスの明示化，そして，意味の解釈を分析とするときの厳密さの確保と分析結果の実践的活用……M-GTAはこれらに応えようとする研究法として開発されてきた。

本書は全体で4部構成になっており，Part 1でM-GTAの基本特性と方法論的基盤をオリジナル版GTAとの関係で論じ，Part 2でインタビューデータにおける概念生成から結果図とストーリーラインの作成までの分析方法と分析プロセスを詳しく説明しており，その内容の学習方法として，Part 3でグループワークの仕方を具体的に提案している。最後のPart 4では視点を質的研究全体に広げ，質的データの分析におけるコーディングとは何か，質的研究論文の査読のあり方，そして，質的研究を数量的研究との対比におくのではなく，共通土俵に上げて新たな科学哲学である批判的実在論との関係から，M-GTAの可能性を検討している。具体的な作業内容の説明から研究のあり方など大きな問題まで多岐にわたる内容を取り上げているので，部分と全体，全体と部分の関係を意識して読むと理解しやすいであろう。

多くの読者にとっての関心はM-GTAの分析方法を詳述したPart 2だと思われるが，それだけではM-GTAを理解し実際に用いるのはむずかしいと考えている。分析を行なう自分自身の立ち位置を確認できないまま作業を始めてしまい，自分の解釈に関する適切さの判断があいまいで相対的になってしまうからである。特にPart 1は本書全体のゲートウェイになっているのだが，内容的に取っつきにくさを感じるのであれば，Part 2から先に読んでから戻るのでもよいだろう。また，Part 3から読んでグループ学習を立ち上げられれば，Part 2の検討をしやすくなり，理論的な内容が中心となるPart 1とPart 4についても，ディスカッションを通して理解を深めていきやすい。

したがって，本書は一度読んで終わるのではなく，手元において読み直したり，手順と考え方を繰り返し確認しながら利用できるよう目次構成を詳しくしている。主たる読者としては，初めて本格的な研究に取り組む人たちを想定している。大学院の前期課程（修士）の人たちや博士論文に取り組む後期課程の人たち，実務専門職の人たち，そしてそうした人たちを指導する立場にある研究・教育職の人たちを念頭においている。

この種の書籍は入門書であることが強調されがちであるが，本書は入門書であると同時に質的研究に関する専門書としても成り立つように工夫している。バランスをとるのがむずかしい試みであったが，この点に関しては数量的，質的を問わず研究法の専門家からの批判的検討を期待している。本書では考え方と方法，具体的な技法をできるだけ分けて説明することで，なぜある技法を用いるのか，その理由を自分で説明できることを重視している。技法と手順だけで質的研究ができるわけではなく，正誤判断ではなく意味の解釈を継続的に蓄積する作業では，自分の判断を必ず説明していかなくてはならない。そうしないと伝わらない。人に説明するには，自分がその内容に一定の確からしさ，本書でいう「リアリティ感」がもてないと不安定な作業となるからで，本書では，この「説明する」ということを強調している。逆にいうと，ここをおさえれば質的研究は知的躍動感を与えてくれるものになる。技法は考え方を具体的な形にしたもので考え方そのものではないから，実践によって身につくのであり，その意味では技能といってもよいかもしれない。そして，よりよい技法の可能性は常にオープンである。技法や方法から入って考え方を確認したり，考え方から入って方法に独自の工夫があったりしてもよい。

このような構成にしたのは，学習者とは変わっていく存在だからである。新たに学ぶ人たちが増えていくのを期待するのはいうまでもないが，当然のことながら学習者はいつまでも初学者のままではないし，そうであってはならない。今，自分は学習プロセスのどこに位置しているのだろうかと，「学ぶ／習う→使う→教える」という継続的なプロセスに自分をおくことで，学習目的も変わっていくであろう。同じものをみているようで，みえ方は変わっていくからである。学ぶプロセスに「教える」まで含めているのは，教える専門家になることをめざすという意味ではなく，グループ学習がそうであるように，役割によって自分の理解を他の人に説明することで自分の理解を確かなものにし，新たな気づきにつながるからである。質的研究，M-GTAの学びは終わりのないプロセスであるが，常に自分の位置を確認することにより，学習者としての自分を振り返りやすくなり，研究者としての成長と課題に気づいていくことができる。ここに，この研究方法の奥の深さと知の探求の楽しさがある。学位論文が書ければそれで終わるというわけではない。

M-GTAは現在非常に多くの領域で用いられており，特に当初から対人援助領域，看護・保健領域，ソーシャルワークや介護などの社会福祉領域での活用が際立っていた。そして現在は，リハビリテーション，臨床心理，学校教育，言語教育（英語・日本語），経営マネジメントなどの領域や，死生学，老年学，情報学などの学際領域でも用いられている。具体的な研究テーマは多岐にわたっているが，全体に共通した特性としては，人と人の直接的かかわり合い（社会的相互作用）が展開されている実践的専門領域ということになる。

また，本書では全体を通して1つの研究例「高齢夫婦世帯における夫による妻の介護プロセスの研究」（木下，2009，第一章）を用いている。これにより本書で解説している研究上の各項目や段階，および，研究プロセス全体が理解しやすいようになっている。本書ではこの研究例をできるだけ詳しく紹介しているが，分析結果である理論（グラウンデッド・セオリー）の表現がどのような形になるのかを理解し，分析結果の記述の仕方などを詳しく知る上でも，上記の文献もぜひ副読本として読んでもらいたい。質的研究の場合には分析方法と作品（分析結果の記述の仕方）の両方を理解しないと，どちらも十分に理解できない面があるからである。

本書のもう1つの特徴は，グループでの学習方法を提案していることである。分析方法の明確化と分析プロセスの明示化をめざし，筆者はこれまで「機能としてのスーパービジョン」という考え方で，実際の個別的，対面的スーパービジョンで行なわれる直接の指導関係とは別の方法を模索してきた。経験的学習方法の開発は質的研究の発展に欠かせないのであり，その実現のためにはグループワークのもつダイナミズムが機能としてのスーパービジョンをより実践的にできると考え，できるだけ具体的な方法を提案している。例えば，データの分析実習には，グループで取り組むことが経験的学習として有効である。データの解釈の際に，同じデータでも他の人が自分とは異なる見方をしていることに気づくことができれば，解釈の多様性を学べるとともに，自分の見方のくせや偏りを自覚しやすくなる。質的データの分析における「客観的」とは何か，「主観的」とは何かを考える機会にもなる。グループワークには，互いに学び合うインターラクティブなダイナミズムがある。

質的研究は現在では認知，普及，定着しているが，依然として残されている大きな課題がある。それは，意味の深い解釈が十分できていないことである。分析をしてもこれでよいのか判断できず，リアリティ感がもてないということである。これはむずかしい問題であるが，翻ってみると，ここに質的研究の可能性がある。迷っているということは，あいまいなままに進めるか，一歩踏み込んでコミットしていくかの分岐点に立っているということである。しかし現状において，そこでの判断がしやすいところまで質的研究法自体が整備されていないという認識を筆者はもっている。質的データの場合であっても，分析方法と分析プロセスを明確にする必要は当然あるのだが，仮にそれに対応できたとしても，それによって分析結果の質が保証されるわけでもない。データの解釈を研究者自身が行なうところに，質的研究の醍醐味がある。そしてそこには同時に陥穽がある。この関係を明らかにするためには，どうしても研究する人間を論じなくてはならない。この点は，質的研究の議論で十分取り上げられてこなかった。研究する人間を論ずることで，質的研究の可能性はオープンに検討できるし，ひいては人間についての理解や洞察が深くなっていくことが期待できる。M-GTAは，研究者が自身を「研究する人間」として捉えつつ，自分の行なっている解釈や分析を常に意識化し振り返ること（reflectiveな姿勢）を，一貫して促していく。それにより，言葉の意味に敏感になり，言葉の使い方がていねいになる。このことは，研究者としての分析力や説明力を強化し，活発なコミュニケーションを可能にして研究者をエンパワーする。

ところで，M-GTAの開発は当初から計画されたものではなく，かれこれ30年の経験（木下，1990）を経て現時点に到達している。B.Glaser（1930～）とA.Strauss（1916～1996）という2人のアメリカの社会学者が1960年代に発表した*The Discovery of Grounded Theory*〔『データ対話型理論の発見』（1967／後藤，水野，大出訳，1996）〕に触発され，研究と実践の関係を軸に試行錯誤を重ねてきた。その中で著した数冊のうち『グラウンデッド・セオリー・アプローチの実践』（2003）と『ライブ講義　M-GTA』（2007）が広く利用され，現在も最も版を重ねている。後者は翻訳が韓国で出版され（2017），予想をはるかに超える関心と支持をいただいた。また，2000年に発足した「M-GTA研究会」は現在全国各地に地方会が設置され，領域を超えて多くの研究者が，M-GTAを用いた研究への取り組みと学習活動を展開している（https://m-gta.jp/）。

こうした発展の一方で，「本を読んだけれども，よくわからない」という声にも多く接してきた。筆者としては，解説は基本的な部分にとどめてあえて余白を残し，余白は読者に埋めてもらうのが，学びの方法として適切ではないかと考えており，今でもその考えは基本的に変わっていない。余白があることによって，読者は否応なく自分の考えでそこを埋めなければならない。そのほうが，コントロール感をもって方法を使えるようになりやすいと考えるからである。これが，先に述べた「説明すること」の第一歩につながる。余白をこちらで埋めてしまうと，手順や技法に過度にこだわった分析をしてしまい，自分のしていることの説明が困難になり大きな不安を生んでしまいかねないからである。

また一方では，M-GTAは簡単な方法であるかのような受け止め方もされてきたようである。おそらく，分析ワークシートの活用などが具体的でわかりやすそうな技法やツールにみえて簡単に取り組めそうに思われたことから，関心を集めたものと思われる。部分と全体の関係が十分に説明されていなかったためでもあるが，これは分析する自分自身が視野から脱落しているということであり，そのため，簡単な方法にみえるということであろう。技法や方法について過度に詳しい説明はせず余白を残したのも，こうしたHow to的な読まれ方を誘発して，肝心な点が理解されにくくなるのではないかと危惧したためであるが，初学者には少なからずわかりにくさが残るようであった。

この30年の間に筆者は，研究会や研修会，授業や個別指導など多くの経験から，「これでよいのか」と迷いながらもM-GTAの可能性に共感し研究を進めていく学習者に接してきた。そして，「余白」を初学者にとっても埋めやすくすることの重要性と必要性を肌で感じるようになった。そこで，これまでの経験を踏まえて本書を執筆するにあたり，必要となる説明の水準や章の構成を吟味した。余白が必要であることに変わりはない。よって，かゆいところにまで手が届くほどではないかもしれないが，少しでも余白を埋めやすくなるよう工夫しながら解説している。グループワークを取り上げているのも，「説明すること」をグループの中で行なうのが，自分の理解を確かめる方法として有効であることを経験してきたからである。先に挙げた解説書の刊行からそれぞれ一定の年月を経ているので，この間の経験と質的研究の展開と現状を反映させる形で，本書をまとめることにした。

最後に，筆者はこれまでM-GTAを「説明すること」について，方法の細部において研究者個々が独自の工夫を施すことを推奨してきた。わずかな工夫でも，自分の判断で方法を変えるには方法についての理解が前提となるから，方法に「使われる」のではなく，方法を「主体的に使う」態勢をとることが可能になる。この「工夫」とは，先に述べた「余白」とほぼ同じ意味だが，すなわち，自分の研究目的に照らして方法を「最適化する」ということであり，その判断には説明が必須となる。このことが重要である。例えば，M-GTAの分析ワークシートの作業においては，データから具体例を抽出する作業をどこから始めるかという課題がある。このとき，本書での考え方と方法の説明に照らして，自分で工夫したい場合には方法を修正することができるが，同時にその理由を説明することが必要である。

このことは，本書で説明しているM-GTAの分析方法が唯一のものではないということを意味する。すべて，本書の説明の通りにしなくてはならないわけではない。本書で提示しているのは，考え方とその実践方法の基本型である。どの部分をどのように変えて用いるかという応用は，読者に委ねられている。現在，M-GTAを用いた研究論文が数多く発表されているが，分析方法の説明や結果の提示方法などの多様性の中に，一定の共通する形式がみられるようにも思われる。もちろん，これはそれぞれの研究者がそれぞれの考える形で「余白」を埋めてきた自然な結果であるから，本書はそうした傾向を否定するものでも抑制するものでもない。要は，M-GTAの基本特性を踏まえてさえいれば，共通する形式であれ独自の形式であれ，自身の判断を「説明する」ことができ，それにより，自分自身の方法としてM-GTAを獲得していくことができるということである。

2020年9月

目次

Part 3 M-GTAのグループワークでの学習方法 227

Part 4 質的研究とM-GTA 269

デザイン：守屋圭

Part 1
M-GTAの方法論的体系性

Chapter 1

グラウンデッド・セオリー・アプローチの基本特性

M-GTA（Modified-Grounded Theory Approach：修正版グラウンデッド・セオリー・アプローチ）は，当初の提案であるオリジナル版GTAの可能性を，質的研究が既存の多くの専門領域を横断して領域化した今日的状況において実現するために考案されたものである。本Chapterでは，オリジナル版から何を批判的に継承するかについて論じ，Chapter 2では残された課題に対するM-GTAの立場と方法を述べる。この2つのChapterで明らかにするように，修正版といっても部分的な作業ではなく，具体的な分析方法とそれを根拠づける方法論の両面で，抜本的に再編成したものである。Part 2では，M-GTA独自の分析方法を説明しているが，GTAの可能性を実現するためにはこれだけの作業が求められていると理解していただきたい。

GTAは現在では多様化しているが，本書ではオリジナル版として『データ対話型理論の発見－調査からいかに理論をうみだすか（The Discovery of Grounded Theory）』（Glaser, & Strauss, 1967／後藤, 水野, 大出訳, 1996）を中心におき，さらに

B. Glaser（1978）の単著『Theoretical Sensitivity（理論的センシティビティ）』と，A. Strauss（1987）の単著『Qualitative Analysis for Social Scientists（社会科学者のための質的分析）』を含むものとしている。筆者がすでに批判的に論じているように（木下, 2014），Glaserの単著は分析方法面で1967年の共著を補完する内容であり，比較的大著であるStraussの1987年の単著はGlaserの立場を基本的には踏襲しつつも，データの解釈プロセスを詳細に実践報告するものとなっている。基点となる1967年の共著を，それぞれの立場から補完する内容とみることができるので，少なくともここまでは2人の協働と解釈できる。

ところが，この3冊が1967年（共著），1978年（Glaser単著），1987年（Strauss単著）とほぼ10年の間隔で出版され，しかもGlaserは自著の刊行時の頃に大学を離れたことの背景を読み取ると，協働が未完成で大きな課題点が残されていることが確認でき，1990年代初めの2人の対立には伏線があったとも考えられ，以後混乱した状況になっていく。

残念ながら，これら2人の単著はどちらも邦訳されていない。特に，Glaserの単著はGTAを理解する上で必須といってよい内容であるので残念である。彼の立場を紹介する目的でなされた翻訳がこの本ではなく，別の大著（Martin, & Gynnild, 2011／志村, 小島, 水野監訳, 2017）であったことは二重に残念なことである。この大著のアンソロジーは，Glaserの主張するところの古典的GT（classic grounded theory）にかかわる19名の執筆者で編集され，社会構成主義の立場からのGTAを提唱するK. Charmazも1つの章を担当しており，Glaser自身も2つの章（うち1つはインタビュー）で参加している。むろん，同書の翻訳に意味がないというわけではないのだが，日本におけるGTAの理解の現状を考えると，日本に紹介される順序としては，Glaserの『Theoretical Sensitivity』が先であるべきだったのではないかと考える。

オリジナル版GTAを方法と方法論で体系化する作業はGlaserのこの本に多くを負っているので，複雑すぎるコーディング方法など実践に活かしにくい部分はあるにしても，GTAの何たるかを理解するためには『データ対話型理論の発見』と同等かそれ以上の重要性があるといっても過言ではない。GTA開発者としての彼の貢献を確認し，質的研究法としての可能性を批判的に継承するためにも，『Theoretical Sensitivity』は必読書であるが，客観主義的な立場であることと実際の分析方法としての課題点は克服していく必要がある。

現在，GTAについて生産的な議論をするためには，次の3点を抜きにはできない。第1点目は，オリジナル版の評価である。第2点目は，1990年に出版されたStraussとCorbinの著作（Strauss, & Corbin, 1990／南監訳, 操, 森岡, 志自岐, 竹崎訳, 1999）に対してGlaserが1992年に対抗出版し（Glaser, 1992），2人が立場を異にするという出来事の評価である。そして，第3点目には，ほぼ同時期に生じた，質的研究の領域化という大きな潮流の出現と，そこで批判されていったGTAとの関係についての評価である。

第1点目と第2点目はGTA内部の変化であるが，第3点目は本質的批判であるから，内部の話だけでは済まないことになる。したがって，第1点目の評価が成り立たなければその先はないし，この作業を飛び越えて，第2点目で対立関係にあるGlaser側かStrauss・Corbin側かのいずれかに与するのは，GTAの本質的特性の理解をバイパスして教条主義的な立場をとることになり，両者の対立を克服できないことになる。

Glaserは1970年代後半にカリフォルニア大学（サンフランシスコ校）を退職し，以後はStraussが同校で多くの看護学研究者を指導，養成していったので，看護界ではアメリカだけでなく日本でもStraussの影響が非常に大きい。加えて，Straussらの著作が改訂版ごとに翻訳され（Strauss, & Corbin, 初版, 第2版, 第3版），また日本の看護学研究者による紹介的著作も刊行されている（戈木編, 2013 ; 2014）。他方，Glaserの関係著作は上記のアンソロジーだけしか翻訳されていない。

そのため現状では，指摘した3点に関する議論は停滞，あるいは，始まってもいないのである。筆者はかねてから「GTAを論ずることは質的研究を論ずることである」と述べてきたのだが（木下, 1999 ; 2003），GTAに関する議論はバランスを欠いた状態にあるので，3点について関連させて議論していかないと，GTAは有効な選択肢として生き残れないであろう。

とりわけ重要となるのは，GTA内部に閉じた“どっち派”的な話ではなく，第3点目との関係である。質的研究が既存の専門領域を横断して研究領域化する中で，grounded-on-dataに象徴されるGTAは認識論的基盤である素朴客観主義的立場を痛烈に批判されることになる。それに対してどう応答できるかという問題である。この作業を抜きに，GTAは再生できない。具体的にいえば，領域化した質的研究をメタ理論的に基礎づけている社会構成主義（現実は言語による意味づけによって成立し，認識の外に現実は存在しないという考え方）に対してどのような立場をとるのかは避けることのできない問題であり，Strauss亡き後も改訂を続けるCorbin（Strauss, & Corbin, 2008／操, 森岡訳, 2012）も，GTAを客観主義的と社会構成主義的とに二分する安易な選択をするCharmaz（2006／抱井, 末田監訳, 2008）も，結局は社会構成主義にシフトし，それぞれに宗旨替えするようなことになっている。ただ残念なことに，どちらも第1点目と第2点目を総括してはおらず，横滑り的に第3点目の議論に入っている。

こうした状況の中で唯一ブレない立場を維持しているのは，高齢でありながら客観主義に立った主張を続けるGlaserである。3点に関しての彼の一貫した立場は，筆者は多くの点で同意しないのであるが，GTAのひとつのあり方を体系的に示そうとしているのであり，議論の一方の極に位置づけていくべきであろう。しかし，彼の立場は第3点目に対しては対立軸として批判を退ける形となり，質的研究の領域化が提起する基本的な問題，すなわち，質的研究とは何か，なぜそれが必要かの議論に参加しているわけではない。方法論の面での彼の立場の継承性は，それを担う人材面を含めて不明瞭であり，その意味で孤高感が強くなっている。

M-GTAはオリジナル版GTAの修正版であり，上記の3点に対してパッケージとして対応する試みである。その可能性を今日的状況で実現すべく，方法と方法論で体系化を意図した。特に，拠りどころとなる第3点目に関しては，客観主義にも，そして，意味の解釈を分析とする質的研究においてはブラックホールのような圧倒的影響力をもつ社会構成主義にも回収されない独自の立場設定を行なっている。すなわち，択一ではなく両者の統合を，看護をはじめとする臨床的ヒューマンサービス領域を軸におき，Chapter 2で説明する三位相のインタラクティブ性と実践主義から行なっている。そして，本書の最後のChapter 13で探索的に考察しているように，客観主義と社会構成主義の双方に対する独自の立場を根拠づけるメタ理論として，新たな科学哲学である批判的実在論（critical realism）の可能性を検討している。

言い換えると，質的研究が数量的研究との対立の構図となり，そして，自然科学と社会科学とが対立構図となる限界の克服には，認識論の違いを超えなくてはならないのである。そのためには認識論だけでなく存在論と方法論をセットにした立場が求められる。質的研究が普及，定着してきた現在，いかにしてこの対立構図を超えうるかが理論的な課題になっており，原点に戻って立て直す必要がある。例えば，臨床的ヒューマンサービス，とりわけ，自然科学の実践領域として代表格である医療と不可分の関係にある看護領域でいえば，この間，質的研究は看護の臨床実践に何をもたらしてきたのか，という問いに立ち返る時期に来ているのではないだろうか。GTAの検討も，他の質的研究法も同様であるが，ここが議論の出発点となろう。

研究一般についていえることだが，とりわけ質的研究にあてはまる不可欠な要件として，批判的な視点を保持することを強調しておきたい。疑問をもつこと，疑う姿勢がないと，方法面に偏って教条主義的に反応しやすくなる。ここでいう疑問とは，単に何だろうかという一般的な問いかけではなく，「本当にそうなのか？」「なぜ，そうなのか？」，あるいは「この人はなぜ，何を批判して，この主張をするようになったのか？」といった自分の立場設定につながる問いかけのことである。もちろん暫定的であってもよいのだが，自分としての考え，答えをもつ姿勢である。批判的であることは現状をそのまま受け入れ前提とするのではなく，「もう1つの何か」を常に考えるということであり，意味の解釈作業を分析とする質的研究においては，その力を鍛えることが重要となる。

以下，本Chapterでは，オリジナル版GTAから継承する3つの基本用語である「継続的比較分析」「理論的サンプリング」「理論的飽和化」と，研究法の基本特性として継承する4点，すなわち，「理論生成への志向性」「grounded-on-dataの原則」「経験的実証性（データ化と感覚的理解）」「応用が検証（実践）の立場（分析結果の実践的活用）」について論じていく。そして，Chapter 2ではオリジナル版の課題点を主要3点に絞り，その対応を説明し，M-GTAが導入する基本用語の解説を行なう。

M-GTAの修正版としてのパッケージ性を明確にするためには，この構成が必要である。なぜなら，質的研究の場合，分析方法と研究者は一体で機能するからである。つまり，研究者自身がデータ収集から分析，結果の執筆までの作業プロセス全体にわたり多くの選択的判断を重ねることになるから，分析方法だけを身につけても判断が的確に行なえる保証などないからである。別の言い方をすると，この設定により，自分の研究計画や論文へのさまざまな疑問や批判に対応できるように最大幅で守備範囲を固めておくことができ，何よりも分析における自分の解釈内容が適切か否かを自己判断しやすくなる。

1-1 オリジナル版GTAから継承する分析上の用語とM-GTAでの活用方法

質的研究法としてのオリジナル版GTAからの継承点と克服すべき課題点については後で取り上げるので，ここでは分析上の用語について検討する。オリジナル版は分析方法に関して斬新な用語を提案している。これは，「最低限これだけは」という基準でみると継続的比較分析，理論的サンプリング，理論的飽和化の3点に絞られる。この3点が噛み合って展開しないと，分析は中途半端に終わる。

継続的比較分析法 (constant comparative method of analysis)

オリジナル版以降，M-GTAに至るまでの多様化にもかかわらず，すべてのGTAの根幹はこの継続的比較分析法にある。これを抜きにはGTAは成立しない。GTAとの関連に言及せず，「コード化し，継続的比較によりカテゴリー抽出を行なった」というように質的データの分析方法としてこの名称が使われる場合もあるが，比較に関しては，このあと述べる3点が明確にされていないと十分な活用はむずかしい。なお，この訳が『データ対話型理論の発見』などでは「絶えざる比較法」となっているが，「継続的」とするほうが適切である。なぜなら，比較といってもどこまで，どのようにしたらよいのかという問題があるからで，継続的としたほうが分析方法の用語としては意味がわかりやすくなる。

継続的比較分析は，次の3点から理解できる。ここでは，M-GTAの考え方を適宜挿入しながら説明していく。すなわち，

- 比較とは，何と何を，どのように比べることなのか？（類似性と対極性）
- 継続的という場合，比較の作業をどのように進めていけばよいのか？（理論的サンプリング）
- どこまで継続したら，分析を終了できるのか？（理論的飽和化）

まず，比較といっても何を比べるのか，最初の比較材料をどうするのかという問題から始まる。例えば，一般的なコーディング（Chapter 10で詳述）では，逐語化されたデータを読んでどこかに注目し，その意味を欄外にコードとして記入するのだが，この場合はこのコードが比較材料となる。

このとき，分析者の頭の中，思考はどのように動いているのだろうか。何を，どう考えて，コード化しているのだろうか。おそらく，「なんとなく何かが関係している」という感じであろう。しかし，重要なことは，このときデータをコードに**置き換えている**ことである。置き換えの分析的意味は後述するので，ここではこのコードが最初の比較材料になるということをおさえておこう。あいまいなままにコード化すると，そうしたコードでの比較になるため，あいまいさを引きずったまま作業を進めることになりやすい。その結果，分析プロセス全体にわたって靄（もや）がかかったような感じになる。

「何気なくあいまい」ということと，「暫定的」ということの違いで考えてみる。そこにある違いは判断の理由の明確さである。理由を明確にしていけば修正もしやすくなるが，そこがあいまいだと漠然としたままでの作業となる。本書を通して，メモをとる重要性を何度も強調していくが，M-GTAでは思考の言語化，思考の意識化として説明していることにあたる。また，比較に関しては自分の研究であっても他の人の研究であっても，「データとの最初の接点をみよ」という言い方をしている。そこに質的データの分析特性が凝縮されているからであり，思考の言語化の出発点になるからである。

換言すると，質的データの分析では，継続的比較分析のための最初の比較材料はデータから自分が導くということである。ここでの判断の緻密さ，ていねいな検討が分析全体の緻密さの水準につながっていく。なぜ，その箇所に着目

したのか，その意味は何か，コード名はそれでよいか，データ箇所とコードは対応しているかなどと問うことにより，分析者の解釈的思考の動きを知ることができる。自分の研究であれば，自問自答しながらメモに記録していき，グループワークであれば，メンバー間での問いかけと自身の説明により，解釈内容の言語化を一緒に行なっていく。

質的データを，複雑で多様な人間の経験をできるだけ自由に語ってもらったディテールの豊富な内容であると考えると，自分の研究関心の観点からデータをみていくことになるのだが，内容の豊富さのためにいろいろな箇所が関係ありそうに思えてしまう。データに忠実な自然な反応ではあるのだが，作業としては関係のありそうなものをとりあえずコードにしていくことになるだろう。

一方，M-GTAでは「コード」という表現は使用せず，データとの最初の接点は次のようになる。Chapter 3で詳しく説明しているが，その分析で明らかにする問いにあたる「分析テーマ」と「分析焦点者」という2つの点に集中してデータをみていき，関連する箇所に着目し，分析ワークシートと呼ぶフォーマットの具体例（バリエーション）の欄に転記する。データからいきなり欄外にコードを記入するのではなく，データの着目箇所をそのまま分析ワークシートに転記し，それをデータからの最初の具体例の比較材料とする。この転記作業により，同時にもう1つの比較材料を得る。転記したデータ部分を具体例と呼ぶが，その意味を解釈した内容をフォーマット欄の定義と概念の欄に記入する。つまり，データからの現象面の比較材料と抽象化した解釈レベルでの比較材料という，性質の異なる2種類の比較材料を最初からセットで得ていく。ここから，比較が動き出すことになる。

最初の材料があればそれに比べての作業となるから，比較は自然に始められる。しかし，分析であるためには比較の仕方が重要となる。M-GTAでは，これを類似性と対極性の2方向を組み合わせて進める。つまり具体例について，データの中に類似したものと対極的なものをみつけていく作業である。類似性の比較は，生成し始めた概念の内容を固め，自分の解釈がデータで支持されるかどうかの検討となり，一方，対極的な具体例の有無の検討は例外を発生させず，解釈の恣意的な偏りや，自分でも気づかない解釈の癖をチェックするために不可欠となる。同時に，最初の抽象化のレベルである概念に関しても，類似性と対極性の視点から他の概念との関係を比較し始める。

以上のプロセスは後ほど詳述するが，M-GTAが採用する分析テーマと分析焦点者の視点には，いくつかの重要な意味がある。データをなんとなくみていくのではなく，みる視点を明確に設定することで，暫定的であっても，なぜその部分に着目するのか，理由を明確にすることで判断を「記録」していく。比較を厳密に進めるためである。

理論的サンプリング

前項は，分析プロセスの始まりの説明であるのに対して，本項で述べるのは比較作業の進め方と関係する，理論的サンプリングと呼ばれる考え方と方法である。初めてこの用語に接する人は，サンプリングと聞くと，ランダムサンプリングのように調査票調査での標本抽出方法を思い浮かべるかもしれない。しかし，ウエイトは「理論的」のほうにある。比較による解釈が動き出すと類似性と対極性を軸に目的をもってデータをみていくことになるが，この作業を導くのが，理論的サンプリングである。比較の材料がないと分析は始まらないし，両方向での比較で動き出すことはできるが，それだけでは分析はまとまっていかない。「理論的」サンプリングとは抽象化により分析を深めていく過程のことで，個々の概念レベルでもそうであるが，分析的にはそれ以上の意味がある。つまり，概念間の相互比較からその関係（サブカテゴリーやカテゴリーと呼ばれる）について解釈上のアイデアが得られたら，実際にデータでサポートされるかどうかを確認していくこと，つまり，確認の目的をもってデータをみていくことになる。したがって，解釈上のアイデアがないと理論的サンプリングは稼働しない，と考えるとわかりやすい。

ただ，理論的サンプリングについては，理解の仕方が混乱を招いてきた面があり，十分活用されてこなかった。その結果，継続的比較分析が不徹底になりかねないため，M-GTAでは再規定しているのでその説明をしておこう。

GTAでは，データの収集と分析を交互に進めるとか，また収集と分析を段階的に分けなくても同時並行的に進めるとされているが，なぜその必要があるのかが不明確なまま，形式的な手順と受け止められる場合がある。理論的サンプリングがデータの収集と分析にどのように関係しているのかを考えればよいのだが，こうした進め方はフィールドワーク型調査では間違いではなく，むしろ自然な調査方法である。しかし，インタビューデータについてGTAを用いるには，考え方を再規定した上で方法を修正する必要があった。

M-GTAではデータの収集と分析を分離し，データはまとめて収集し，まずその分析を行ない，そのプロセスで理論的サンプリングの考え方を活用する。そして，データとの確認が不十分なときに，追加的なデータ収集を行なうという立場をとっている。

オリジナル版GTAが提案される母体となった，『死のアウェアネス理論と看護－死の認識と終末期ケア』(Glaser, & Strauss, 1965／木下訳, 1988) をはじめとする終末期ケアの研究プロジェクトは，1960年代初めにサンフランシスコ市とその周辺の6つの大規模病院におけるフィールドワークによって実施された。これはフィールドを自由に動き回りながら，終末期の患者と医療者，特に看護職との社会的相互作用に焦点をおいて進められ，そのプロセスにおいて解釈上のアイデアや疑問が出てきたら，フィールドの中でそれを確かめるために焦点を絞ったデータ収集が行なわれた。そうした能動的探求のスタイルが理論的サンプリングの元の意味であり，データ収集と分析は調査初日に始まり最終日まで続くとされるフィールドワークでは自然な進め方である。ところが，この考え方がインタビューデータの分析に横滑りした結果，データの収集と分析の一体性と，理論的サンプリングの考え方と方法がズレてしまい，現実的でもなく難解な方法になってしまい混乱が生じたというのが，筆者の理解である。

M-GTAでは，方法論的限定という概念を導入して収集と分析を分離し，分析対象とするデータに対して理論的サンプリングを行なう。目的的にデータをみていくという方向性がカギであり，その解釈の“燃料”となるのが理論的サンプリングだという発想である。

理論的飽和化

魅力的ではあるが，難解な用語のもう1つが理論的飽和化である。これは，継続的比較分析の終了の判断と関係してくる。目的とする理論生成の完成度の判断のことで，これは自分で下さなくてはならない。判断の基準が，どこかにあるわけではない。データをみていっても，すでに解釈した内容の具体的追加になるだけで，新たな解釈（概念やカテゴリーの新規生成）には発展しない段階に達したとき，理論的飽和化に達したと判断する。分析全体にかかわる大きな判断となるから，その判断の理由を説明できなくてはならない。

ただ，意味はわかっても外的基準がないと判断はむずかしいし，自分の判断を他の人に説明するのはもっと大変になるが，ここでも考え方と方法の関係を再設定すれば対応できる。いちばんのポイントは，理論的飽和化の判断はデータとの関係で下すということである。しかし，それだけではむずかしさは変わらないので，M-GTAは，判断がしやすくその説明もしやすくなるように，一定の制御を行なう。分析対象とするデータの確定化（方法論的限定）を行ない，その上で分析テーマと分析焦点者の視点から2段階で理論的飽和化の判断を下し，結果図とストーリーラインという図と文章により結果を確定するように設計されている。

2段階での理論的飽和化とは，分析ワークシートによる概念生成の完成度（小さな理論的飽和化）と，カテゴリー間の関係を中心とする結果図とストーリーラインのレベル（大きな理論的飽和化）である。

継続的比較分析の作業は，データの中の具体例（類似・対極）であれ，概念やカテゴリーであれ，比較によって新たなアイデアを発生し続けるから，つまり，理論的サンプリングは自動運動のように動き続けるから，制御しないと停止させるのがむずかしいという問題がある。理論的飽和化とは，分析全体を終了するための制御装置なのである。

研究における具体的な内容面からいえば，理論的飽和化とは中心的（コア）カテゴリーを中心に分析結果が統合された状態であり，データの追加があってもその構造が変動せず，内部の相互の関連性が安定しているときの判断である。こうした判断を独力で下すのは慣れないとハードルが高く，GTAの採用を躊躇あるいは断念する理由にもなっている。なぜなら，自分の判断に自信がもてないと理論的飽和化まで分析を行なったとは言い切れず，査読や審査でこの点を問われると立往生しかねないからである。しかし，継続的比較分析を成功させる上では不可欠の要件であるため，積極的に活用するほうが自己チェックにもなり，説明もしやすくなる。

他の関連用語について

GTAに関しては，継続的比較分析，理論的サンプリング，理論的飽和化のほかに，立場によってさまざまな分析用語が提案されている。主要なものとしては，データの切片化，プロパティとディメンション，コーディング・パラダイム，パラダイム・モデル，条件マトリックス，実質的／具体的コーディングと理論的コーディング，オープン・コーディングと軸足コーディングと選択的コーディング，6Cモデルとコーディング・ファミリーズ，基本的社会プロセスといったところになろう。それぞれについて理解しておくことは意味があるが，すべてを分析で使う必要はなく，根拠もさまざまであるので，まずは一通りの理解で十分であろう。これらはすべて分析方法であるコーディングに関する内容であり，GlaserとStraussのオリジナル版と，Strauss・Corbin版，Charmaz版それぞれについて，コーディング方法の特性をM-GTAとの比較からすでに論じてあるので，ここでの詳述は避ける（木下, 2014）。

ただ，ここで指摘しておいたほうがよいのは，オリジナル版GTAが分析対象とするのは社会的相互作用（人と人の直接的なやりとり）であり，調査方法としてはインタビューを含むが，基本的には観察中心のフィールドワークだということである。したがって，目的である生成する理論は社会的相互作用に関するものということである。調査方法がインタビュー中心であっても，社会的相互作用はM-GTAを含めGTAの共通特性である。

具体的にいえば，Glaser（1978）が示した6Cモデル（causes／原因，contexts／文脈，contingencies／偶発性，consequences／帰結，covariances／共変性，conditions／条件）はその説明が不十分なままに，Strauss版（1987）においてはコーディング・パラダイム（条件，行為者間の相互作用，戦略や戦術，帰結の4要素で構成）として引き継がれ，さらにその後，Strauss・Corbin版ではパラダイム・モデル（個々の行為から世界的レベルでの国際までの8層の同心円で構成される。1990年の初版本を参照）や条件マトリックス，条件／帰結マトリックスと名称を変えつつ，最後はミクロからマクロまでに拡大された分析枠組みとされ異質なものとなっていく。

このように，因果関係の考え方を中心においた社会的相互作用の分析モデルであることが理論的に継承されずあいまいにされていたので，Glaserが

Strauss・Corbin版に反発したのには当然の理由があったのである。その上での指摘となるが，Glaserの6Cモデルと彼が主張するgrounded-on-dataの分析原則との関係の間には「不明確さ」という別の問題があり，なぜ，分析促進用の6Cモデルが必要なのかについて批判的な議論が必要である（木下, 2014）。M-GTAは分析結果を誘導するこの種のモデルは一切使用せず，grounded-on-dataの原則にストレートな分析方法としている。

1-2 オリジナル版GTAから批判的に継承する点

前節では，分析用語の観点からGTAでは必須とされる3用語を説明した。GTAをめぐる現在の複雑な混乱状況をみると，研究方法としてのGTAの採用を回避して，その一部である質的データの具体的な分析方法として用いる傾向がみられる。継続的比較分析，理論的サンプリング，理論的飽和化を理解するだけでもGTAの特性は明確になり，さらに体系化した方法になれば安心して取り組むことができるのだが，GTAをめぐっては，一時のもてはやされた状況があったため，質的研究法というよりは質的データ分析法として関心がもたれる方向に変化してきているのは残念である。GTAにせよ，M-GTAにせよ，決して簡単に使える方法ではないので安易に用いないほうがよいが，この研究方法の魅力と可能性はまだ十分理解されてはいない。

データから理論を生成する質的研究法というメッセージを放ったGTAは，理論的サンプリング，理論的飽和化，理論的センシティビティなど，「理論」に関連させた斬新な考え方を盛り込んだ魅力的な分析方法である。しかし，それらは理論生成という1つの目的のために考案されたものであるから，方法だけを部分的に取り出して利用するのには慎重であるべきである。なぜなら，理論生成が目的で，そのための質的データの分析方法であるから，目的を外すと意味の解釈という分析の統合化が困難になり，データを分析したら「こうなりました」式の結果の提示に陥りやすい。分析の実質的部分を統計学に“外注”できる数量的研究とは異なり，意味の解釈は研究者が直接，連続的に行なう作業である。そのため，一貫したコミットメントが求められ，そのプロセスには一定の制御が課題となる。この目的と方法の関係についての判断というのは，研究者としての自分自身の立ち位置を意識化するか，あるいは，無自覚に不可視化するかの分岐点を意味している。目的と分離した方法に依拠する研究の行き着く先は，皮肉なことにGlaserとStraussが出発点において批判した1960年代の社会学の研究状況と似た地点，すなわち，調査がたくさん行なわれても，その結果がまとまりのある知識体系，理論へと結実していかないという地点に戻ってしまいかねない。彼らが批判したのは，数量的研究に対してであったが，時代を経て質的研究が定着した結果として，今度は質的研究においても同じ批判が必要になっているともいえるのである。改めて，なぜ，grounded theoryとする必要があったのか，調査と理論の関係をどう考えるのか，そして，質的研究は何をもたらしているのかが問われている。

先にも指摘したように，GTAを議論するために必要な3項目の1点目は，オリジナル版の評価である。単に先駆的であったということだけでなく，他の研究法と比べたときのオリジナル版GTAの優れた特性は，先にも述べたように次の4点に集約できる（木下, 2007, pp. 28–34）。これらは質的研究だけでなく，数量的研究を含めても強調できる研究方法としての特性であり，GTAの存在基盤の確認となる。すなわち，「理論生成への志向性」「grounded-on-dataの原則」「経験的実証性（データ化と感覚的理解）」，そして「応用が検証の立場（分析結果の実践的活用）」である。この4点がオリジナル版に内蔵されている可能性であり，GlaserとStraussで濃淡に違いがみられる部分もあるが，彼らから独立した第3の視点に立つと，これらはGTAの基本的特性としてセットで理解されるべき内容である。

この4点は，それぞれ次元が異なっていながら一体となっており，こうした研究法は他にはないであろう。類似した研究法があれば，相互の比較からさらに発展的議論が期待できる。実証主義・客観主義，社会構成主義・解釈主義などの科学哲学や認識論にかかわるレベル，帰納的，演繹的，そしてアブダクション（再文脈化）とリトロダクション（遡及的条件化）（→Chapter 13）などの推論の様式，さらには研究活動の倫理性や社会的意味など，およそ質的，数量的を問わず，研究法の議論には欠くことのできない要素が組み込まれている。これらは，一般には相互に排他的であったり対立的であったりする内容なのだが，オリジナル版GTAには，未完ではあるが，これらを統合化する可能性が秘められている。ただ，GlaserとStraussがこのように明示的に表明しているわけではなく，これらは筆者が理解するオリジナル版GTAの特性であり，批判的に継承すべきものであるのだが，未完の部分への取り組みはここまでの議論からも明らかなように大小の修正や再構成を必要としている。M-GTAは，それを体系的に具体化したものである。

GTAに関するGlaserとStraussの立場は，主にGlaserによって帰納主義的立場からの経験的調査による理論生成が明解に表明されており，Straussによって意味の解釈と概念化（naming：名づけ）が導入されている。質的研究が普及，定着した反面，その全体的輪郭が逆にぼやけてきた現時点において，質的研究の到達点と課題点を考えるためにも，議論の軸としてGTAの基本特性の確認が重要となっている。

理論生成への志向性

分析結果として提示されるグラウンデッド・セオリーは，データに密着した分析から生成された独自の概念やカテゴリーによって，統合的に構成された人間行動の説明モデルである。オリジナル版から継承すべき最も重要な特性は，「グラウンデッド・セオリー」という名称が象徴するように，理論の生成を目的とすることである。データを分析して結果を示せばよいのではなく，いわば結果の仕様書があるわけで，理論の形にまとめるところまで行なわないと終われないのである。端的にいえば，GTAとは「調査をすることは理論を生成することという立場であり，その目的のために考案されたのがGTA特有の質的データの分析方法」という順序になる。この点を理解すれば，GTAを質的データの分析法と規定し，理論生成の旗印を自ら放棄する立場は根本において自己矛盾に陥っていることになり，StraussとCorbinに対してGlaserが猛反発した理由は十分理解できるのである。

広く知られているように，オリジナル版GTAは，仮説検証偏重の社会調査が理論生成へとつながらない1960年代のアメリカ社会学の研究状況を批判し，「理論と経験的調査のギャップ」（Glaser, & Strauss, 1967／後藤，水野，大出訳，1996, p. i）の課題を解決するために考案された。これが原点であり，GTAは斬新な質的研究法であるが，質的研究法の開発を目的に考案されたのではなく，調査から理論を生成するための方法として考案されたのであり，その過程で彼らは質的データの有効性を“発見”したのである。

いうまでもなく，理論についての考え方は一様ではない。通常，理論は科学と一体で考えられ，普遍性，真理などの観念を伴い，自然科学の成功の象徴でもある。自然界のメカニズムを法則的に捉えたものが理論であり，その正しさにより説明と予測を可能とする。一方，社会科学は実証主義の科学哲学に基づき，自然科学を模範とする立場が中心的であり，理論に関しても同様の位置づけとなる。ただ，自然科学のような目覚ましい成果を生み出せないので，理論に関しても最終的な目標は崩さないが，そこまでの道筋を長くとり，さまざまな工夫を凝らすという状況にある。これに対して，質的研究は自然科学的科学観とは異なる科学観に基づくので，理論といっても同じものではあり得ない。

• 「理論」の意味

では，オリジナル版GTAの基本特性の第1項目が理論生成への志向性というとき，その理論とは何を意味するのかという問題が出てくる。科学哲学を踏まえた理論についての考察はChapter 11で行なうので，ここではM-GTAでの理論を定義しておこう。「理論とは，一定程度体系化された知であり，他者との共有により成立するものである」とする。要件として抽象化，一般化可能性，有用性（説明と予測に役に立つ）を挙げることができ，特に社会的相互作用に関する人間行動の説明モデルであるとする。数量的であれ質的であれ，この規定を踏まえれば同じ土俵に乗ることができる。

理論はそれを導く方法論と一体でもあるので，理論をどう考えるかにより，方法論も連動して変わってくる。本書では，科学哲学（何を真実と捉えるか），研究成果としての理論，それを導く方法論の連結関係をいったん分離し，上記の理論の規定から，それぞれを位置づけ直した上で三者の関係を再構成する立場に立っている。例えば，一方では，真理はまだ発見されていないだけで実在しているので，その発見が研究の目的で，発見されるということは理論の形で定式化でき，方法としては自然現象の観察や実験などが試みられる。そして，その正しさは他の研究者によって検証され，それが一般性を獲得するという世界がある。他方では，われわれが知っている（認識している）ことの外に何かが実在しているのではなく，現実は相互のコミュニケーションによって構築されているのであるから，そのプロセスを説明するのが理論であり，交換される意味の解釈が主要な方法となるという立場がある。前者が実証主義，後者が社会構成主義と呼ばれ，研究法では数量的研究と質的研究に対応する。

大雑把な説明だが，この2つの立場はそれぞれ強固なパッケージになっていて橋渡しは困難で，せいぜい棲み分けの状態にある。理論といってもそれぞれの位置づけに分かれるからこの対立状態に翻弄されるのであるが，本書では逆に橋渡しの可能性を検討するところに理論をおくという発想に立っている。対立点がどこにあるのかの理解がむずかしいわけではなく，探求すべき問いによって相対化でき，現実の社会における有効性で双方が評価されるという考え方である。

オリジナル版における理論は，自然科学の理論の考え方を基盤に帰納的，客観的分析から導かれるとする立場で，数量的研究と同じ考え方に立っている。質的データの分析であっても，数量的データの分析の場合と同等ないしはそれに匹敵する厳密さを担保する方法として考えられている。これは，社会調査に数量的研究方法を確立したコロンビア大学のP. Lazarsfeldのもとで学んだGlaserの主導によるものであり，アメリカ社会学のもう1つの拠点校であったシカゴ大学出身で，理論的立場の異なるシンボリック相互作用論の継承者であるStraussの影響は希薄，あるいは，間接的であったとみることができる。つまり，グラウンデッド・セオリーのセオリー（理論）の意味は明解で，一般化可能な水準をめざし，質的データの帰納的分析による客観主義的理論をめざすものといえる。しかし，そもそも帰納的，客観主義的な社会学の研究が理論化に成功していない点を批判して提案されたわけであるから，どこを工夫したかというと，方法を質的データの意味の解釈におきデータに基づいた分析から，その限りにおいての理論生成をめざすものとしたのであった。したがって，科学哲学と理論に関する考え方は数量的研究の場合と本質的には変化はなく，方法に独自性を取り入れたことになる。微妙ではあるが，ここにStraussとGlaserの協働の意味がある。

しかしながら，M-GTAは調査からの理論の生成という目的は継承するが，理論を客観主義的とする立場は継承しない。理論を先に述べたように規定した上で，ここで大きく離れることになる。人間が意味の解釈を行なう分析では，客観的分析は本質的に不可能と考えるからであり，無理にしようとしても，特定の語彙や表現についてのごく表面的な分析にならざるを得ず，研究者の判断と関与が不可欠となる。研究対象とする人々が行なっている解釈を研究者が解釈するという二重の解釈性からも，そのことは理解できるだろう。人間の経験の多様性や複雑さをディテールの豊富な内容で表現されたものとしての質的データの特性からも，客観的な分析はむずかしい。むしろ，客観的分析に期待されている厳密さを別の方法で達成するにはどうしたらよいかを考えることである。Part 2で説明するM-GTAの分析方法はその具体的な形であり，質的データの分析の厳密さとその評価の方法がどのように組み込まれているのかを理解してもらいたい。

質的研究に限らず研究の成果は，理論として示されることで最も効率よく社会化できるのであり，それを明示化した点で，「理論生成の志向性」はオリジナル版GTAから継承すべきである。それを踏まえた上で，次に理論の範囲と発展段階の組み合わせについて批判的検討をしておこう。

• 理論の範囲と発展段階の組み合わせ

グラウンデッド・セオリーは，具体的領域に密着したレベルで生成されるsubstantive theory（具体理論と領域密着型理論，後述）と，抽象度を高めたレベルのformal theory（フォーマル理論：定式化された一般理論）の2つのタイプに分けられ，前者から後者への発展的道筋が示されている。つまり，当面の課題は具体的なグラウンデッド・セオリーの生成と蓄積であり，次には多くの具体的グラウンデッド・セオリーそのものを対象に，継続的比較分析，理論的サンプリング，理論的飽和化などを活用して，抽象度の高いレベルでの理論化を図り，最終的にはグラウンデッドな一般理論（grounded formal theory）をめざすという壮大な構想が提唱されたのである。

しかしながら，その後の展開をみると，formal theory化に向けての試みは限定的というか，ほとんどみられない。これにはいくつかの理由が考えられるが，第1に挙げられるのは，GTAはアメリカ看護界を筆頭にヒューマンサービスの具体的領域で普及，定着していったことである。これには，Glaserが一線を離れ，共同開発者であるがもともと一般理論化には関心の薄いStraussが主導的に看護領域の研究者を養成していったという変化が背景にある。また，社会学においても，grounded formal theoryの構築という目標が理論研究者から支持されなかったということもある。これは当然といえば当然のことで，理論研究者は理論自体の検討に関心があるのであって，調査による検証からの理論構築というスタイルはとらないからである。他方，支持を期待できるのは客観主義的立場の研究者の側であるが，彼らは数量的研究法の限界を認識するのではなく，その枠組みの中で新たな研究法，分析法に専念していったから質的研究に参加することはなかった。もう1点付け加えれば，具体的領域においてのグラウンデッド・セオリーが，相互の比較を可能とするまでに蓄積されていないということがあった。

M-GTAは，最終的に一般理論をめざすという発展的道筋論には拘束されないという立場をとるが，理論の要件としての一般性に関しては，実践的活用において，本書で提唱し，後に詳述する「最適化研究」の考え方を採用する。イメージ的にいえば，一方向で抽象度を高めていく発展論ではなく，適度な抽象度で社会的現実との間でバランスが調整できるところに理論の一般化を位置づけており，詳しい議論はChapter 11で行なっている。つまり，M-GTAは調査をすることは理論を生成することであるというGTAのテーゼは最重要視して継承するが，理論の意味と範囲，そして，生成の方法に関しては独自の提案をしている。

したがって，理論の範囲が重要な意味をもってくるので，GTAで提案された具体的領域における理論，すなわちsubstantive theoryを位置づけし直す必要がある。これは現在では，領域密着型理論という訳語が定着している。筆者はもともと具体理論（Glaser, & Strauss, 1965／木下訳, 1988）と訳し，その後，領域密着型理論という表記にしてきた。具体的領域におけるグラウンデッド・セオリーであるからどちらでもよいのだが，日本におけるこの間のGTAや質的研究の広がりを考慮すると，substantive theoryを具体理論と領域密着型理論に分けるほうが生産的であると考えるようになった（木下, 2014）。これは，抽象度からの位置づけとするか，対象とする領域を重視するかという判断であり，一般理論への発展形という立場をとらないとすれば，新たな位置づけが求められるからである。結論的にいえば，両者を同じものとみるのではなく，範囲の違いを重視して，領域密着型理論の中に具体理論があるとする。

例を挙げて説明しよう。筆者らはケアラー（公的サービスの提供者ではなく，家族およびインフォーマルなケア参加者）の経験が，現在の社会において誰もが人生の中でいつかは経験するものになっているのではないかという問題意識から，ライフスタイルとしてのケアラー体験に関する研究を行なった（木下編著, 2015）。人と人の相互の支え合いの多様な形態を理解するため，都市部の高齢夫婦，中山間地の高齢夫婦，配偶者が若年性アルツハイマー型認知症の夫婦，障害児者，子育て，ペット（コンパニオンアニマル）の場合に部門分けして，M-GTAを統一的に用いた研究であった。

それぞれにかなり複雑な世界であり，それが具体理論としてまとめられた。同時に，ケアラーという視点からみると，すべてがその枠組みの中に入るため，相互の比較からケアラーに関する領域密着型理論までは具体性を失わないで抽象度を上げてまとめられる可能性がある。ヤングケアラー（家事や年少の兄弟のケアを家庭でしている子ども），隣人や友人によるケア，死別・悲嘆とケアラーなど，他の具体例からの具体理論の生成が考えられる。そうすると，ケアラーを1つの領域として，領域密着型理論のところまでの理論化が現実的に期待できる。ケアラーは新しい領域開拓的な例であるが，既存のさまざまな分野でもこうした理論の生成は可能なことである。

なお，M-GTAを学習してきている読者は気づけるかもしれないが，具体理論から領域密着型理論への切り替えのポイントとなるのは，分析焦点者の設定である。それは，具体理論でのケアラーとしての夫とか，ケアラーとしてのペット飼育者という設定から，夫，飼育者という特定化条件を外してケアラーだけで設定するということであり，この判断により，生成した理論の一般化可能な範囲が設定できるという関係にある。

理論生成との関連で最後に指摘しておきたいのは，グラウンデッド・セオリーの評価についてのオリジナル版の立場を，M-GTAにおいても継承していることについてである。オリジナル版では「現実との適合性（fitness）」「理解しやすさ（understanding）」「一般性（generality）」「コントロール（control）」の4点が挙げられており（Glaser, & Strauss, 1965／木下訳, 1988 ; Glaser, & Strauss, 1967／後藤, 水野, 大出訳, 1996 ; 木下, 1999 ; 2003），M-GTAでもこれをとり入れている。

grounded-on-dataの原則

第1継承項目を理論生成への志向性とすれば，次にはそのための方法論が重要となる。M-GTAでは第2継承項目としてgrounded-on-dataの原則を挙げている。grounded theoryのgroundedは「データに基づいた」という意味であるから，英語の表現のほうが馴染みやすいのでこの表記とする。ただ，ここでいうデータとは一般的な意味ではなく，分析過程においてシステマティックに収集されたものと規定している。つまり，理論的サンプリングを稼働したデータ収集である。調査でデータを収集していればそれであてはまるかというとそういうことではなく，GTA特有の考え方と方法を理解しなくてはならない。先に指摘したように，オリジナル版以降のGTAで混乱がみられたのは，データ収集は分析と交互に進めるという手順的な理解が先行したからである。これは，フィールドワークであれば自然な方法なのだが，インタビュー調査にもそのまま適用されたことに起因する（木下, 2007 ; 2014）。

grounded-on-dataの原則がなぜ重要かというと，一義的には理論を構成する上で説明力のある概念を生成するため，そして，概念間の関係であるカテゴリーを生成するためである。単にgrounded-on-dataであることが重要なのでなく（科学的認識論の問題としてだけでなく），何のために重要かという方法として理解する必要がある。多様なデータとの詳細な照らし合わせにより，現実との適合性を確かめつつ理論化に不可欠な抽象化を行なうためである。質的データの分析の厳密さと関係する点であるが，この作業を徹底しないと，理論を構築しようとしても空中楼閣になる。

grounded-on-dataの意味をこのように理解すると，収集と分析の交互進行といった形式的なことよりも，データの質とそれを確保する方法について考えるべきである。なぜ，質的データなのか，なぜ，半構成的面接法が多く採用されるのかという問題である。筆者は質的研究を質的データから規定する立場であり，質的データとは複雑で多様な人間の経験をできるだけそのままにディテールの豊富な内容で表現されたものと位置づける。そして，それに適した方法が半構成的面接法で，インタビューガイドは用意するが，基本的には協力者ができるだけ自由に語ってくれるように配慮する。

M-GTAでは方法論的限定の概念を導入し，データ収集はまとめて可能な時期に行ない，それを分析対象（ベースデータと呼ぶ）とし，分析状況を踏まえて必要であれば追加の収集を行なうという考え方を採用している。後述する分析テーマと分析焦点者の視点から，収集したデータ全体に対して理論的サンプリングをかけること，つまり，自分の解釈内容に照らして目的的にデータをみていく。「現実→データ→概念化」の作業と同時並行で，「生成中の概念→現実との適合性と有効性（fit and work）の確認」作業を行なう。なぜならば，データは現実を置き換えたものだが，数量的データであれ質的データであれ，この置き換えは本質的に不完全なものであること，分析結果はそうした不完全性をもつデータから得られたものであること，それゆえに自分の解釈結果は実践的活用により現実との関係で検証，確認される必要があるからである。

経験的実証性（データ化と感覚的理解）

上記のデータについての考え方と扱い方に関連するのだが，継承項目の第3点目は分析を行なう人間，研究者についての理解である。経験的実証性という言葉があてはまると考えるが，意味としてはデータ化と感覚的理解である。質的データの意味の解釈を分析とする質的研究においては，この作業は研究者に完全に依存することになるのだが，解釈すべき内容をデータ化することにより，自分から外在化させることになる。所定の研究倫理上の要件を充足することが前提となるのはいうまでもないが，インタビューデータという，それ自体が自身と相互的内容のものを分析対象とするために，自分と物理的にも切り離しておく。その理由は，分析は主観的な作業であるから逆にデータをそうした位置づけにすることで，分析とは何に対して，どのようにするのか，何が得られたのか，つまり，自分の分析プロセスを自分に対しても，ということは自動的に他者に対しても説明しやすくなるからである。

一方，質的データの分析作業は論理的に進められるが，自分の解釈内容についての確からしさをどのように確認できるかという問題がある。これに対応するのが，感覚的理解である。実際に分析に取り組むと，「これでよいのだろうか」という疑問と不安は，最初から最後までつきまとう。適切な分析方法と制御された分析プロセスがないと疑問と不安は負のスパイラルとなり，解釈内容への自信のなさはデータが十分なものであっただろうかという疑問にまで広がり，坂道を転げ落ちるような気持ちになりかねない。データが不十分だったとしたら，それを分析した内容も不十分になるのではないかという受け止め方である。解釈の適切さに関しては，明確な外的基準があるわけでもなく，誰かが保証してくれるわけでも保証できることでもない。自分で判断しなくてはならない。

オリジナル版が提唱する，調査から理論を生成するという目的は，研究者による選択的判断の積み重ねによって達成されるから，当然大きな負荷がかかる。ただ，これは否定的なことではなく，長期のコミットメントと集中力のエネルギー源であり，独自の創造的な分析結果の獲得につながる。そのためには，自分の研究の意義に対する強力な意識化が不可欠で，本書で強調しているようにM-GTAでは【研究する人間】の概念を基軸において説明している。

分析中の疑問と不安についていえることは，質的データの分析ではこうした受け止め方は自然で健全であるということである。ポイントは，継続的比較分析にしても理論的サンプリングにしても理論的飽和化にしても，自分が判断するときの感覚的理解にある。自分の解釈内容に対する自己評価であり，わかった，なるほど，そうだといったリアリティ感のことである。質的研究について，英語圏でよく紹介される「A ha!」体験のようなことで，単なる気づきや着想というよりも，ある理解が自分の中で納得感をもつとき，あるいは，あれこれ検討してモヤモヤしていたものがすっきりと位置づけられるときの感覚である。疑問や不安があっても，誰にでも同時にこうした確からしさの経験が必ずあるのだが，そのためにはあれこれ解釈を試み模索することが前提で，空から降ってくるものではない。また，分析方法が提示する判断ポイントをよく理解していないと気づきにくいため，見逃してしまいやすい。なぜなら，疑問や不安も一種の感覚的理解なのだが，漠然とした感じなのに対して，確からしさの感覚は分析への集中がないと経験しにくいものである。つまり，どちらも感覚的理解なのだが，一方が強く出ると，他方は確認しにくくなるという関係である。そのため，疑問と不安を否定するのではなく，それらを制御する分析方法が求められるのである。

では，自分の解釈内容にリアリティ感がもてるとはどういうことであろうか。実は，grounded-on-dataの原則の実践にこの要素はすでに組み込まれている。M-GTAを例に説明すると，分析ワークシートを用いて概念生成をするとき，データの中のさまざまな具体例と自分の解釈とを，類似と対極の視点から継続的に比較しながら定義を確定させていく。この作業でデータと解釈との照らし合わせ，対応関係を確立していくので，概念の成立の判断（小さな理論的飽和化）は，ここでいうリアリティ感と自然に連動する。データと解釈のフィット感といってもよいし，コトバ（概念名）と経験が一体化していくプロセスともいえる。M-GTAは，研究者を主題化することで方法論化するという立場であり，詳しくはChapter 2で「三位相のインターラクティブ性」というものについて説明するが，データ化と感覚的理解により，主観的作業のもつ解釈的創造性と経験的実証性が得られる。

もう1点付言すると，メモの蓄積がリアリティ感につながる。感覚的理解はいきなり起きるというよりも，データに対しての解釈の積み重ね，アイデアの試行錯誤のプロセスがあって，その蓄積の上に生じてくるものであり，その実質はメモとして記録される中にある。

なお，オリジナル版には論理的意味と感覚的理解を一体とみる視点が組み込まれていて，その好例が「理論的センシティビティ」という用語である。Glaserの1978年の単著のタイトルがこれであるから，もともと彼の着想であったと考えられる。論理と感覚は，一般には異質で対比的な意味で理解されるが，ここでは質的データの分析を行なう研究者に求められる資質として提案されている。M-GTAでは，理論的センシティビティの考え方をそれだけでなくデータ化とセットで位置づけ，それを経験的実証性と呼んでいる。

応用が検証の立場（分析結果の実践的活用）

オリジナル版から継承する最後の第4点目は，研究において重要な2つの問題である分析結果の評価と方法論の関係，そして，研究活動の社会的意味とをクロスさせている点である。GlaserとStraussは，共同でも個人としても，この見方を明示的に示してはいないが，第三の立場からみると，この点はオリジナル版の重要な特性として理解されるべき点である。

まず，「応用が検証の立場」であるが，通常このような言い方はしない。検証とは仮説の検証の場合のように，それ自体で成立するものであり，応用は分析結果が確定されてから行なわれるというのが一般的な考え方である。作業に時間差があるが，それ以上に内容的に切り離された関係にある。ところが，GTAではこれらを連結する。分析結果の実践的活用が応用にあたるのであり，これは研究の位置づけにかかわることである。つまり，研究とは何のためにあるのかという，研究の社会的活動としての位置づけに関することになる。

GTAのユニークさはそうした内容面，結果についての考え方を，分析方法と分析プロセスに組み込んでいる点である。分析結果を，検証するための方法論としている。GTA，M-GTAにおける「プロセス」についてはChapter 7で詳しく説明しているが，理論として導かれた分析結果は，現実場面に応用されることでその有効性が評価されるという考え方である。その意味で，応用が検証となり，さらに精緻化されていく展開が想定されている。

大きく捉えると，これは質的研究における結果の評価の仕方にかかわる問題である。意味の解釈による分析結果は相対的なものであり，したがって，その評価も相対的にしかできない。このことは，分析方法の厳密さと明示性，そして，分析結果の評価の方法の確立という課題となる。

質的研究が人間の複雑さの理解を意図する以上，分析方法がどこまで整備されたとしても解決できる問題ではないのだが，そこに質的研究の存在意義がある。ここでも，探求すべき問いの重要性が浮上する。複雑な人間と複雑な他者との社会的相互作用，それが展開される複雑で変化を続ける環境を考えると，多様な解釈，説明力のあるモデルが相対的であることは限界ではなく，むしろ実践的活用においては強みといえる。しかし，そのことと相対的であることの評価の方法が必要であることとは矛盾しない。質的研究における評価の考え方と方法を明確にすることが求められているのであり，応用を検証とする立場はオリジナル版GTAに確認できるのだが，その方法は明確に示されてはこなかった。M-GTAは，分析結果の実践的活用に評価方法の意味を含めるという立場である。

少し補足すると，GTAにはプロセスとしての理論という考え方がある。グラウンデッド・セオリーはそれを導く分析方法を理解するとわかるように，否定されることのない理論であり，同時に完成される理論でもない，プロセスとしての理論である。修正の可能性を常にオープンにして，応用者の創造的関与を前提とする，継続的応用，すなわち，理論の応用自体がそれぞれにおいて最適化をめざしたプロセスとして展開していくという考え方である。分析結果である理論は，このプロセスにおいて説明力と予測力から評価されるという方法論である。つまり，実践的活用に評価の方法を組み込んでいるのだが，そこには応用活用するもう1人の人間が想定されているのであり，その人間に最適化の調整役割を委ねるという組み立てになっている。

この第4の継承項目については，GlaserもStraussも明確には主張していないと指摘したが，文献検討を少し広げると，萌芽的な痕跡が認められる。先にも提示した『死のアウェアネス理論と看護』(Glaser, & Strauss, 1965／木下訳, 1988)である。これは,『データ対話型理論の発見』(Glaser, & Strauss, 1967／後藤, 水野, 大出訳, 1996）を生み出すきっかけとなった研究プロジェクトの成果である。1960年代初め，サンフランシスコ市とその周辺の6か所の大規模病院で，死にゆく患者と医療従事者との社会的相互作用に焦点をおいたフィールドワークから，終末認識に関する文脈の4類型からなる最初のグラウンデッド・セオリーを生成した研究である。その中の第14章「アウェアネス理論の実践的活用」で，GlaserとStraussは具体理論とフォーマル理論，理論特性としての評価の4項目（現実との適合性，理解しやすさ，一般性，コントロール）を提示後，章の最後を次のようにまとめている。

> 本書の提唱する応用理論には2つの重要な特性があり，その特性はしっかり理解されなくてはならない。第1に，理論は訓練を受けた社会学者によってのみ構築されうるのだが，その応用は社会学者でも素人でもできるということである。第2に，このタイプの理論は相互作用に関する変数を含んだ具体的領域に応用できるということである。
>
> (Glaser, & Strauss, 1965／木下訳，1988, p.280, 強調は原典)

なお，この章は『データ対話型理論の発見』の第10章「データ対話型理論の適用」として再録されているが，ここで引用紹介した部分は省略されている。この引用で注目されるのは「社会学者のみ」と規定している前半なのだが，『データ対話型理論の発見』の出版が『死のアウェアネス理論と看護』のわずか2年後であることを考えると，社会学者の役割を強調しすぎた点はすぐに再考された可能性がある。一般の読者や実務者を対象とするモノグラフ（研究結果の詳述内容）と社会学の方法論的研究書という性格の違いも関係しているかもしれない。

敷衍すると，グラウンデッド・セオリー生成の担い手と応用者の役割分担についてどう考えたらよいかという問題である。Straussがカリフォルニア大学（サンフランシスコ校）で長年にわたり看護学研究者を数多く指導，養成していく中で，理論生成を社会学者に限定する理由は現実的になくなっていった。

最後に，理論生成者と応用者を同等の比重で位置づけている点は，確認の上，継承されるべきである。研究により，理論を生成する役割とそれを実践的に活用する役割に価値的な優劣をおかず分業とする立場は，研究のあり方として学ぶべきことであるだけでなく，結果の評価の方法としての意味も含まれていると解釈できる。

Chapter 2

M-GTAの方法論的基盤

Chapter 1では，当初提案されたGTAから継承する基本特性を，主要概念である継続的比較分析，理論的サンプリング，理論的飽和化について批判的に検討し，さらに研究法としての特性を4項目にまとめて論じた。Chapter 2ではそれを受けて，残されていた課題点への対応とM-GTAが独自に方法論的基盤とする実践主義と三位相のインターラクティブ性について述べていく。

2-1 オリジナル版GTAの課題点への対応

オリジナル版GTAの基本特性である，「理論生成への志向性」「grounded-on-dataの原則」「経験的実証性（データ化と感覚的理解）」「応用が検証の立場（分析結果の実践的活用）」の4項目は，現在においても斬新さを失っていない。特に重要なのは，これらを個別にではなくセットで理解することが，オリジナル版

GTAの可能性を実現するために不可欠となる。それぞれの項目が興味深くさらなる検討に値するが，最大の可能性はやはりセットである点にある。しかも，各項目を理解するとわかるように，これはGTAだけのことではなく質的研究全般，さらには数量的研究をも含めた研究のあり方をめぐる議論にも寄与する内容であるから，この4項目を満たす研究とはどのような研究か想像してみるとよいだろう。

その一方で，オリジナル版には大きな課題も残されており，それは3点に集約できる。筆者は，GTAはGlaserとStraussの“未完の協働”であったと捉えているが，3点とは，「コーディング方法の体系化（分析プロセスの明示）」「意味の深い解釈」，そして「質的研究の領域化によるGTAの客観主義的性格への批判に対する応答」である。この3点もそれぞれ重要な点であり個別の検討が必要であるが，相互に関係しているからセットとして位置づける必要がある。つまり，Chapter 1の継承項目4点とここでの課題3点が組み合わされてM-GTAが体系化されている。

コーディング方法の体系化（分析プロセスの明示）

コーディングについてオリジナル版では，オープン・コーディングから選択的コーディングの方向性，理論的コーディングと具体的／実質的コーディング，プロパティとディメンションによるカテゴリー生成，コアカテゴリーへの統合化などが提案されている。質的データにコーディングの考え方と方法を導入した点に，GTAのユニークさがあった。しかし，フィールドワークによる観察データが前提とされていたため，詳細なインタビューデータの分析には課題が残されていた。そのため，GTAには分析方法の明確化と分析プロセスの明示化が求められていた。基本の分析用語である継続的比較分析，理論的サンプリング，理論的飽和化についてのChapter 1での検討を振り返ってみれば，この点は確認できよう。

1967年のGlaserとStrauss（1967）の共著『データ対話型理論の発見』で提唱された原型を，1978年のGlaserの単著（1978）はコーディングを中心にした基本的な考え方で補強し，そして，1987年のStraussの単著（1987）はインタビューデータを用いた分析の実際を教示するという展開の中で，フィールドワークを前提として考案されたコーディング方法が，その後多用されることになるインタビューデータに対応する形で十分に整備されなかったと考えられる。また，残念なことには，すでに指摘したように，この背景にはGlaserが単著を刊行した1970年代後半にカリフォルニア大学（サンフランシスコ校）を離れ，その後は研究方法論自体の開発には関心の薄かったStraussが大学院生を指導する時代になり，そして，1990年代初めのStrauss・Corbinの著作（1990）をめぐる両者の対立となるチグハグさがあった。

コーディング方法が未完成であった最も大きな要因は，GTAは分析作業の実際のところが研究者自身に委ねられる部分が大きいにもかかわらず，フィールドワークとインタビュー調査のデータの質の違いが十分踏まえられていなかったことにある。これでは，コーディングの仕方が変わってくる。フィールドワークでは，研究者自身がインスツルメンツ（instrument：道具）として観察内容や収集した資料，解釈のアイデアなどをフィールドノートに記録していくので，その段階で研究者自身の言葉での記録となるから一次解釈となっている。それに対して，インタビューデータは語り手の言葉である。当然，インタビューアーとしての研究者のかかわりはあるから，その影響は考慮されなくてはならないが（この点については共同生成性の視点を踏まえ，この後詳しく述べるが，ここではフィールドワークとインタビューのデータの性格の違いについてである），研究者のかかわり方も異なってくる。コーディングといっても，前者では研究者自身の中での解釈作業として進む。それに対して，インタビューデータではデータを研究者から外在化したところにおいて分析対象とするので，解釈プロセスに信頼性を担保するために，インタビューデータに即したコーディング方法の明確化が求められてくる。特に，半構成的面接法を用いた詳細な内容の分析には，従来の社会調査での自由記述の内容分析的なコーディングよりも精緻化された方法が必要になる。

そこで，コーディング方法に関する課題は，分析方法の明確化と分析プロセスの明示化となる。しかも，これはGTAだけの課題ではなく，質的研究一般への要請と重なる。従来から質的研究に対しては，「どのようにしてその結果が得られたのかがわからない」という特徴的な反応がある。「インタビューデータから，都合のよい部分だけを取り出してストーリーにまとめただけではないか」といった疑問も出されている。これは，理解しようにも分析の具体的な方法とそのプロセスがわからないことによる素朴な疑問で，質的研究を否定する立場とは異なる。したがって，実際に自分が分析するためにも，その結果を適切に理解し評価してもらうためにも，コーディング方法の明確化は重要な課題である。

一方で，質的研究においては，結果を結果として評価してほしいという立場もありうるが，質的研究が多くの領域に普及した現在，分析方法と実際の分析プロセスを明示化することは必要である。認識論を異にする立場ともオープンに議論をしていくことが，質的研究の発展に，同時に，数量的研究の発展にもつながる。また，コーディング方法を明確化すれば形式的な使い方になり，表面的な解釈にしかならないのではないかという見方もある。この指摘に対しては，次項でもう1つの課題，意味の深い解釈について取り上げる。

コーディング方法の明確化に関して，その背景について補足すると，多くの質的研究法を提供してきた社会学や文化人類学では，結果を結果として評価するのは伝統的に自然なこととして受け止められ，ことさらに研究方法として教えられたり，評価の際にその方法が問われることは強調されてこなかった。社会学や文化人類学では，古典をはじめ主要なモノグラフを読む中で方法を学んでいくため，方法自体への依存ではなく，問題意識や研究内容に関心が向けられるからである。また，質的研究という包括的呼称は用いられず，フィールドワーク／エスノグラフィーや現象学的社会学と称し，差別や偏見についてのラベリング理論，語りのダイナミズムを踏まえたナラティブ・アプローチやライフストーリーなど，個別の成り立ちでそれぞれが独自の理論的立場，認識論に基づいている。独立性，完結性が高く，分析方法という視点はその中に埋め込まれている。特に，コーディングは用語としてもこうした質的研究の側ではなく，社会調査でのデータ分析の方法を意味する用語であるから違和感をもたれるのであろう。

これが，質的研究法であるGTAに対する質的研究の側からの批判につながる点でもある。数量的研究が中心的な社会学において，ここに挙げた質的研究の領域は規模の小さな下位領域になるのだが，理論的立場，認識論は研究者の間で強固に共有されている。

ところが，1990年頃，質的研究の領域化，つまり，既存の多くの専門領域を横断して質的研究とその方法に関心が寄せられたことによって，新たな状況が生じ，社会学や文化人類学にとって新たな課題が浮上する。その中に，コーディング方法の明確化と分析プロセスの明示化の問題があった。つまり，社会学の一部や文化人類学では共有されていた基盤を前提にできない領域への拡大によって，研究方法，分析方法の明確化が期待されるようになったからである。社会学や文化人類学を専門にするのではなく，研究を行なう方法としての関心である。しかも，看護領域などのように，自然科学的な立場の研究者と一緒に研究をする状況においては，質的研究方法の具体化が求められるようになった。

換言すると，質的研究を行なう人たちが社会学や文化人類学以外の広範囲の専門領域に広がったことにより，質的研究という領域横断的な土俵が新たに形成され，共通課題として研究方法の具体化が求められるようになったのである。社会学をほとんど学んだことのない看護の大学院生が，質的研究法を学ぶ場合を考えると理解しやすいであろう。この状況は，関連する社会学者や文化人類学者にとっても新しい課題なのであった。

GTAは，こうした状況が生ずるよりもかなり早い1960年代に，データからの理論生成を目的に掲げ，斬新な視点からコーディングの方法を具体的に提唱していた。この点を受けて，GlaserはGTAがいかに先駆的であったかを強調しているのだが，これはいわば結果論であって，彼らは調査からの理論生成という目的のために質的データの有効性を“発見”し，その方法としてGTAを考案したのである。しかし，それは実証主義的な研究のあり方を批判し，深い人間理解を意図する質的研究の領域化による本質的要請とは異なる文脈にあった（木下, 1999 ; 2003 ; 2014）。客観主義的な理論生成に傾斜したGTAの立場は，現時点でみれば，質的研究法としては素朴なまでにナイーブだったのである。

意味の深い解釈

M-GTAは，半構成的面接法によるインタビューデータを前提に，質的研究をデータ特性から規定する。すなわち，質的データとは，複雑で多様な人間の経験をできるだけ自由に語ってもらったディテールの豊富な内容とする。そして，質的データの分析とは意味の深い解釈であるとする。

この立場は，フィールドワークでのデータとの比較による。ただし，フィールドワークでは意味の深い解釈ができないということではない。GTAを生み出すもとになった『死のアウェアネス理論と看護』(Glaser, & Strauss, 1965／木下訳, 1988）からもわかるように，オリジナル版による分析結果が浅い解釈にとどまっているというわけではない。ここでの論点は，解釈の深さ，浅さの問題は，出来栄えの程度という面とは別に，分析の目的に応じた研究方法とデータの性質にかかわり，社会的相互作用の観察データとインタビューデータではふるいの目のサイズのような違いがあるため，混同しないよう注意が必要ということである。インタビューデータのコーディング方法が明確化されていないこともあり，コード化やカテゴリー化という名称で表面的な分析が多い点に注意を促したい。

いうまでもなく，研究目的によって方法は選択されるものであるから，ふるいの目の違いは優劣の問題ではない。社会的相互作用のプロセスを，観察によって明らかにしようとする場合もあれば，インタビューの内容の解釈からの場合もある。前者は行為者である人を単位としたアプローチになり，後者は言語化された内容の解釈となる。また，前者では行動特性に焦点がおかれ，内面的なところは推測的に理解することになるが，後者はその人が他者とどのようなやりとりをするかは直接にはわからないが，意味の入り組んだ経験の複雑さを理解するには適している。観察だからわかることもあれば，逆にわからないこともあり，語りも同様で，言語化されたことには詳しくても言語化されていないことはわからない。GTAをめぐる混乱の一因には，この種の混同があったと考えられる。

分析テーマと分析焦点者，分析ワークシートなどのM-GTAが独自に導入する方法上の概念は，データに対して研究者の意識化，言語化を促しながら多角的に解釈を行ない，できるだけ深い理解に到達できるようパッケージとして開発されている。後ほど詳しく述べるが，分析テーマとは，その分析で自分が明らかにしようとする問いにあたり，平易な表現により「○○のプロセスに関する研究」という形で短文にする。平易な表現にする狙いは，問いの意味について人による理解の違いを生じさせないためと，データ全体をオープンにみていくためである。

もう一方の分析焦点者は，分析者がデータと直接対峙する関係での解釈ではなく，その間に分析焦点者という視点をおき，そこを経由してデータの意味を理解していくことによって，深い解釈を実践しやすくする。例えば，本書で研究例として紹介していく高齢夫婦世帯における夫による妻の介護プロセスに関する筆者の研究「老夫，老妻ヲ介護ス」（木下, 2009；2015）では，分析テーマを介護プロセスとし，介護者である夫を分析焦点者としている。データの解釈は，分析焦点者に設定された介護者である夫を基点に概念化を進めるという形になる。これは，分析テーマと分析焦点者の視点を連動させることで，深い解釈を自然に促す方法として考えられている。

ところで，解釈の深さに関しては，アメリカの文化人類学者C. Geertzが提案した「厚い記述（thick description）」を想起するかもしれない（Geertz, 1973／吉田, 中牧, 柳川, 板橋訳, 1987；木下, 1999）。これはシンボリック人類学を提唱し，解釈学的エスノグラフィーの検討から生み出された概念で，厚い記述とは，解釈の方法と解釈結果の両方を指している。彼の場合は人類学であるからフィールドワークになるが，深い解釈である厚い記述の要件として，行為や相互作用の社会的，文化的文脈の理解を強調している。

よく知られている例であるが，まばたきという身体の動きは，それが行なわれる文脈によって一定の関係にある人間の間でのみ特定の意味が成立するという複雑な社会的意味をもつもので，それを読み取ることで深い解釈となる。記述の厚さの反対は記述の薄さだが，ここで述べた文脈性が的確に解釈されない場合は薄い記述となる。彼が指摘している文脈性は，フィールドワークだけのことではなく，ディテールの豊富な内容であるインタビューデータの場合にもいえることである。フィールドで観察すればすぐにエスノグラフィーが書けるわけではないのと同様に，インタビューデータの表面的な分析で文脈性が捉えられるわけではない。

したがって，深い解釈とは文脈性を理解することといえ，しかもそれは個人の中で閉じたものとしてではなく，社会的，文化的背景との関係，具体的にはその中での他者との関係を説明するものである。また，質的研究では，観察であれインタビューであれ，すでに他者によって解釈されたものがデータであり，それを解釈するという“二重の解釈性”（Blumer, 1969／後藤訳, 1991）を特徴とするから，深い解釈と厚い記述はこの点を踏まえたものとなる。

M-GTAは，詳細なインタビューデータを対象とする分析方法であるが，理論化，すなわち，人間行動の説明モデルまで分析を進めることで，現実の社会的相互作用の世界にその評価を委ねていくという立場に立つが，これが分析結果の実践的活用で，三位相のインターラクティブ性がその基盤となる。

最後にもう一点指摘が必要なのは，深い解釈を確実にするということは，質的データで意味の解釈を行なう人間を論ずる必要があるということである。これは研究者という存在のことで，研究において最も自覚されない点である。相対的な作業である質的データの分析について論ずるためには，その作業を行なう人間を論じなくてはならないからである。M-GTAではこれを【研究する人間】という概念として研究者を方法論化し，そして，「研究者を社会的関係にロック（lock）する」（後述）ことで具体的に方法化する。誰が何を目的にその研究を行なうのかに関する倫理性，すなわち研究結果の実践的活用を重視するという社会的活動としての研究のあり方と，データの意味の解釈をどう行なうのかという分析の技法を一体とする立場であり，次節で記述する三位相のインターラクティブ性の中核をなしている。

GTAの客観主義的性格への批判への応答

GTAは，1960年代にオリジナル版が提唱され，質的研究法と同義のように理解されていた時代を経て，1990年代初めに質的研究の領域化が起き，現在に至っている。このような展開において，他の質的研究法と比べると，GTAは明らかに独自の軌跡をたどってきている。その本来の可能性を現実化する上で避けては通れないのが，方法面の課題とともにさらに大きな課題として，基盤となる認識論に対する批判への応答である。これまでのところ，GTA論者によるこの点についての議論は十分に行なわれているとは言い難く，研究方法としての信頼性に不安を残す結果ともなっている。そのため，GTAは安心して使用しにくくなっており，関心も薄らいできているように思われる。

GTAの客観主義的性格をどう理解するかはさほどむずかしい問題ではないが，GTAの可能性，具体的には先に検討した継承4項目のセットでの実践のためには，批判する側の基盤である社会構成主義との関係をどのように規定するかが最もむずかしい課題となっている。意味の解釈をめぐる質的研究の認識論的基盤は社会構成主義であり，個別の質的研究法をメタ理論として支えているからである。社会構成主義とは，一言でいえば，私たちの現実理解は言語によって成り立っており，認識の外に現実は存在しないとし，それゆえに言語によって現実は変えられるという変革的特性を含む哲学的立場である。言語至上主義といってもよく，意味の解釈というそれ自体言語抜きには成立しない分析は，社会構成主義を基盤とする。自然科学を範とする客観主義は，まだ理解されていない実在を発見するための方法論になるから，社会構成主義とは相入れない関係となり，択一的な選択を迫られることになる。数量的研究と質的研究の対立的見解も，根本はこの問題である。

M-GTAは，質的データの意味の解釈を客観主義的に行なうのは不可能であるが，分析方法の明確化と分析プロセスの明示化により，厳密で緻密な分析を行なうことは可能であると考える。他方，社会構成主義に対しては，言語の“内”と“外”の視点を導入し，言語による理解の限界を重視している。これにより，客観主義か社会構成主義かという択一的な立場はとらず，それぞれの特性を取り込んだ独自の方法論を模索している。具体的には，理論とは何かについての立場と研究者を主題化することで，両者の対立の構図を回避する実践主義を基盤とし，三位相のインターラクティブ性という文脈的，関係的な考え方を採用する。そして，本書では探索的な検討であるが，この基盤をさらに強化するために，新たな科学哲学である批判的実在論（critical realism）を射程においている。

オリジナル版GTAについて要約すると，これはGlaserの影響を受け，客観主義の立場に立つ帰納的研究法として登場した。客観主義とは，厳密な方法によりそれまで知られていなかった自然現象や社会現象のメカニズムを解明し，その法則性を発見し，汎用性のある一般理論の獲得をめざす立場である。科学はこの定義に基づいており，自然科学の成功によってもたらされ，社会科学の存立基盤ともなっている。オリジナル版はこの科学観を共有し，質的研究法であるが数量的研究と同様の厳密さでデータを分析し，理論を生成する方法として提案された。まさに，この点に多大な関心が寄せられ，質的研究でありながら，データに密着した分析から独自の理論を生成する方法として期待されたのであった。データを機械的に切片化し，多数のコードに変換する作業によって，データに内在する文脈性に拘束されない客観的な分析方法とされたのである。この最大の問題点は，実際の分析は研究者の解釈によるのではあるが，客観主義に立つことによって作業を行なう研究者の存在を問うことはなくデータの分析方法に横滑りするところにある。これは，研究者による研究者自身の不可視化である。

質的研究の領域化と社会構成主義の顕在化は，質的研究における客観主義に対しての根本的な批判となるため，GTAも存立基盤が問われる状況となったのである。1990年代初めにStrauss・CorbinとGlaserが内輪での対立を始めた頃，GTAは本質的な批判にさらされるようになったのであり，その後の当事者たちの対応はGTAの可能性の実現の視点からみると生産的とはいえない。

すでにみたように，Glaserは一貫して客観主義的立場に立ち目標としての理論生成を堅持しているが，GTAの普及に大きな役割を果たしてきたCorbin（Strauss, & Corbin, 2008／操, 森岡訳, 2012），そして，Charmaz（2006／抱井, 末田監訳, 2008）は社会構成主義にシフトし，理論生成の目的をも放棄するに至っている。その結果，なし崩し的にGTAの理解は混乱し，研究法として非常に不安定になっている。GTAの何たるかを顧みれば，簡単に社会構成主義にシフトできるわけではなく，仮にその立場にシフトするなら，そのときGTAは似て非なるものに変質していることになる。本来は，grounded theoryのtheoryの意味，grounded-on-dataのdataの意味がどうなるかを考えなくてはならないのである。別の言い方をすれば，社会構成主義からの批判によって，GTAは生き残るためにその核心的特性を確認した上で抜本的な再編成が必要となったのであり，M-GTAはそのひとつの形である。

したがって，GTAの客観主義的立場に対する批判への対応は，単純ではなくなってきており，客観主義の擁護ではなく，むしろ社会構成主義との関係のあり方になってきている。GTAを客観主義的に位置づけることは不可能といってよく，そこに若干の余地を残すとすれば，科学哲学の問題（「何を真実と捉えるか」）よりも上位に「何のための研究であるのか」「いかなる知を求めるのか」という問いをおき，客観主義的GTAであることによりこのレベルで成果を示すことができれば，社会構成主義からの批判に応えることができよう。これがGlaserの立場である。研究方法論だけの議論ではなく，成果論で方法論を議論することはできる。

この関連で具体的可能性として考えられるのが，質的データの解析ソフトの使い方である。質的データの特性を踏まえ，研究者の選択的判断との相互作用で分析を行なおうとするもので，成否のカギはこの分析的相互作用の内容であろう。ソフトは独自の論理で方法化されているから，研究者の解釈ではキャッチされないところが，分析ソフトによってみえてくる場合もあるだろう。客観性を反映している分析ソフトの論理と，意味の解釈を行なう研究者の論理が関連して展開できるかどうかがカギになるが，深い解釈を試みるのであれば，使用する側である研究者に比重をおかないと活用はむずかしいであろう。

• M-GTAはどのような立場をとるか

M-GTAは素朴客観主義の立場はとらないが，データとの対応関係で分析を進めるgrounded-on-dataの原則は踏襲する。オリジナル版が重視した客観主義的特性は，主観的作業である意味の解釈における厳密さの確保として継承する。認識論のレベルではなく，データと分析方法のレベルに限定する。客観主義は分析を行なう人間，すなわち，研究者を抽象的存在とするからで，自然現象のメカニズムの発見を目的とする研究であれば問われなくて済んでも，社会における人間の複雑さを解釈によって理解する質的研究では，研究者の抽象化は避けなくてはならない。

また，M-GTAは，客観主義的立場もとらないが，社会構成主義をメタ理論ともしない，いわば第三の位置取りを試みる。実践主義と三位相のインターラクティブ性で説明しているのがそれにあたるが，オリジナル版からの継承4項目と本Chapterで検討中のものを含めた課題3項目を総合して考えると，社会構成主義を基盤に取り入れることと整合しないからである。つまり，現実の社会的相互作用が言語の内側だけで完結できない領域を残していること，客観主義の土台をなす実証主義の立場の人たちとの協働，そして，社会的場を構成する物理的特性を含めた環境の影響などとの関係が挙げられる。例えば，看護の世界はいずれか一方だけでは成り立っていない。実証主義，客観主義の人間観への批判から，社会構成主義が浮上してきたという経緯があっても，現在の課題は両者の統合にあるということである。

哲学，特に科学哲学の問題ではあるが，メタ理論の相対化はいかにして可能かという問題について，M-GTAは社会的存在としての研究者という見方で，研究者を現実の社会との間で一定の緊張感をはらんだ関係におき，研究とその結果の活用を実践のプロセスにおく独自の位置取りを試みている。

重要な点なのでもう少し説明すると，質的データの意味の解釈を分析とするので，言語を介した分析である以上，社会構成主義を基盤におくことには何の問題もないことになる。これは，否定も拒否もできない。しかし，すべてを意味づけし，説明していくマシーンのような完璧さ，わからないことをわかることにしていくメカニズムはブラックホールのようなものであるが，逆にいえば，そのような説明しきれない「何か」に対するオープンさの確保という点で社会構成主義に違和感と疑問を感ずるからである。われわれの認識の“外”に実在はあるとする自然科学の考え方に対して，実在があるとすれば，それはわれわれの“内”にあるとする考え方の違いである。なぜなら，先にも看護を例に指摘したように，研究者の活動は複雑な社会的現実世界において行なわれているから，多種多様な物理的な事柄がある中で，それでもわからない「何か」は残るはずであり，その「何か」とは研究者の問いによって導かれ，言語による意味づけを超えた世界を考える必要があるからである（→Chapter 13）。つまり，最終的に残るのは主題化された研究者による問いであり，社会構成主義も客観主義もそこでは相対化されて活用されるという考え方である。

2-2
M-GTAにおける三位相のインターラクティブ性

M-GTAは研究者の主題化（後述する【研究する人間】の概念）と社会的活動としての研究の立場に立ち，それを次の**図2-1**のように三位相におけるインターラクティブ性で具体的に示している。実践的研究の文脈的，関係的体系プロセスと呼んでもよいだろう。

この図は，2つの考え方の組み合わせで構成されている。

第1は，研究をそれ自体で独立して成り立つものとしてではなく，1つの社

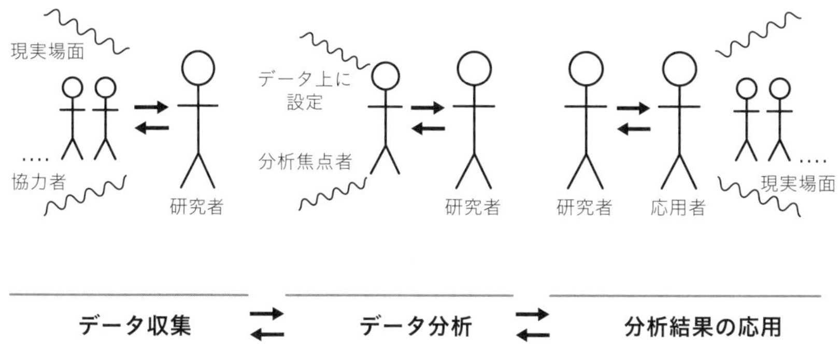

図2-1 M-GTAにおける三位相のインターラクティブ性

会的活動と位置づけ，その展開をデータの収集，データの分析，分析結果の応用に区分する。段階といってもよいのだが，一連のつながりにおける相互の関係の意味を意識して位相と呼ぶ。英語では，stageではなくphaseのニュアンスである。したがって，明確に区分された段階が左側から右側に一方向に進むというよりも，データ収集とデータ分析の関係，分析と実践活用の関係のように左側から右側への移行関係が基本にあるが，重なり合いももちながら相互にかかわり合っている。データの分析を行なう中で必要に応じてデータの追加収集をする余地を残しており，一方，分析結果の実践的活用の観点から分析結果の確認をしていくこともある。また，社会的活動としての研究の立場であるから，この動きは現実世界から始まり，再びそこに戻っていく。この点については，質的研究のらせん的三重サイクルモデル（→Chapter 11）で詳しく述べるが，応用は修正を経て，最適化研究や理論的課題を明確化した新規発展研究の方向へとつながるので，新たな研究でのデータ収集へと連続的につながる円環状のモデルである。

第2には，研究者を社会関係に位置づける。質的データの意味を解釈する研究者は，価値中立的な立場で客観的な分析が可能な独立した存在とは考えないということである。これをM-GTAでは，「研究者を社会関係にロック（lock）する」，あるいは，「研究者を方法論化する」という言い方をしている。通常，研究は研究者が行なうものとされるから，研究者を方法の中に組み込むという考え方はしないので違和感をもつであろう。しかし，その場合，研究者は自身の存在を自明化，つまり，当然視しやすくなるから，自分を対象化できずに分析を行なうということが起きる。こうした客観主義は研究者としての自身を問い直す機会を棚上げする危険があり，この点を提起し明示化を求めるところに質的研究の果たす大きな役割がある。

質的研究では，解釈作業を研究者が一貫して継続的に行なうので，この点は強調されるべきである。自分の研究が他者にどのような影響を与えるのか，あるいは，与えかねないかについて意識化するために，この立場は重要となる。つまり，質的研究に明確な分析方法が必要となるのは，宙ぶらりんの立場にいる研究者が研究をしやすくするためではなく，自身に内省的，反省的（reflective）でありつつ，他者との関係の視点を踏まえて意味の解釈を進めやすくするためである。この点が逆転すると，質的研究は空洞化する。

別の言い方をすると，質的分析法は研究者を社会関係におくことで，分析における価値の問題を排除するのではなく，逆に分析の中に制御して組み込むために必要なのである。M-GTAでは分析テーマの設定において，自分の問題意識と価値的立場をgrounded-on-dataの原則に基づいて，論理的な探求ができる問いの形で表現する。そして，その結果を実践において評価していく。そのために，研究者を方法論的に組み込む分析方法の体系化が求められるのである。

研究者は各位相で特有の社会関係におかれる。データ収集の位相では調査協力者との関係になり，分析結果の応用の位相では応用者との関係になる。この2つは現実の他者との関係であるのに対して，分析段階における他者は分析焦点者としてデータ上に設定される。これが，M-GTAが独自に導入する基軸概念である。したがって，研究者は，「調査協力者→分析焦点者→結果の応用者」という異なる他者との間で，自身が3種類の関係的人間を経験することになる。そのゆえ，それぞれの位相で研究者は，相手に対して影響を与えるだけでなく，相手から影響を受けるという相互性が生まれる。

M-GTAは【研究する人間】の概念によって，この相互性を排除するのではなく積極的に分析方法に組み込むことで，質的研究の可能性を実現しようとする方法である。したがって，協力者はデータに置き換えられ，データは分析によって理論化され，その理論は応用者を介して現実場面の人間につながっていく。この一連のプロセスは，各位相で作業内容は異なるが，一貫して社会的関係性におかれている。それにより，研究者としての自分を意識化しやすくなり，理論的センシティビティを活かした解釈ができるようになる。大学院で本格的な研究を初めて経験する人はすべてを自分で行なうことで，研究者の主題化である【研究する人間】の視点を経験的に，効果的に学習できる。

各位相における他者との関係性と三位相の相互の関係性は，研究者を中心にみると動的であり，M-GTAではこれをインターラクティブ性と呼ぶ。実際には，ある程度の組み合わせの柔軟性があり，例えば当事者による研究の場合では協力者と研究者は二重性をもつこととなるし，分析結果では応用者の位置に入るのはサービス提供専門職である場合が多いが，利用者であったりすることも考えられる。また，共同研究であれば，【研究する人間】の立場は問題意識と研究目的を共有する複数人によって構成されることになる。これらは実際の研究展開でのバリエーションである。

質的研究の人間観

研究者を方法論化するというM-GTAの立場は，研究者だけを問うのではなく，大きくひとつの人間観に基づいている。すなわち，質的研究の人間観のことであり，三位相のそれぞれにおける研究者からみた他者の位置づけについてである。人間にはどのような状況にあっても現実に向き合う力があるという能動的人間観である。この点は，質的研究の議論では正面から取り上げられることはなくせいぜい示唆的な扱いであるが，質的研究の領域化が発する最強のメッセージのはずである。

例えば，ナラティブ系のアプローチも，現象学的アプローチも，エスノグラフィー，エスノメソドロジーも，研究法としての個々の独自性だけでなく，それらに共通した特性として人間の能動性，主体性を重視しているといえよう。研究においても，調査に協力してくれる人々に本来的に備わっている力を認め，意味をつくり，関係を形成し，そして，社会的秩序を構築していく人間という見方ができる。特に対人援助の世界，そこでの専門職の役割はこの人間観を前提に，領域としての質的研究の全体を俯瞰し現状を確認することができる。それにより，質的データの意味の解釈が大きな影響を受けることはいうまでもない。

質的研究の人間観という視点が成り立つのではないかと考えたのは，主な質的研究法が1960年代から70年代にかけてのアメリカ社会学の中で出現してきたからである。しかも，オリジナル版GTAが登場したのも同時代であり，この関係を理解することで質的研究とGTAの統合に方向性が得られる（木下, 2014）。

では，当時のアメリカ社会学に何が起きていたのだろうか。当時は，構造機能主義に基づく社会システム論が社会学における一般理論として圧倒的な影響力を獲得していた（Parsons, 1951／佐藤訳, 1974）。それは，複雑な近代社会がどのようなメカニズムで安定と秩序を達成できるかという問いに対して，個人における価値観の内面化と社会の合理的規範の体系との調和的関係，そこをつなぐ家族による社会化機能などを組み込んだ壮大な理論（grand theory）であった。そこに，当時，急速に拡大していた数量的調査法による社会調査の動きが合流し，その検証をめぐる研究が盛んになっていく。

GlaserとStraussは，そうした研究の成果が検証された理論の構築へとつながらない点を批判して，オリジナル版GTAを提唱したのであった。grounded theoryという命名は，grand theoryを意識した戦略であったと考えられるが，理論形成を重視する点で実は両者は共通していた（木下, 1999）。grand theoryには誇大理論という訳があてられ，批判的ニュアンスがある。現在ではそれで違和感はないが，当時，社会学者たちは未熟な学問領域である社会学が実証化された一般理論を初めて獲得できるのではないかという熱気の中にあり，検証はされていないが，特に社会学者のT. Parsonsの理論は高度な体系性により社会学者を魅了したのである。

こうした状況にあって，Parsonsのもとで学んだR.K. Mertonは，学問として最も先行している物理学と社会学を比べ，多大な貢献をしたニュートンが先人を称えた「巨人の肩に」という謙虚さの表現を借りながら，「身の丈を知れ」というメッセージとともに中範囲理論を提唱するのである（Merton, 1957／森, 森, 金沢, 中島訳, 1961）。こうした中で結局のところ，社会学における経験的調査と理論化のあり方について正面から向き合ったのが，Mertonの中範囲理論とGlaserらのGTAであったのである。

他方，この状況の中でもう1つの批判的な流れが起きてくる。社会システム論は社会秩序の安定を前提とする現状肯定的性格をもち，そこでの人間は社会規範を内面化して成長し，受動的，順応的存在として考えられている点に，社会学の若い世代の研究者を中心に批判が向けられる。現実を変え，社会を変革していく視点を封じた理論は，それ自体が社会的には抑圧的に作用するとする議論が展開されたのである。

当時のアメリカ社会は，公民権運動に象徴される人種問題，泥沼化するベトナム戦争，大学紛争，若者によるカウンターカルチャー運動などで既成秩序が大きく揺れており，社会の中間層も大衆社会に閉塞感をもちつつあった。

こうした時代背景，社会背景において，人間性の回復を志向する動きが社会学内部からも起きる。社会規範の体現が秩序をつくり出しているのではなく，人々の日常生活の実践が意識されない状態で秩序を生み出しているという微細なメカニズムの解明をめざすエスノメソドロジーを提唱したH. Garfinkel（1967／山田, 好井, 山崎編訳, 1987）は，Parsonsの指導で博士論文を書いた人であった。また，差別と偏見の社会的再生産構造に関するラベリング理論（Spector, & Kitsuse, 1977／村上, 中河, 鮎川, 森訳, ; Becker, 1963／村上訳, 1978）は，社会的に周縁化され，マージナルな位置におかれた人々に関心を向け，人間性の回復と社会批判の性格を明確にした。

ナラティブ・アプローチも，自ら語る行為と自らが語られる対象となることをめぐる語りの政治学としてここに連なるし，現象学的社会学もこの新たな潮流に位置づけられる。この過程で，数量的社会調査の興隆により衰退していたシカゴ社会学の伝統として知られていたシンボリック相互作用論が再評価され復活する。エスノグラフィーも，社会学では移民コミュニティの研究（Whyte, 1943／奥田, 有里訳, 2000）のように，中心から排除された位置にある社会の自律性とその参加者の能動性を描き，文化人類学も“未開”とされる小社会の人々の知性の高さと独自の科学性（Levi-Straussによる「野生の思考」）を伝えてきた。人間の捉え方は，さまざまな質的研究法の間で実は共通していると考えられるのである。

ごく簡単な説明だが，これが質的研究の人間観の系譜として確認できることである。ただ，それぞれが個々に展開してきたため，質的研究の人間観という見方が共通項としてなされてきたわけではない。むしろ，既存の多領域を横断して質的研究が領域化したことによってこの見方が可能となったと解釈できるのであり，質的研究を特徴づける重要な点である。

そして，GTAの客観主義的性格に対する批判に応える上で，この点が重要となってくる。なぜなら，ここに挙げた質的研究法とは異なり，オリジナル版

GTAはそうした時代の洗礼を受けずに，伝統的な科学観の枠組みの中で形成されたからである。オリジナル版は調査から理論を生成する点を強調したが，人間観への問題意識は明確ではなかった。同時代であったにもかかわらず，すれ違ったというべきであろうか。いずれにしても，GTAは最も早い時期から質的研究法として登場し，その後は他と離れ独自の軌跡をたどりつつ，転機となる1990年代に突入していく。人間観は個々の研究内容を基礎づけるメタレベルの問題であるから，研究法としての基本的性格づけにかかわる。M-GTAは質的研究の人間観を共有し発展的に取り込んでGTAを再編したものであり，【研究する人間】の概念をはじめ実践主義，三位相のインターラクティブ性で考え方と方法の体系化を試みたものである。

さて次に，三位相それぞれについて解説していくが，データ分析の位相はPart 2で，分析結果の応用の位相はPart 3で詳しく論じているので後に譲り，ここではデータ収集について重点的に考える。

データ収集段階と協力者との関係

データ収集段階におけるインターラクティブ性は，研究者とデータ提供者との関係，つまり語られた内容をデータという形に置き換えるところでの相互関係性である。質的研究ではインタビューガイドを用いた半構成的面接法が使われる場合に多くみられるが，定番的，あるいは型通りになっているようにみえるし，理解も実践も十分とは思われない。インタビューは簡単にできると思われているかもしれないが，それは誤りである。特に，半構成的面接法は面接者にとって緊張を強いられるむずかしい方法である。ともかく，データをとらないことには研究が進まないから，勢いそちらに関心が集中していきやすいのはわからなくはないが，データの質にかかわるところなので，少なくとも研究計画段階で自分の考えを明確にしておく必要がある。

- データの必要性と不完全性

研究にデータは不可欠，あって当たり前のものと思っていれば，関心は自ずと収集と分析に向かう。しかし，データとは何かを改めて考えてみる必要がある。質的データの特性を理解しようとすれば，基本にあるこの問いに行きつき，数量的研究との対比において質的研究の独自性の理解に通ずる。

数量的，質的という以前に，そもそもデータとは何であろうか（木下, 1999 ; 2003）。データとは，研究のために現実をある形に置き換えたものであるが，この置き換えは常に不完全なものである。つまり，データは現実の一部分を置き換えたもので，まずそこにデータの限界としての不完全性がある。それゆえにデータの質が問われてくる。

他方，データは使用される分析方法によって，その形が規定されてくる面もある。これは，数量的研究に特徴的なことで，尺度開発の研究を思い浮かべるとわかりやすいように，所定の形で回答してもらう必要がある。回答者ははっきり区分を認識していなくても，何段階かの中から最も近いものを選択しなくてはならない。それは，数量的データとして収集することが分析のために必要だからであり，その方法は研究目的によって説明される必要がある。したがって，データの限界を理解しておくのは重要なことである。

回答者の側からみると，データが分析方法から規定されるのは，現実を置き換えるという点で回答者の負担が大きくなりやすい。分析方法の高度化により要請されるからだが，一方，実態調査を目的とする大規模な数量的研究で比較的シンプルな問いにすることで負担の軽減を図り，記述統計のレベルで結果を報告するのは数量的研究の伝統的な形で有効である。最近では，むしろ記述統計の価値が増してきているようにも思われる。

対照的に，半構成的面接法によるインタビューデータでは，経験についてできるだけ自由に語ってもらうので協力者の負担は軽くなる。これは，質的データの重要な特性である。ただ，特有のむずかしさがあることも理解しておく必要がある。対人援助領域でのインタビュー調査は，病への対処や介護といった生活問題など当事者にとって困難な経験を語ってもらう場合が多くなるので，語りにくいことを話してもらうという点も考慮すべきである。半構成的面接法を用いるということには，語りにくいことであっても語ってもらうことによって自身の経験を意味づけしやすくなるという相互性があるので，インタビューの仕方やデータの質についても理解しておく。こうした点への感性（センシティビティ）が，深い解釈につながっていく。

・　質的データの特性と半構成的面接法

最初の確認として，現在のところ，質的データといえばインタビューデータが多用されている。しかし，質的データにはインタビューデータだけでなく，観察データやさまざまな資料類が含まれる。インタビューデータは非常に魅力的で有効なデータではあるが，語られた言語データであり，そのメリットと同時に限界についても考慮しておく必要がある。

M-GTAは，質的研究を質的データの観点から規定する立場であり，複雑で多様な人間の経験をできるだけそのままに語ってもらうことで得られるものとして質的データを位置づける。さらに，ディテールの豊富な内容であることが重要な特性である。そのために最も適した方法が，半構成的面接法である。したがって，質的データを数字で表現できないものという一般的な考え方はしない。なぜならそれは生産的ではないためであり，数量的データに対して従属的規定となり，つまり，数量的データを前提としないと質的データは独自に定義できない関係となる。この考え方でいくと，質的データはいずれ何らかの形で数量的データに変換されて，分析に組み込まれていくことが想定される。十分研究されていないテーマの場合など，探索的に質的研究が行なわれ，その結果をもとに大規模な質問票調査に発展していくことも1つの形ではある。しかし，そうした場合だけでなく，データの性質の違いを踏まえた上でもっと積極的に踏み込んで，研究課題がディテールの豊富なデータを必要とするものであるか否かを考える必要がある。この点についての判断は，データ収集以前の研究計画の段階で答えを出さなくてはならない。

半構成的面接法を用いるのであれば，こうしたデータが得られているかどうかを吟味する必要があるし，インタビューガイドが十分かどうかも検討しなくてはならない。もう1点重要なことは，インタビュー時間との関係である。経験的には，1時間程度が目安であろう。自分だけでなく，インタビュー協力者のほうも最初は緊張しがちなので，ある程度の時間をかけないと落ち着いて自分の経験を振り返って語るのはむずかしいものである。そこでは，研究者への信頼と研究目的の理解，つまり，ラポールの形成が課題となる。最近では，研究倫理審査との関係でさまざまな書式が交わされ，それは協力者を守り信頼を得るために不可欠な手続きであるが，最初に行なうものであるため協力者はフォーマルな受け止め方をするかもしれない。そのため，この手続きは形式的に行なうのではなく，やりとりを通じて研究についてよく理解してもらい，信頼関係をつくる機会として積極的に捉える必要がある。

インタビューの時間に関しては，協力者が一般の人と専門職の場合では同列にはおけないかもしれないが，いずれにしてもディテールの豊富な内容が得られるかどうかの視点から考える。健康問題であれ生活上の問題であれ，困難さを伴う複雑な経験は簡単に語れるものではないため，ラポール形成が重要となり，そのためにある程度の時間はみるべきである。同時に，拘束時間が負担とならないよう，短く設定することも必要であろう。

一概にはいえないが，高齢者の場合などでは“語り切り感”とでもいえるような，語り手が十分語ったと感じられるタイミングがあるように思われる。そのため，あらかじめ伝えておいた予定の時間に配慮しつつ，終了の判断の目安にすればよいだろう。一方，専門職へのインタビューの場合には，勤務の都合により短時間の面接となるかもしれない。つまり，求めるデータの質と，面接法と時間の兼ね合いである。中には，半構成的面接法でなくてもよい場合もある。

専門職は言語化表現の訓練を受けているため，短時間でも聞きたいことは聞きやすいので半構成的面接法でなくてもよいかもしれない。これは，半構成的面接を，例えば30分程度の短時間で行なう必要があるとき，どのようにすれば可能であるか，あるいは，そもそも面接法として適しているのかという問題である。インタビューの趣旨を直接説明し，インタビューガイドに沿って話してもらうには短すぎるかもしれない。そのため，パイロット（予備的）インタビューをして，どの程度の内容が得られるかを検討し，インタビューガイドを工夫するところまではやっておく必要がある。

専門職の場合には自分の考えを言語化する訓練を受けているから，質問には答えてもらえると考えられるが，反面，微妙な点，振り返りが必要な点についてどこまで話してもらえるかはケースバイケースで，面接者，協力者双方の力量と経験に左右されるであろう。つまり，協力者がどちらであれ，半構成的の「半」の意味には幅があるため，当初の計画よりも質問の構成度を上げたインタビューガイドにするか，逆に，よりゆるやかな構成にするかを判断する。回数に関しても，時間の制約を補うために2回で計画することもあるかもしれないが，活きたやりとりであるインタビューは基本的に1回きりとするのが自然である。

フィールドワークでの面接と比較して，インタビューが中心の研究では協力者と研究者の関係性が1回だけの場合と2回の場合とでは変わってくるため，その違いと影響まで考慮して判断すべきである。関係性を重視すれば，自分が追加的に聞きたいことだけのために改めて面接するのは，よほど理由がはっきりしている場合であろう。どのようなインタビューでも，終わった後で聞き漏らしたことやもっと深く聞くべきであったことに気づくことは必ずあるものである。

- インタビューの両義性

回数とも関連するが，インタビューはデータ収集であると同時に，双方にとってその場のそのときに成立する共同行為でもある。語られた内容は語り手だけのものではなく，関係的なものである。質的データはそのように位置づけることができる。筆者は，人間は自分の経験したことを，関心をもって理解しようとする人に対して，そして，それが意味のあることだと理解すれば，自らを語ってくれると考えている。特に，語り難い経験を聞き手との信頼関係によって，つまり，聞き手の存在によって自らの言葉で語る，語れるようになる行為は，ナラティブ・アプローチやナラティブ・セラピーが強調するように，語り手をエンパワーするそれ自体が実践的意味をもっている。それを促すのが聞き手の役割である。

問われることによって経験を振り返り意味づけをし，語りとして表現することには，一般的にも実践的意味がある。コミュニケーションの側面が重視される半構成的面接はすぐれて相互的，共同的行為で，しかも基本的に一期一会の活きたやりとりと考えるのが自然である。予定の時間を超える場合も珍しくはないし，語り手には自分の経験を振り返る機会にもなるため，終わったときにこうした機会を得たことにこちらが感謝されることもある。両者の相互作用であるから，データとはいえ，それは協力者から託されたものであり，その後の責任を引き受けるという倫理的意味もある。この自覚が後にデータの分析での行き詰まり，悪戦苦闘を乗り切る力に通ずる。背中を押してくれるのは協力者たちの存在である。

- データの古さ・新しさ

社会や人間は常に変化しているから，データは最新のものが望ましいという考え方が一般的である。実態調査の場合は特にそうである。質的研究であっても，通常はデータ収集が独自に行なわれるから，ここでの問いは古いデータは質が劣るのかどうかである。それについて考えてみる。

理論生成を目的とするGTAは，データに対して非常に柔軟な立場をとるので，データが古いからといって質に問題があるとは考えない。オリジナル版GTAの画期的な点は，仮説の検証からデータを位置づけるのではなく，データの側に軸足をおいてgrounded-on-dataの分析から理論を生成するという提案にある。そのために，GlaserとStraussが発見したのが柔軟に扱える質的データであった。分析を進める中で，必要に応じて解釈的アイデアを確認するために(理論的サンプリング)，さまざまなデータにあたっていけるからである。そのためであれば，調査データに限らず手記や新聞記事，諸資料なども活用する。

Glaserに至っては，データは必ずしも正確でなくてもよいとまでいっている。誤解を招きかねない表現だが，厳密な方法で収集されたものでなくても，内容的に疑問や解釈上のアイデアを確認する材料になるのであれば使用するということである。また，GTAは質的データだけでなく数量的データも使用すると述べているのも，同じ理由からである。したがって，どのようなデータが必要かつ適しているかは，理論生成のプロセスで判断されることになるので，データの古さそれ自体は問題とはならない。

現実的に検討対象となるのは，すでに収集してある未分析のデータや一度分析したデータの再分析についてであろう。収集時期の問題ではなく，ある目的のために収集されたデータであるから，分析にあてはまるかどうかの判断となる。M-GTAは分析テーマと分析焦点者を設定し，分析結果を理論，説明モデルにまとめていく方法であるから，再分析の場合はデータから分析テーマと分析焦点者が設定できるかどうかの問題となる。これは，最初からM-GTAで分析する研究計画の場合とは逆方向の検討となるのだが，その場合であっても実際に分析に入ってからも，必要に応じて分析テーマの修正や絞り込みの作業は行なっていく。人間行動の説明と予測に有効な理論の生成は，具体的なテーマが何であれデータはすぐに古びてしまうものではないので，ここで挙げた点を確認できればM-GTAを再分析に適用することは可能である。

データ分析の位相における分析焦点者との関係

実際の分析作業を行なうのは，この位相となる。研究者にとってのここでの関係的他者は分析焦点者である。これはM-GTAが独自に導入する概念で，研究計画によって規定され，データ収集の位相で個々の協力者から得られたデータ上に設定される分析上の概念である。分析焦点者という人間が実際にいるわけではなく，抽象的な集団を指す。例えば，本書を通じて研究事例として用いる「老夫，老妻ヲ介護ス」（木下, 2009 ; 2015）の研究では，高齢夫婦世帯で要介護の妻を介護している「夫」が分析焦点者であり，実際に調査に協力してくれたのはその立場にある具体的な誰かである。そして，データの分析は分析焦点者の視点から行なう。

データの収集と結果の応用の位相は，ともに現実の他者との関係なのでわかりやすいが，分析焦点者の設定の意味はわかりにくいかもしれない。分析焦点者の視点はデータの収集との関係ではデータに置き換えた協力者との関係（具体的個人→分析焦点者），そして，応用では生成された理論とその応用者との関係（分析焦点者→具体的応用者）の両側からの一定の緊張関係で成り立つのであり，他者の視点を介して意味の解釈，データからの抽象化の作業を行ないやすくする。これが，M-GTAの基本的立場である「研究者を方法論化する」「社会関係にロックする」という考え方につながる。

分析焦点者を設定することで，データに対して分析的距離を確保することになり，研究者は逐語化されたデータに直接対峙するのではなく，自分とデータとの間に分析焦点者の視点を介在させながら，データの意味の解釈を行なう。分析焦点者は分析テーマとセットでM-GTAにおける分析方法の中心となるが，これらについてはChapter 3で詳しく説明する。

分析結果の応用と応用者との関係

この位相の説明は，M-GTAにおける結果図とストーリーラインの作成について紹介するChapter 6で詳しく解説している。また，最適化研究と新規発展研究を提案している研究のらせん的三重サイクルモデル（→Chapter 11）の中でも論じているので，ここではインターラクティブ性におけるこの位相の位置の確認にとどめる。ただ，次の点は強調しておきたい。

分析結果である理論の実践的活用は，M-GTAでは2つの意味から成り立っている。1つは研究論として，つまり，社会的活動としての研究のあるべき形としてであり，もう1つは分析結果の評価のために必要となるという方法論上の理由で，両者を合体させている。「応用が検証の立場」というオリジナル版からの4つ目の継承項目として述べた内容である。特に，プロセスとしての理論（→Chapter 7）でも述べるように，分析結果の応用とは，修正の余地を残しており応用者によって最適化されるものである。

したがって，応用「者」についても議論が必要となる。ここでいう応用者とは一体誰なのか。M-GTAでは，現場という複雑な現実世界における実務専門職を一義的に想定している。中でも，病院のように高度に機能集約化された場所も含めるが，慢性疾患などの健康問題，介護や療養，生活問題などをもちつつ地域社会でサービスを受けながら在宅生活を送る場合を想定している。ともに複雑な世界ではあるが，複雑さの意味が異なる。一方は専門性の高度化と組織化を特徴とするが，他方は専門性だけでは対応しきれず，多職種と当事者，その親族など，多様な行為者で構成されている。多くの場合，分析結果である理論が応用されるのはこうした世界であり，説明と予測に有効な行動モデルを提供しようとするのだが，そもそも修正の余地がないと十分な応用はできない。

応用「者」に期待される専門性とは，職業上のそれに加えて，関係他者との交渉，説得，調整力などであり，中でもサービスの利用者の捉え方である。イメージの喚起には，ブリコラージュ（bricolage）という概念が参考になる。これはフランスの構造主義人類学者C. Levi-Straussが提起したもので，「未開」とされた社会の人々が生活の場で手に入るものを材料に，必要な物を独自につくって活用する能力のことで，普遍性を前提とする近代科学とは別様の，個別的，固有的で抽象化を必要としないもう1つの科学のあり方として示された（Levi-Strauss, 1962／大橋訳, 1976）。さまざまな制約の中で工夫を凝らし，日常生活を送る人たちにもこうした能力は本来的に備わって実践されていると考えれば，社会的相互作用における応用と修正に関しても柔軟な発想ができる。

分析結果の応用と応用者の関係は，このように考えることができる。これまでのM-GTAによる研究でみると，研究例は増えているが，この位相での実際の展開はまだ初期段階にとどまっている。分析結果が論文として発表されるところまでは定着しているが，結果の実践的活用に関してはまだこれからである。このことはM-GTAに限られたことではなく，質的研究の議論において研究論と評価の方法論の議論が進んでいないこととも関係している。この議論が深まらないと，長い目でみて質的研究は失速しかねないと危惧され，すでにその分岐点に差し掛かっているのではないかと筆者は考えている。そうした中でも，M-GTAにおける分析結果の実践的活用の本格的展開も始まっており，単著になっているものでも一定の蓄積がみられる（小嶋, 嶌末, 2015 ; 畑中, 2018 ; 竹下, 2020など）。

2-3 M-GTAが導入する分析上の用語

分析を行なうためには，その方法を構成する主要な用語を理解するだけでなく，実際に使えなくてはならない。これらはパッケージとして体系化されているので，個別にではなく全体として理解する必要がある。以下にリストにしたものは，これだけは必要という判断で選定された用語である。個々については本Chapterや他のChapterの関連箇所で詳しく述べているので，ここではM-GTAにおける基本用語をグロッサリー的に簡単に説明する。

・継続的比較分析

オリジナル版GTAが分析の根幹におく方法で，M-GTAでは次の3区分，比較の仕方（何と何をどのように比べるか），継続の仕方（どのように進めるか），終了の仕方（どこまで継続したら分析を終了できるか）から構成している。ポイントは，比較の基点となる最初の比較材料を自らつくることで，類似性と対極性の観点から比較し，理論的サンプリングにより進め，理論的飽和化の判断により分析を終了させる。

・理論的サンプリング

理論サンプリングとは，解釈上のアイデアに基づき，その確認のために目的的にデータをみていくこと。オリジナル版ではデータの収集と分析の交互進行を提案しているが，これはフィールドワークをベースにした研究に適している。インタビュー調査では工夫が必要との判断から，M-GTAでは方法論的限定の概念によりデータ収集を制御し，データ収集をまとめて行ない（ベースデータと呼ぶ），それを分析対象とし，それに対して理論生成につながる解釈上のアイデアを導きとして理論的サンプリングを行なう。分析の進行により，データが不十分な場合には追加収集を行なう。

・理論的飽和化

理論的飽和化とは，分析の終了を判断する方法である。オリジナル版においては，分析が進行し新たなデータを検討してもすでに生成した概念やカテゴリーの確認にはなるが，概念やカテゴリーの新たな生成にはつながらず，コアカテゴリーを中心にすべてが関連づけられている状態を指す。しかし，インタビューデータの分析ではこの判断はむずかしいため，M-GTAでは実践しやすいように2段階案を示している。データからの概念生成の完成度を判断する「小さな理論的飽和化」を分析ワークシートの結果に基づいて行ない，分析結果全体に対しては「大きな理論的飽和化」を，分析テーマに対する結果図とストーリーラインによって行なう。

・概念－指示モデル

質的データの分析とは，現実にみられるさまざまな多様性を一定の解釈により効率よく把握することであり，意味の解釈により説明と予測に有効な概念を生成する。概念－指示モデルはこの作業を示すモデルで，これを実際に分析に活かすために，M-GTAで開発されたのが分析ワークシートである。

・理論的センシティビティ

半構成的面接法により収集されたデータのように，複雑で多様なディテールの豊富な内容の分析は，明確な分析方法とともに，作業を行なう研究者の能力に依存する。理論的センシティビティは，意味の解釈を活性化させる要素であり，感覚的な理解と論理的な理解を一体化したもので，解釈上のアイデアの閃きや着想という形で経験される。質的データの分析方法には，こうした展開を促す機能も期待される。M-GTAでは，理論生成の目的に対しての分析テーマと分析焦点者の設定，分析ワークシート，理論的メモノートなどの組み合わせで対応している。また，研究に直接つながらない内容であっても，理論的内容の文献を読むことで素地を鍛えることができる。

・分析テーマ

分析テーマは，分析によって明らかにする問いにあたるもので，分析対象とする現象を明確にした上で，分析焦点者を行為主体とした社会的相互作用のうごきの特性をプロセスとして説明できる理論生成の作業を方向づける。「○○に関するプロセスの研究」という表現にすることで，うごきのプロセスを明らかにするという課題を確認できるようにしておく。

・分析焦点者

分析焦点者は，研究計画上設定される分析上の抽象的存在で，その人間の視点を介してデータの解釈を行なう。通常，インタビュー協力者の選定の基準におかれているが，三位相のインターラクティブ性に基づき，分析過程で明確化する。また，分析焦点者の設定は，分析結果であるグラウンデッド・セオリーの一般化が可能な範囲の設定と論理的対応関係となる。

・分析ワークシート

分析ワークシートはデータから概念生成を行なう作業用のフォーマットで，概念名，定義，バリエーション（具体例），理論的メモの4つの欄で構成され，生成される概念ごとに完成させていく。分析テーマと分析焦点者の視点からデータをみていき，関連する箇所を「具体例」として転記し，その内容の解釈を「定義欄」に記入し，さらにそれを短く凝縮表現したものを「概念欄」に記入する。この一連の作業での解釈プロセスを，「理論的メモ欄」に記録していく。

・理論的メモノート

M-GTAで用いるメモには2種類あり，1つは，概念生成に関しては上記の分析ワークシートの「理論的メモ欄」で，もう1つは研究期間全体にわたって，さまざまなアイデアや疑問などを記録していくメモで，日記風にノートに記録していく。分析ワークシートの理論的メモ欄に含まれないすべてのメモが，このノートに記録される。概念の相互比較，カテゴリーについてのアイデア，データでの確認が必要な解釈的疑問や，最終的に結果図の一部となる部分ごとの図の検討経過もここに記録していく。

・概念，カテゴリー，サブカテゴリー

データから生成され，分析結果として報告する理論を構成する最小単位が概念である。概念相互の比較検討から，複数の概念のまとまりとなったものがカテゴリーである。この2つは理論構成上必須である。相互の比較により抽象度は水準化していくので，サブカテゴリーは必須ではなく，必要に応じて設定する。カテゴリーは理論を構成する柱建てで，理論化には不可欠である。

・結果図

結果図は，分析結果であるグラウンデッド・セオリーの全体を図示したもので，分析結果を確定する判断根拠であると同時に，分析結果の理解に有効な表現方法である。概念相互の比較からカテゴリーやサブカテゴリーを検討する際に，その関係を理論的メモノートに個別に図示化していき，最終的に1つの図にまとめることで全体の統合化を図る。分析結果の中心的内容が，結果図の中心にくるよう配置する。結果図の確定までには何度も試行錯誤を経ていく。

・ストーリーライン

ストーリーラインは分析結果をカテゴリー，サブカテゴリー，必要に応じて主要な概念を用いて簡潔に文章化したもので，結果図とセットの関係になる。分析結果の視覚的な確定が結果図であるのに対して，文章化による確定方法である。第一文を，分析テーマを受けて「○○に関するプロセスは，……である。」というスタイルで書く。次に，カテゴリーの関係だけで結果を文章化する。なお，文章化は結果図の確定を待って行なう。

・方法論的限定

研究者による意味の解釈は，論理性に基づく主観的判断の選択的蓄積となるため，方法論的限定は緻密な分析を遂行するための制御方法の1つである。限定を明確に提示することで，何を対象とするかの厳密性を担保する。M-GTAでは，特に分析対象とするデータの総量についての詳細な情報提供を指す（対象人数や平均面接時間，逐語化した文字数など）。

・現象特性

現象特性とは，分析結果の柱建てであるカテゴリーの生成に有効な発想方法で，当該研究の具体的内容をそぎ落としたときに残る分析焦点者のうごきの特性を捉えたものである。内容的には，直接関係のない他の場合を推測的に考えることを意味する。抽象度を上げたところでの分析と連動していて，具体理論・領域密着型理論から一般性の高いフォーマル理論への発展と関連づけることもできる。

例えば，筆者の研究「老夫，老妻ヲ介護ス」でいうと，分析焦点者である「夫」にとってのうごきとは，「（妻のそば，自宅を）離れられないが（生活を継続するためには）離れなくてはならないときがある，しかし，離れたら速やかに戻らなくてはならない」といったものと考えられる。このうごきの特性が現象特性である。そうすると，このパターンは夫が妻を介護する場合（具体理論）だけでなく，障害児者，子育てなど他の介護や養育の場合にもあてはまる可能性（領域密着型理論）が考えられる。

さらには，介護や養育以外の人間の社会生活において，同じうごきの特性がみられるのはどういう場合かを推測する。例えば，程度や密度は違っても，接客業にもあてはまるかもしれない。あるいは，現象特性のイメージ化の練習になるが，昔（かなり昔），テレビで次のようなゲームが放送されていた。レールの上を先端に針をつけた機関車が走るのだが，踏切に風船がおかれている。ゲームの参加者は，離れたところで所定の作業をしなくてはならないのだが，風船が割れないよう機関車が踏切に来る直前には戻って破裂を回避し，再び作業に戻り，失点せず作業の速さを競うゲームであった。これなどは，現象特性がうごきの特性であることをイメージしてみるのに有効な方法である。実際の分析では，分析焦点者の視点を中心に社会的相互作用で推測的に考えると，現象特性を捉えやすい。この発想方法は，理論的センシティビティを涵養していく上でも有益である。

・【研究する人間】

研究者を主題化するM-GTAの基軸の考え方であり，誰が何を目的にその研究を行なうのかに関する倫理面と，データの意味の解釈をどのように行なうのかの分析方法論の面から研究者を位置づける。質的研究に限らず，これまで研究や分析方法について多くの議論が費やされてきたが，研究「者」についてはあまりにも関心が向けられてこなかった。研究倫理の議論の中で，間接的に語られる程度であったと考えられる。数量的研究では特にその傾向が強かったが，質的研究は意味の解釈を分析とする立場により，必然的にその作業を行なう人間を議論の対象として提起せざるを得なくなる。しかし，ここまで質的研究が定着してきても，研究「者」を論ずるのはまだ圧倒的に不十分である。研究者自身がインスツルメンツであるとする主張は問題提起の役は果たしたが，自身を振り返る（reflectiveな）姿勢と分析方法の関係が明確化されてきたとはいえない。【研究する人間】は，研究を社会的活動と規定し，その中心に研究者をおくための考え方であり，研究者を社会的存在とし，抽象化しないための視点である。

・生成型思考法

生成型思考法とは，特にデータからの概念生成に関連する推論方法で，すでにあるものを要約してまとめる分類型思考に対して，限られた材料からまだないものをも説明できる概念を考えることを指す。データの分析だけが目的ではなく，説明力のある概念の生成を目的とする場合に有効である。理論的サンプリングや批判的実在論（→Chapter 13）の推論方法と密接な関係にある。

・グラウンデッド・セオリー的思考法

グラウンデッド・セオリー的思考法とは，比較の発想方法を身につける方法で，研究とは別に，日常的に具体的内容の比較から抽象的理解をめざす考え方を習慣化することで発想力を鍛える方法である。理論的サンプリングや理論的センシティビティと関係する。特に対極比較を試みるとよい。例えば，「寝たきり老人」という現象は，高齢社会となった現在，かつてない規模で自力移動（歩行）困難者が増加する一方で，かつてないほど高速で広域にわたる移動が日常生活の一部となっていることから，「歩行」を基点に比較すると，身体移動の極小化と極大化として概念化できそうである（木下, 1989）。極化の加速と並存が同時進行している。高齢者ケアを考えるとき，こうした発想は一定程度の意味をもつはずである。日常的にはこうした考える材料はいくらでもあるもので，もう一例挙げれば，「私有地立ち入り禁止」と書かれた杭打ちをみたら，まずはそれを社会の中での空間利用やアクセスの問題と考える。その上で，対極例を考えてみる。そうすると，例えば，「オープンアクセス」とか，「誰でも利用できる空間」などが考えられるだろう。具体的には公園，河川敷などが浮かぶかもしれない。これにより，空間利用と公共性の関係から，「社会はどのような構成になっているのだろうか？」という問いにもつながり，発想は活性化される。こうした思考練習は，通勤通学の途中などにいくらでもできる。

Part 2
M-GTAの分析方法

Chapter 3

分析テーマと
分析焦点者の設定方法

M-GTAは，インタビューデータの使用に適した質的研究法であり，理論，すなわち，人間行動の説明モデルの生成を目的とする。単に質的データの分析だけを目的とするのではなく，またデータのシステマティックな処理よりも解釈に重点をおく質的研究法とも異なり，両者を統合することでこの目的を達成しようとする。そして，データに密着した分析から独自に生成される理論という明確な結果像を設定している。

Chapter 2でみてきたように，オリジナル版GTAの伝統を批判的に継承し，同時に主要な課題への対応を行なうことで質的研究法として再編成したのがM-GTAである。この目的達成のために，独自に導入する方法の中で特に重要となるのが分析テーマと分析焦点者という2つの視点である。この点を理解すれば，M-GTAの全体像が理解しやすく，活用もしやすくなる。本Chapterでは，その考え方と設定方法について説明する。

まず，要点を先に示す。分析テーマとは，そのデータ分析で自分が明らかにしようとする問いにあたり，それに対する分析結果が理論としてのグラウンデッド・セオリーとなる。したがって，人間行動の説明モデルといっても，人間行動のすべてを説明する理論ではなく，設定した分析テーマについて，説明と予測に有効な限定された理論のことである。この考え方に立脚すると，分析結果だけでなく問いにあたる分析テーマの設定が非常に重要となる。そのため，後述するように分析テーマの確定までには修正や絞り込みによるていねいな検討プロセスがある。

一方，分析焦点者は分析テーマが結論に至るよう導きとなる分析上の用語で，解釈における社会的相互作用の視点を確保するために用いられる。例示研究である夫による妻の介護の研究では，分析焦点者はその立場にある「夫」という設定になる。Chapter 2の三位相のインターラクティブ性で説明したように，分析の位相における研究者にとっての関係他者がデータ上に設定される分析焦点者であり，研究者は分析焦点者の視点を介してデータを解釈する。分析テーマの設定の複雑さに比べると，分析焦点者の設定自体で迷うことはまずないのだが，注意を要するのは実際の分析でこの視点を忘れてしまったり意識化が十分でなかったりして，活用が不完全となる場合が少なくないということである。データの解釈は，常に「誰にとって」のことなのかを確認する。

M-GTAは，【研究する人間】の視点から研究者を研究方法の中に組み込む，方法論化するという説明をしている。その展開のために不可欠となるのが，分析テーマと分析焦点者の設定である。この三者はセットである。なぜなら，それにより研究者を主題化でき，自分がなぜ，誰についての何を明らかにしようとしているのかを問いの形で，分析プロセスにおいて一貫して保持できるからである。質的データの分析のためには，こうした基礎的立場設定に基づき，概念生成から分析結果の確定までを進める分析方法が具体的，体系的に用意されていないと，研究者は自分が何をしているのかが途中でわからなくなったり，不安になったりして，多大な労力をかけながら，質的データの特徴であるディテールの豊富な内容に翻弄されかねない。

分析方法だけを手っ取り早く学習して分析しようとしても，質的データの分析は簡単にできるものではなく，研究についての考え方や目的など，基本的な点について自分の考えを明確にしていく必要がある。研究者としての自分自身をあいまいにしていては歯が立たない。これは質的研究に限ったことではないが，むしろ質的研究のおかげで研究についての姿勢として意識できるのであり，積極的に受け止めるべきである。基礎と方法をあいまいなままに始めると，意味の解釈の選択的判断である分析は靄がかかったような感じになり，結果も輪郭がぼやけたあいまいなものになりかねない。こうした展開になると，継続的比較分析は機能不全に陥ってしまう。これは，質的研究の陥穽といってもよい問題である。

本書全体で説明しているように，M-GTAは研究者を主題化（【研究する人間】）し，分析テーマと分析焦点者の3点セットでこうした危険を回避し，独自の結果を理論，モデルの形で求めていけるよう設計されている。「これでよいのだろうか」という不安を自信のなさとみるのではなく，質的データの分析では健全な反応と位置づけ，自分の判断を1つひとつ意識化して下していけるよう方法が用意されている。

M-GTAの方法は具体的なので一見簡単そうにみえるかもしれないが，方法に“タダ乗り”してはいけない。いうまでもなく，方法は自分が駆使するものである。むろん，本書で説明するM-GTAが完成段階に達しているとは考えていない。というよりも，使用する人とのかかわりによるので，完成という静止段階はなく，常に変化するプロセスにおかれるのである。しかし，質的研究方法としては体系化されているので，どこから，どのような疑問でみていっても考え方と具体的方法は理解しやすいよう工夫されている。別の言い方をすると，科学哲学や認識論の根本的レベルから，データからの概念化などの作業レベルのことまで，さまざまな批判に対してどう応えたらよいかを考えやすくなっている。

3-1 分析テーマの設定方法

なぜ分析テーマを設定するのか

分析テーマの設定はM-GTAに特有の方法で，分析目的と分析方法の関係が，データ分析だけに特化した方法や特定の解釈的方法のいずれとも大きく異なる。M-GTAは理論生成の目的のために分析テーマを設定し，そのために体系的な分析方法を用いる。つまり，目的と方法の間に問いとして明確化した分析テーマをおくことで，両者のバランスの最適化を図るという考え方である。ただ，研究計画を思い浮かべればわかるように，どの研究にも目的があり，そのための問いが設定され，データ収集と分析の方法が予定されている。だから，わざわざなぜ分析テーマという形が必要なのかがわかりにくいかもしれない。

その理由は大きく2つに分けられる。第1に，分析テーマを設定するのは理論の生成という研究目的を確実に達成するためである。理論についてはChapter 11で詳しく検討しているが，筆者は理論の重要性を研究との関連で再確認する必要があると考えている。そのためには，理論についての理解に混乱が生じないよう，それぞれが自身の立場を表明してオープンな議論をしやすくしていくべきであろう。

研究目的の設定は一般的な表現になりやすいが，最終的に論文においてその達成の程度を示すことで研究を締めくくれるようにする。M-GTAでは研究の目的を理論の生成とし，分析テーマに対する結果によってその内容を示し，結果図とストーリーラインに結実するまで具体的な分析方法を用いるという形になる。対照的に，例えば研究目的を「○○についての示唆を得るため」などと記述されている場合も少なくない。この種の目的設定が望ましくないのは，どのような結果が得られても「示唆」は得られ，少なくともそれで辻褄は合うからである。

しかし，これは得られた結果の評価にかかわる問題である。これが第2の理由である。研究が進んでいないテーマの場合などのように，目的を「示唆を得ること」と記述することが適切であれば，結果や考察の記述が緻密に行なわれることで目的とのバランスがとれることもあるだろう。ただ，自己評価にかかわるので，本格的な研究に取り組み始めた段階では目的の明確化が重要である。一方，研究目的の設定に一定の柔軟性のある実態調査の場合では，調査で新たにわかった内容が結果となる。その場合であっても，結果だけを報告すれば十分なわけではなく，先行研究，関連研究を導入しての理論的な考察は求められるだろう。

なぜ理論の生成を目的におくのか

研究目的の明確化という要請に対して，M-GTAは理論の生成を目的においている。しかし，数量的研究，質的研究を問わず，個別の研究において理論生成を目的とすることはまずない。研究目的の明確化で理論の生成が一般にみられないのであれば，M-GTAではなぜそれを目的とするのかを，分析テーマの設定との関係で説明しておかなくてはならない。

すでにみてきたように，オリジナル版GTAからの継承4項目の第1は，理論の生成である。GTAの可能性は，グラウンデッド・セオリーのセオリー(理論)とその生成方法の提案にある。しかし，そこでの理論とは，Glaserの立場を反映して自然科学的科学観に基づく一般理論ないしは高度な一般性を有する理論であり，grounded-on-dataの原則のもと，客観主義的な厳密な分析により生成されるものとされた。

しかし，この立場では研究者は価値中立的で抽象化された存在となり，社会的現実から切り離されていくことになる。そのため，M-GTAは理論の意味を修正した上での理論生成という目的は継承し，理論を定義し直した上で達成するために，オリジナル版で課題となっていた点への対応を組み込んだ独自の編成を考案している。質的研究が普及，定着した現段階において，オリジナル版が有していた可能性の実現を意図して抜本的に再編した。

分析テーマの設定は，M-GTAにおける理論の意味と直接つながる。通常，理論と科学はほぼ同義の関係にあり，科学の進歩は理論の発展によってもたらされると受け止められている。時に，画期的な発見や天才的な研究者によって飛躍的に達成されることはあっても，長年にわたる多くの研究の蓄積によって導かれ，生成されるものである。T. Kuhn (1962／中山訳, 1971) がパラダイムの概念で説明を試みたように，科学の変遷とは研究活動を支配するほどの理論の影響力の大きさと，そのほころびの拡大によって対抗する理論化との緊張をはらんだ歴史的なレベルでの出来事とされている。自然科学から科学概念を取り入れてきた社会科学もその水準を目標に研究が行なわれ，検証はされないが説明力では優れた一般理論が理論の位置を占めてきた。したがって，真理の探究から説明力の競合へと重点がシフトしてきても，理論という言葉が使われるレベルは歴史的にも社会的にも大きな物語なのであって，そうした立場からみると，個別の研究で理論の生成を目的とするのはドン・キホーテのごとき無謀さと映る。

しかし，オリジナル版GTAはその名に象徴されるように，データに基づいた理論の生成を目標に設定した。しかも，科学概念の認識論を前提にしながら一般性の高いフォーマル理論を最終的な目標としつつ，そこに至る遠大な道筋の第一歩として，個々の研究における具体理論，領域密着型理論の生成を目的とした。ここにGTAの起源がある。理論の発展論は，起点を具体理論におき，そこから抽象度を上げていく確実な方法を提案することでドン・キホーテと見誤られない。つまり，自然科学的理論の発展過程とは異なる社会学，社会科学におけるもう1つの理論発展のプロセスを提案したのである。

言い換えると，研究の目的を理論生成としてもいきなり完成度の高い理論をめざすのではなく，小さな，ごく限定的な理論生成から始め，その比較検討から一般性の高い理論の獲得をめざすものである。しかも，小さな理論と大きな理論は同じ方法で導かれるとした。それは，grounded-on-dataとgrounded-on-substantive grounded theories（具体理論・領域密着型理論）に共通するgroundedの視座と継続的比較分析の方法であり，そのもとになったのが，質的データの有効性の発見であった。さらに，グラウンデッド・セオリーのセオリーを社会的相互作用に限定するという戦略的設定により，フォーマル理論への発展は構想として十分に説得力をもつものであった。

これはこれで遠大ではあるが，社会科学における理論についての1つの立場としては成立する。しかし，M-GTAは研究の目的を理論の生成とする点は継承するが，オリジナル版におけるこの理論の考え方は採用しない。具体理論・領域密着型理論からフォーマル理論への発展は，彼らが最も期待していた社会学において支持されたとはいえず，みるべき成果に至らなかった。そこには，理論についての見方が社会学の中でも大きく変わり，研究者間の関心事から薄らいでいったという背景があった。

しかし，M-GTAが理論を重視しながらもオリジナル版GTAにおける理論の考え方を採用しない最大の理由は，自然科学的認識論を基盤に客観的分析を方法とすることによって理論がその発展プロセスにおかれると，理論は内容よりも形式に比重が移行し，その意味が変質していくからである。複雑に変化する社会における，それ自体も複雑な現象である社会的相互作用を対象とするとき，抽象度を上げると現実の世界との関係が維持できなくなると考えられる。あるいは，何のための理論であるのかという目的にかかわる問題と，どのように理論を生成するのかという方法の問題が一体性を失い，方法の問題に傾斜してしまう。

わかりにくい点であるが，調査をすることは理論を生成することであるというGTAのテーゼの中に，もともとこの問題が起きやすい危険性が内蔵されていた。そのため，GTAの可能性を現実化するためには，目的である理論の意味を捉え直し，かつ，Chapter 2で述べた主要課題の1つであるコーディング方法に対応を図ることで，オリジナル版を抜本的に再編する必要があったのである。この作業の核となるのが，分析テーマの設定である。

- M-GTAは具体理論・領域密着型理論を志向する

したがって，M-GTAが分析テーマを設定するのは形式と方法以上に，理論の内容を担保するためである。理論のための理論ではなく，内容を最も効率よく表現するための理論，GTAの類型でいえばフォーマル理論よりも具体理論，領域密着型理論に軸足をおく。抽象度の高い一般理論を志向するのではなく，データとの確認関係を緻密に行なうことで人間の社会的相互作用を理解，説明，予測できるレベルでの理論化がgrounded-on-dataの原則を最も活かすことになると考えられるからである。分析テーマと分析焦点者の設定はこのレベルでの理論化を確実にするためであり，そのためには理論とは何かの再定義が必要となる。

M-GTAは理論を，「研究活動によって生成され共有される体系化された知識」と規定し直し，実践主義を基盤におく。知識とは，どのようなタイプであれ，一定の体系性で組織されることで実用化が可能となってくるのであり，このことは研究の場合だけのことではなく，日常生活で培われる経験的知識にもあてはまる。その点では誰もが理論家，理論実践家であるといえるが，研究活動は分析の方法をもっているから，共有度が高く，有効性が確認しやすい理論を生み出すことができる。

「共有」の要件は自然科学においても不可欠であって，Kuhnが用いたパラダイムの概念がそれにあたるのだが，同時にそれは，専門的研究者のコミュニティに限定されたものであった。したがって，体系化された知識とその共有はセットであることによって理論が構成されると考えると，社会における人間の複雑な社会的相互作用に関する理論の場合，共有の範囲は専門的研究者間だけでなく，専門的実務者や当事者を含めることができ，内容面で一定の統合性をもった知識を人間行動の説明モデルとして提示すると位置づけられる。理論の共有により自分の考えを効果的に説明でき，他の人たちとのコミュニケーションを活発に行なう基盤をもつことができる。この意味で，共有とは理論を社会化することであるといえよう。

M-GTAは，問いである分析テーマについてコンパクトに体系化された理論の生成を目的とし，その評価を実践的活用に委ねる。筆者は，「1つの研究から2つの分析テーマを設定して，それぞれに論文化するとM-GTAの特性がよく理解できる」という説明をしているが，その理由の1つは，ここでいうコンパクトさのことである。つまり，1つの分析テーマで分析を行ない，その結果を踏まえて新たな分析テーマを設定して分析するという展開を意味し，同じデータを使って行なう。これはいわゆる再分析ではなく，合わせて1つの分析となる。博士論文の構成などで参考にできるM-GTAの特性であるが，ここでは分析テーマとコンパクト性が重要な関係にあることを強調しておきたい。

また，分析テーマのレベルは三位相のインターラクティブ性と対応しており，成果である理論が分析焦点者との相互作用の視点から生成されることによって実践主義につながる。社会的現実の世界との関係はデータの両義性を介して始まり，分析結果の実践的活用において再び現実とつながる。データの両義性とは，データは現実を置き換えたものとして研究に必要となるが，その置き換えは常に不完全であるという考え方で，それゆえに分析結果の実践的活用が研究活動のあるべき形としての倫理的，価値的意味だけでなく，結果の論理的評価，理論の完成度の評価にもなるというのが，M-GTAの立場である。

- 客観主義的立場から寄せられる疑問への応答

他方，分析テーマの設定に対する第2の疑問ないし批判は，客観主義的立場，あるいは，多くみられるのは，その漠然とした立場からで，「それでは客観的分析にならないのではないか」という素朴な疑問である。分析テーマの設定は特定の視点からデータをみていくことになるので，その関連でしかデータの分析が行なわれないから，その結果は偏ったものになるのではないか，分析が恣意的に行なわれ都合のよいデータだけが引用され，もっともらしい結果が示されるのではないかという疑問である。これはM-GTAに限らず，質的データの分析，ひいては質的研究への信頼性に対する疑問にもつながる点である。自分の研究に対して，こうした疑問が出されると戸惑ってしまい，説得的に応えられないかもしれない。自分もそうかもしれないと思ってしまうからである。かつては，「なぜ，質的研究なのか」という問いが立ちはだかっていたから，考えをはっきりさせておく必要があった。しかし，質的研究が定着し，研究計画の時点で最初から質的研究を選択することが可能になってしまったことによって，逆に基本的な考え方の面で準備が不十分になるということが背景にある。

したがって，この種の疑問への対処を考えていくと，研究についての自分の立場がはっきりと意識化できるようになる。まずいえるのは，同じ言葉であっても価値的な意味と記述的な意味とがあり，切り分けて使わないと価値的な意味を前提とするやりとりになるということである。「客観的」という言葉はそのよい例で，肯定的な意味で日常的にも使われている。客観的であることは望ましいことであり，対になる主観的のほうは根拠なく自分の考えだけとネガティブな意味で捉えられ，この関係が議論の文脈を構成する。そうすると，インタビューデータの分析は意味の解釈であり，研究者の主観的な作業であるため信頼性が問われるという構図になる。

例えば，同じデータを分析するのであれば，複数の人間がやってもみな同じ結果にならないとおかしいのではないかという疑問である。数量的研究における再現性の問題同様，同じ方法で他の人間が検証できなければ得られた結果は正しくないという考え方である。この考え方は，方法によって内容を評価するという自然科学的な考え方で，教育過程を経て私たちの中に深く染み込んでいるため，ごく自然にそう思ってしまい，それに合わないと科学的ではないと判断しやすい。

質的研究のおもしろさは，前提になっているこうした考えを取り出して，その意味を1つひとつ位置づけし直すことで，数量的研究とは別様の研究のあり方を示し実践するところにある。しかし，それをどう考えたらよいのか整理しないと，自分の立場をはっきりさせることはできない。そこで重要となるのが，研究目的の明確化とそれに対応した研究デザインである。質的研究とは，複雑で多様な人間の経験をできるだけそのままに表現したディテールの豊富な内容をデータとして必要とするものであるから，そうしたデータを客観的に分析するとはどういうことかを考えてみる。グループワークなどで実際に少し議論してみてもよいだろう（→Chapter 8, 9）。

では，価値的な意味がはっきりしている言葉の場合，記述的な意味はどのように理解したらよいだろうか。「客観主義」と「客観的」を分けることで，前者は根底にある物事の見方，考え方であるのに対して，後者は作業的な意味である。客観主義に立てば客観的であることは一体であるが，作業としてみれば，客観的とは自分に外在する何か（本書の場合はデータで，それは他の人も確認できるものでもある）との作業を伴いながら思考するということができるであろう。ここでも「共有」が重要な要素となる。独りよがりではないこと，恣意的でなく，哲学でいう思弁的でもない。客観主義に立たなくても，客観的な作業をすることは，問いの意義と結果の有効性を上位におくことで可能となる。

そこで重要となるのが，質的研究における分析方法の明確化と分析プロセスの明示化であり，それは課題を残しながらもGTAが先鞭をつけたことであった。M-GTAは，客観主義ではなく実践主義に基盤をおき，分析をgrounded-on-dataの原則と経験的実証性（データ化と感覚的理解）によって進めて理論生成をめざすので，主観的作業と客観的作業の両面が組み込まれている。作業レベルでは，帰納的発想と演繹的発想の組み合わせによって解釈を活性化できる（木下, 1999）。本書では，最後にそのダイナミズムをさらに強化するためにアブダクション（再文脈化）とリトロダクション（遡及的条件化）という推論様式の可能性を検討している（→Chapter 13）。

分析テーマの設定の背景はこのようにまとめることができ，その目的は社会的に意義を確認できる問いを設定して結論を求めるためである。そこでは結論以上に問いの評価が優先され，数量的研究と質的研究はともにその確認を行ない，結果において競合すればよいのである。M-GTAにおける分析テーマの設定には方法上の意味もあるのだが，一義的には問いの評価をしやすくするためであり，次いでその結果の評価を要請するためである。

これは，方法が内容を担保するのではなく，内容を内容として評価するという考え方である。自然科学的科学観に立脚する数量的研究では方法が内容を担保するので，そのために客観的分析が求められるのとは対照的に，質的研究では内容の評価とその内容を導いた独自の方法，そして，両者の関係が重視されるのである。M-GTAは研究者の主題化，すなわち【研究する人間】を中心に据えることでこの関係のバランスをとる。したがって，質的データに客観的分析だけを持ち込んでも問題の解決にはならないので，批判的な視点からの組み直しが必要となる。また，いわゆる混合研究法がここで論じている問題への有効な対応になりうるという立場があるかもしれないが，それが可能となるのは，双方が問いの意義の確認を経由する場合のみであろう。なお，査読における質的研究論文の評価規準と課題点の改善方向については，Chapter 12で考察している。

質的研究においては，分析テーマの形で問いを明確に設定せず，かつ，客観的分析を試みる場合，全体の作業が漠然となりやすいが，結果の実践的活用を具体的に検討するとこうしたあいまいさに容易に気づくことができる。これは，研究の自己評価や他の研究例の批判的検討のときの1つの視点となるので，グループワークでの学習に取り入れることができる（→Chapter 8, 9）。目的と方法があいまいのままでは結果もあいまいになり，適切さ，確からしさ，M-GTAでいうリアリティ感の確認がむずかしくなり，評価が数量的研究のように，方法の評価に横滑りすることが起きやすくなる。あるいは，すでに起きている。この問題に関しては，コーディング方法の観点からM-GTAの場合と対比させながらChapter 10で論じている。大切なことは，「研究者とデータとの最初の接点をみよ。そのとき研究者の思考はどううごいているかを理解せよ」という認識である。

分析テーマの設定方法

1.　調査対象の現象を確定する：インタビューガイドとの関係

分析テーマは，逐語化されたインタビューデータを分析する際に明らかにしようとする問いとして設定される。しかし，いざ分析という段階でいきなり考えればよいのではなく，実は調査計画の段階から検討が始まっているのである。特に重要となるのが，調査対象の現象の確定である。通常は計画段階で考えられていることだが，データ分析に入るときには再度確認する。これは，誰についてのどういう現象を取り上げ，何を明らかにしようとするのかの明確化で，イメージ的には，分析に入るときに意識化のギアを上げる。つまり，研究計画の承認から研究倫理審査を経ていくプロセスで，目的と方法，調査協力者の設定と探し方，インタビューガイドは検討され計画に盛り込まれてはいるのだが，この段階ではまだインタビューは行なわれていないので，分析テーマについてのリアリティ感は乏しいものである。

しかし，自分ではそれとはっきり認識していなくても，この段階で分析テーマの原案にあたる内容が検討されている。インタビューガイドがそれである。一般的な理解では，インタビューガイドは箇条書き的に大まかな質問項目で構成され，半構成的面接法の使用が予定されているときに用意される。その理由は，調査協力者が自分の経験をできるだけ自由に語った内容をデータとして求めたいからである。これで間違いではないのだが，大まかな質問項目であっても，1つひとつの質問について何を知るためにそれを聞くのか，自分の意図をはっきりさせておき，メモに記録する。後のデータの分析では緻密さが求められるが，この段階では大まかな問いでよい。そのほうが，むしろその意図を考えやすい。こうした確認作業をしておかないと，活きたやりとりである実際のインタビューのときに内容を理解しながら追加質問をしたり，ある部分についてより詳しく話してもらったりなど，聞き手として大事なタイミングを逃すことになりかねない。こうした検討内容も，メモに記録しておく。

これはインタビューガイドの検討の際に分析テーマを決めなくてはならないということではなく，案として考えておく。主要な問いの形にして，その狙いをはっきりさせていく作業である。分析テーマの確定には，分析テーマとして練り上げていくプロセスがあり，その意味は，多様な視点から考え検討することで，後にデータを分析するときに複眼化できるようになるということである。したがって，逐語化したデータを前にいきなり分析テーマを設定して分析に入れるわけではなく，また，自分の主観を排除して客観的な分析ができるわけでもない。

2. 研究テーマと分析テーマの関係

研究テーマと分析テーマの両者には，問いとしてのレベルに違いがある。研究テーマは研究計画に対応するのに対して，分析テーマはコンパクトな理論生成をするために，分析対象とするデータに対して設定される。前者は単体で設定できるのに対して，後者はデータに対して複数設定できる。これは，研究テーマと収集したデータに対しての分析テーマのコンパクト性のことである。実際には，博士論文などでは複数の分析テーマの関係で構成されることもあるし，修士論文などの場合には研究テーマと分析テーマが同じになることもある。

換言すると，分析テーマはコンパクトな分析で明確な結論を得やすいように，研究テーマからデータ全体とのフィット感，マッチング感を確かめて，絞った形で設定する。したがって，データに対して1つの分析テーマで1つの論文にまとめ，その後新たな分析テーマを設定して論文を作成することもできる。まず1つの分析テーマで分析を行ない，その結果と比較関連させて，2つ目の分析テーマを設定して同じデータを分析することが可能である。2つ目の分析テーマを考えると，1つ目との比較になるため，結果であるグラウンデッド・セオリーも相互に関連づけられ，理論の説明力と予測力は強化されたものになる。ただ，これは研究テーマと分析テーマの関係を理解するためと，2つ目まで行なうとM-GTAの理解がより確実になるということで，実際にはそこまでの分析は少ない。最初の分析テーマが自分の知りたいことを最も表現したものであり，分析が完了し論文にするまでの作業で一区切りつくからである。同じデータに対してなので，データの二次分析，再分析と思われるかもしれないがそうではなく，これは一次分析の幅の拡がりと位置づけられる。

再分析について少し補足する。すでに論文化が終了しているが自分の中に不全感が残っている場合や，査読を通過できずそのままになっている場合などに，M-GTAによりもう1度分析することは可能である。データは，データ収集に協力してくれた人たちから自分に託されたものであり，分析し結果を報告することで研究活動の成果を社会化するという基本的な立場がある。このことは，なぜ再分析したいのかという動機にかかわる。そのため，不全感の自己分析から始めるのが望ましい。再分析の方法はM-GTAの理解を復習する手ごろな応用問題で，グループワークで行なうと学習効果につながる。

通常の流れでは，研究計画から倫理審査を経てデータ収集，そして，分析テーマの設定による分析へと進むのであるが，再分析の場合にはすでにデータはあるので，その内容とのマッチングの判断から遡及的に分析テーマを設定することになる。検討される分析テーマは，データを収集したときの研究目的と大きくズレることはない。加えて，本Chapterで説明しているように，通常であっても分析テーマの確定にはプロセスがあり，最終的には分析の初期段階と重なるところまで含まれるから，遡及的といっても検討すべき点が全く異なるわけではない。分析焦点者の設定のほうがむずかしくはないので再分析では先にそれを行ない，次に分析テーマを考えるのがよい。分析テーマと分析焦点者の設定から始まるので，その後の作業は通常のM-GTAの方法で進めることができる。

再分析は個別にスーパービジョンを受けながら行なうのも1つの方法だが，むしろグループでの検討が適している。指導者が身近にいないという現実的な事情もあるかもしれないが，それ以上に重要なこととして，自分の中では一通り終わっているので新たに発想をオープン化するところから始めたほうがよいからである。当然，どういう研究が行なわれたのか，なぜ再分析したいのかをグループのメンバーに説明する必要があるので，メンバーとの質疑から，改めて自分の考えを振り返る機会となる。参加者たちは説明を聞きながら，実際にはまずデータを共有する。つまり，データ収集の作業などを飛び越えて，いきなりデータから分析テーマを考え始める。複数の案を出し合えば，自分とは別の視点が得られる。参加者にとっては分析の練習をグループで行なうときと特段の違いはないのだが，再分析者にとっては開始しやすい環境となる。

3.　分析テーマの表現方法

分析テーマに適した表現方法を，ここで簡潔にまとめておこう。

平易な言葉を用いる

第1に，平易な言葉で短い表現とし，人によって意味の理解が分かれてしまうような言葉は使わない。分析テーマは問いでありデータ全体をみていくので，何を明らかにしようとするのかがブレないよう明確にしておかなければならない。学位論文や専門的研究の場合には，研究計画では専門性が検討されるのでそれを示す概念や用語を分析テーマに活かしたくなるが，専門的な言葉，既成の確立されている概念などは一切使わないで表現する。特にカタカナの言葉は注意が必要である。grounded-on-dataで分析していくために，一種の変換作業をすると考えれば理解しやすいであろう。

ディテールの豊富な内容であるデータの分析は，具体的事柄から抽象化を進めていく。それは，抽象的問題設定（研究計画のレベル）を具体的な表現で問いとして設定することで，データに密着した分析をするためである。平易な表現にするのは簡単そうにみえるが，実は決して簡単ではない。高度差のある地点の移動をイメージするとわかりやすいかもしれない。

換言すると，分析テーマに既成の概念などを使うと分析がその概念のもっている意味に影響され，データの側からの分析にならない危険性がある。専門分野で確立された概念や，研究者間で共有されている概念は強い影響力をもっているからで，しかも，研究者にとって自分の専門性の拠りどころでもあるので，それを意識化しにくい。そのため，grounded-on-dataの分析ではなく，特定の視点からデータをみていくことになりやすい。もう1点，分析結果の実践的活用からみると，分析テーマに専門的概念や用語を使うと，応用者にとって結果の理解がむずかしくなる。

重要な点なので，もう1度まとめる。研究計画では専門領域の概念や用語を用いることで自分の研究の意義や独自性を提示する必要があるが，分析テーマでは誰もが同じ意味で理解できるような平易な表現にする。研究的関心を，専門用語を使ってストレートにデータに向けるのではなく，視点をデータの側に切り替え，分析テーマの形に“変換”するのは，問いとして安定させるためである。この作業を通して，専門領域の概念や用語が自分たちの思考に深く浸透していることに気づくことができる。専門的概念や用語を分析テーマにも使いたい誘惑にかられても，その影響力は分析を制約するだけでなく，研究者と一般の人とを隔てるものでもあるので気をつけなければならない。特に，看護師のように実務専門職はこの狭間に位置していることになる。そこで，専門性の強さと，研究者と一般の人たちとの分断化という両義性を理解しておく必要性がある。実践的研究とはこの狭間を架橋しようとするものであり，M-GTAの目的でもある。そして，それが成功するためには，結果の前に，まずは分析テーマの設定を的確に行なうことである。

ここで述べていることは，多くのM-GTAの研究例で試みられている。最近の例を挙げると，研究計画上はコンピテンシーをテーマとする研究で，最終的に発表した論文名は「看護系大学の学生が臨地実習を通して『個人の特性』のコンピテンシーを形成していくプロセス」とされているが，分析テーマではコンピテンシーという言葉を使わず「『個人の特性』を形成するプロセス」とし，分析焦点者を「患者を受け持ち学生として看護実践を行ってきた大学4年生」とした研究が参考になろう（山田, 小林, 2018）。

「プロセス」という言葉を用いる

分析テーマの設定に関する第2点目は，「○○のプロセスの研究」というようにプロセスという言葉を入れると，問いとしての意味，つまり，自分が何を明らかにしようとするのかが明確化できる。M-GTAがめざす理論とはすべてのことを説明するものではなく，また，どこでも適用できるものでもなく，分析テーマとセットである分析焦点者の視点からの人間行動のモデルであり，時系列の変化ではなく分析焦点者の「うごき」を説明できる動態的理論である。このうごきに対応するのが，分析テーマに含めるプロセスである。M-GTAにおけるプロセスの多重的な意味については，Chapter 7で論じているので詳しくはそちらに譲る。

研究対象とする現象は，それぞれの人の経験においては時間的プロセスであるが，分析で明らかにするうごきのプロセスはそれとは異なり，非時間的で「○○」についての説明モデルとなる。これは，時間的順序性を示す時系列分析ではない。

例えば，例示研究の分析テーマは「高齢夫婦世帯における夫による妻の介護プロセスの研究」であるが，分析結果の理論は介護の状況がどのように始まり，どんな展開を経て，どうなっていったのかを説明するものではなく，この設定状況にあるどのようなケースであっても，分析焦点者の介護の日常を全体として説明できるモデルである。めざす理論とは単にデータを分析した結果のことではなく，分析テーマを説明でき，予測に活用できるモデルであるから，実践的活用の視点から考えると時系列分析でないことは理解しやすいであろう。時系列分析の結果ではあてはまらないからである。求める理論とは分析テーマに照らして重要な要素がもれなく，相互に関連してまとめられているものである。

したがって，うごきのプロセスの非時間性とは，妻の介護者である夫がどのような時間的，経験的順序で介護の生活を送っているのかを説明しようとするのではなく，どのような状況であれ，その立場の夫が突然目の前に現われたとしても，このモデルを使えばケアの基礎作業となる総合的アセスメントができるということである。介護状況が始まって間もない場合，何年も続いている場合のどちらにも適用でき，理解と説明だけではなく，大小の構成からなるリスクの予測にも有効となる理論である。

だから，データの分析だけが目的ではなく，説明力のある理論の生成が目的なのである。高齢夫婦世帯における夫による妻の介護は，現実には非常に多様な条件下で絶えず変化しているから，そうした中でも説明と予測に有効な理論とは何かを考え，分析テーマに（分析焦点者のうごきの）「プロセス」という言葉を入れる。

分析テーマは問いにあたるので，うごきのプロセスと非時間性との関連でもう1つ重要な点は，夫による妻の介護プロセスというゆるやかな設定の場合もあれば，研究計画から専門職の専門性の形成（横山, 2006）のように，分析焦点者におけるある特定の質的変化の転換点を捉えようとする場合もある。

問いとするプロセスは1つに限定する

第3には，分析テーマは1つの問いで構成するため，「○○と□□とのプロセスに関する研究」などのように「と」でつなぐ設定にはしない。その場合は，それぞれを分析テーマとして分けて行なうことができる。分析テーマは分析対象とするデータ全体に対してコンパクトな分析を行ない，結果である理論化を導きやすいように考えられている。問いとするプロセスは1つに限定し，別の問いがあるときは，最初の分析が終わった後で第2の分析テーマを設定して分析を行なう。

1つの分析テーマに複数のプロセスを盛り込んでその解明に取り組むのは，複雑な理論の生成なので研究者としては魅力的にみえるかもしれないが，実際にはどっちつかずとなりやすい。仮に結果としてまとまったとしても，実践には活用しにくい。盛りだくさんの一皿よりも一品ずつ分けられていたほうが，作業もしやすく理解しやすく応用もしやすいのである。理論の発展形としての具体理論から領域密着型理論への展開を考えても，このほうが相互の比較がしやすい。

問いとしてのオープンさと深さを確保する

第4点目は，分析テーマの問いとしてのオープンさと深さを確保することである。先に，分析テーマは平易な表現にすることと，プロセスという言葉を含めることと述べた。これは簡単に結論を得やすくするためではない。むしろ逆で，意味の探求を広く深く進めるために，実際にはかなりの分量のインタビューデータの詳細な分析をすることになるのだが，プロセスとしての理論について説明するように（→Chapter 7），生成された理論は完成することのない理論であり，三位相のインターラクティブ性で説明したように，社会的関係の中で状況ごとの修正により最適に活用されていく。したがって，常に作業仮説としての位置づけとなり，活用する人とセットにおかれる。

M-GTAが求めるこうした理論の特性は，分析テーマと分析焦点者の設定がどのようであれ，社会生活をおくる人間とその社会的相互作用についての深い洞察を基礎においている点にあり，その方向性を保持するのが問いのオープンさと深さである。これは，分析結果に対する自己評価とも関連する。

ただ，それは実際にはむずかしく，そこにはいくつか理由が考えられる。問いのオープンさと深さを分析テーマで表現したいとき，表現の仕方ではなく，その意味の確認のためにはある程度まで分析が進まないと判断がむずかしいためである。後述するように，分析テーマの最終的な確定が初期の分析作業と重なることと関係している。もう1つの理由は，分析テーマを問いとして，最終的にはその結論を理論の形にまとめていくのだが，実際には理論の生成ではなくデータの分析のほうに目的がズレるためである。その場合，結果図やストーリーラインまで所定の方法で分析を進めても結果のインパクトが弱く，「それはそうかもしれないが……」というように説得力に乏しいものになる。

問いのオープンさと深さは，分析テーマの表現と実際の分析との関連に分けて整理でき，オープンさの確保のため，分析テーマの表現を一方向に限定しない。これは，データ全体に対して比較，特に対極比較をしやすくするためである。例えば，日常の中で不安定な場合もあれば安定の場合もあるように，物事には両面があるのだが，ヒューマンサービス領域では一定の価値判断からいずれかが望ましいとされ，その面の関心が分析テーマに反映されやすい。服薬行動であれば，処方の指示通りに服薬することに価値がおかれる。しかし，実際の患者の行動は飲んだり飲まなかったりと複雑であるとき，飲む（服薬）ほうに比重をおくのではなく，そうでないほうにも同等の比重をおいて表現を考える。「服薬行動」と直截的にするよりも「服薬をめぐる行動」ぐらいの表現にすれば，データ全体を幅広くみていくことができる。対人援助系の職の場合には，意識的に考えないと自然に望ましいとされる価値を前提とする分析テーマを考えやすいので，注意する。

データから予期せぬ内容を読み取るためには問いがオープンでなくてはならず，分析テーマの検討のときにこの点を意識化しておかないと，実際の分析の際に重要かもしれない内容を見落としやすくなる。自分のアンテナ（理論的センシティビティとも関係する）の問題であるから，見落としではなく気づかないのであり，ディテールの豊富な内容である質的データでは，それは決して珍しくはない。

M-GTAでは，継続的比較分析に対極比較を組み込むので実際の分析作業では一方向への偏りはチェックできるが，そのためには，分析テーマが広角度でデータを解釈していけるように設定されていることが必要である。

一方，分析テーマにおける問いの深さに関しては，表現の仕方とその確認が重要になる。問いの深さは分析の内容と関係するので，分析テーマで表現するのはそもそもむずかしく，この段階では分析焦点者と関連づけてみる。なぜなら，深い解釈は分析焦点者の視点を徹底することで得られるので，自分が分析で明らかにするのは「誰についての何のプロセスであるのか」を明確にする。すでに述べたように，分析テーマの最終確定は初期の分析作業と重なるので，分析焦点者との関係はその段階で判断できる。

社会的相互作用の視点を意識する

第5点目は，上記の深さの点とも部分的に重なるが，分析テーマの中に社会的相互作用に関する視点を入れることである。テーマの表現にこの言葉（「社会的相互作用」）を使わなくてもよいが，分析焦点者だけについての問いではなく，関連する重要な他者との関係とその動態的側面である社会的相互作用を意識することが，うごきのプロセスを明らかにしていく上で有効となる。M-GTAが用いられる研究では，通常，分析焦点者以外に登場する人間は比較的限られているから，この視点を意識して分析テーマを設定すると，「誰と誰のどのような相互作用であるのか」をみていきやすくなる。

分析テーマは短文で表現する

第6点として，分析テーマを「○○に関するプロセスの研究」と短文で表現することである。これには重要な意味がある。それが，後の分析の練習になっているということである。分析ワークシートを使った概念生成が象徴的に示すように，意味の解釈では短文化（定義）と，さらにはその凝縮表現（概念名）を繰り返し検討していく。私たちは日常的に多くのことを関連させて理解しているので気づきにくいのだが，短文化とは，関連性を切り離して意味を独立させることであり，抽象化のために必要な方法である。しかし，やってみるとわかるように，簡単にはできないものである。分析テーマの表現は思いつきのようにパッと決まるわけではなく，いろいろな角度からさまざまな意味を平易な表現形式に折りたたんでいくような検討のプロセスがあって，最終的に短文の表現に収める。このプロセス自体が広角度での分析の準備にもなるのだが，もう1つ，短文にすることで意味の区切りの捉え方の練習にもなっているのである。

グループワークで実感して互いの経験を共有すれば，データの分析の効果的な練習となる。つまり，分析テーマは内容と表現形式が噛み合って安定するのであり，検討のプロセスをていねいに進めると腑に落ちる，もしくは感覚的にもしっくり感じられるようになる。分析テーマの検討が分析の初期段階と重なり納得できるようになったときには，「データが目に飛び込んでくるようになった」といった感想が聞かれる。

最後に，これは看護領域に特徴的なことのようにも思われるが，研究対象として取り上げる現象と分析テーマの設定がコンパクトになる傾向がみられる。これは半構成的面接法を採用しながらも，インタビュー時間が短くなることとも関連する。協力者の事情により，現実的に面接時間が限られることも多い。ディテールの豊富なデータ，語り手が自身の経験を語れるようになるまでのプロセスなどを考えるとある程度のデータの長さが求められるが，具体的課題に対してスピーディーな調査から実践で活用できる結果を求めるという領域特性のためであろう。こうした場合には，求められるデータの質と，分析テーマと分析焦点者の設定，そして，深い解釈が同時に成り立つよう，分析テーマの検討を慎重に行なう。

4. 分析テーマの設定と修正の手順

ここまでの説明で，分析テーマの確定までには数段階にわたる検討のプロセスがあることを強調してきた。一点で要約すると，分析テーマは1つに確定するのだが，そのとき，自分は複数のテーマ案をもっているということである。

次に，分析テーマを設定する手順をまとめてみよう。

インタビューガイドに反映されている問題意識を
分析テーマの原案として検討してみる

すでに述べたので繰り返さないが，インタビューガイドを作成するときに，自分の問題意識をいくつかの問いの形に表現しているので，個々の問いについて，何を知るためにその質問をするのかをメモにすると，インタビューガイド全体の意図が確認できる。実際のインタビューの前に，仮の形ででも分析テーマとして記述してみる。短文表現の練習でもあり，複数出してみる。

⬇

分析対象のデータ全体をみて分析テーマとのマッチングを確認する

逐語化したデータまで準備できたら，仮ではなく実践用の分析テーマを考える。このときまでにはインタビューを行ない逐語化の作業をしてきているから，メモが残っている。M-GTAでは「理論的メモノート」と呼ぶものになるが，作業の途中で感じたこと，考えたこと，着想，疑問点，他の人からのコメントなど，できるだけたくさんの内容がメモされていると望ましい。

分析テーマをこれまで述べてきたような形式で表現し，次にそれと，これから分析していくデータとのマッチングを検討する。いきなり分析ワークシートを使って概念生成に入るわけではない。grounded-on-dataの分析のためにはデータ全体をみていく必要があるからで，検討中の分析テーマに関連しない内容がデータの多くを占めていないかどうかを判断する作業である。データはインタビューガイドによって得られているから，全体としてはガイドの設問と語られた内容は対応していると考えてよい。しかし，実際のインタビューではそれ以外のさまざまなことが語られることがある。半構成的面接法の重要な特徴でもあり，語り手に自由度を与える柔軟さがあるから，想定していない内容も含まれることがある。こうした可能性があるため，分析に入る前にデータ全体とのマッチングを確認する。

このとき重要になるのは，分析テーマではなく，データの側に視点をおいてマッチングの感じをみるということである。つまり，このデータであれば予定している分析テーマで分析に入っていけそうかどうかを判断する。grounded-on-dataの原則に立脚して，詳細な分析に入る前にこうした問い掛けをする。この段階ではめったにないが，大きなズレがあればデータに即する方向で分析テーマを修正する。例えば，不妊治療の成功プロセスに分析テーマを設定した研究で，データ全体をみると，成功に関する内容よりも効果が不確定な状況で困難な治療を継続している様子が語られている，といったような場合は，当初の分析テーマではデータのかなりの部分は分析に活かせないことが予想されるため，「治療成功プロセス」を「治療継続プロセス」などに修正する。

この段階では，マッチングの判断は見通しをつける程度でよく，厳密さにはこだわらなくてもよい。インタビューから逐語録の作成までの作業を終えており，データのおおよそは頭に入っているのでマッチングの判断はできると考えてよいが，経験が浅い場合には，データに馴染む意味でも一通りざっとデータに目を通して判断する。

⬇

初期の分析作業の中で分析テーマを修正し確定する

M-GTAの分析は，分析テーマと分析焦点者の視点から分析ワークシートを使って概念生成をしていくのであるが，先述の通り，初期の作業には分析テーマの確認と確定が入る。分析が進んでいればよいが，手順は踏まえていても「これでよいのか」と，判断に迷うことがよくある。データとの本格的な遭遇で不安や疑問を感じ，自分のしていることに手ごたえもなく確認の術もないと思うことがある。

データの意味の解釈は分析テーマを問いとして始めているが，データから具体例を分析ワークシートに転記し，その意味を定義欄に記入し概念名を考えるという作業の流れで自分の判断が問われるのは，なぜ，データのその部分に自分は着目したのかということである。この判断は，分析テーマに関連していなければならない。そうすると，着目した部分は適切に選択されているかという問題だけでなく，分析テーマは分析作業に適した形で設定されているかという問題の両方を検討することになる。自分の思考を言語化する作業が本格的に稼働し始め，理論的メモノートや概念生成に関しては当該のワークシートの理論的メモ欄に記述が増えていく。グループワークならば，意見の出し合いと議論が非常に重要で効果的となる段階である。

この両方の視点から検討することがポイントで，自分が知りたいことは何なのかを改めて考え，分析テーマを絞り込む。明らかにしようとするプロセスが何なのかを再度確認する。絞り込みの仕方は，グループワークであれば，研究者の思考の流れに沿って一緒に考える形になる。

この点に関して，研究会などで発表者に対して，「自分が本当に知りたい問題は何なのかをもっと明確にして，分析テーマを絞り込んだほうがよい」といったコメントがなされることがある。だが，発表者は自分の知りたいことを分析テーマにしているつもりでいるので，絞り込むといわれてもどうしたらよいのかわからない。

こんなときは，2つの対処方法がある。1つは，分析焦点者の視点を強化して分析テーマを検討する。つまり，テーマと焦点者の2つの視点の関連性を再確認することである。分析テーマは研究者が設定する問いであるが，研究者についての問いではなく，分析焦点者という他者とセットで設定する問いである。明らかにしようとするプロセスは，分析焦点者にとってのそれである。この段階ではデータの分析に入っているので，自分が考えている問いとしてのプロセスと，データからうかがえるインタビュー協力者を介した分析焦点者にとってのプロセスとを突き合わせて，後者に合わせて修正することが分析テーマの絞り込みである。分析に行き詰まったときにこの地点に戻ると，どう対処したらよいかが理解できる。

もう1点は，概念生成の中で，自分にしっくりくる解釈を経験することである。感覚的理解，リアリティ感があれば，分析テーマとデータと概念がつながっていることになる。したがって，データと概念の関係から分析テーマを確認し，この連結が成り立つように分析テーマを絞り込むことができる。分析テーマの確定は，感覚的には，問いというよりも謎のように思えるもので，すぐには解けないが，自分がチャレンジする問題が得られたとき，あるいは，獲物をみつけて追い始める猟犬のような方向感覚が得られたとき，とでもいえよう。

3-2 分析焦点者の設定方法

分析テーマの設定がここまでみてきたような複雑な検討を必要としているのとは対照的に，もう1つの中心用語である分析焦点者の設定はわかりやすい。ただ，それゆえの陥穽もあるのでそこに落ちないよう，以下の解説をよく理解してもらいたい。

分析焦点者は，研究計画上はインタビュー対象者の定義に対応する。例示に使っている高齢夫婦世帯における夫による妻の介護プロセスの研究では，その立場にある「夫」が分析焦点者となり，インタビューは現実にその立場にある人たちに協力してもらうことになる。データの分析は分析テーマと分析焦点者の視点から進められ，目的である理論生成，人間行動の説明モデルの提示まで行なう。

- 研究方法としての倫理性

項目に分けて説明すると，第1に，分析焦点者の設定は研究方法としての倫理性にかかわる。研究を社会的活動と規定し，研究者を研究プロセス全体において社会関係におくM-GTAの立場は，三位相のインターラクティブ性において示されているが，分析焦点者はデータの分析段階で，研究者に対しての理論上の重要他者として設定される。データ上での抽象的意味になるため，分析焦点者という人間が実在するのではなく，実際に調査に協力してくれるのはその要件を満たす個々の誰かである。インターラクティブ性についてはChapter 2ですでに述べているので繰り返さないが，分析焦点者を設定することにより，研究者は分析作業とその結果に責任を負う関係におかれる。

当然と思われるかもしれないが，例えば分析の適切さを確認するためにメンバーチェッキングの方法がとられたり，熟練者からスーパービジョンを受けたりするとしても，これらは補助的なことであり，分析とその結果に責任を負うのは研究者である自分自身だと認識することが必要である。意味の解釈という正解のない作業を担うには意義のある分析テーマと，社会的に現実に存在する特定の人たちを捉える視点である分析焦点者が導きとなる。

- データ分析の角度の確保

第2に，倫理的意味と方法的意味の両方が含まれるのだが，分析焦点者はデータ分析の角度の設定のためにおかれる。通常，データの分析は研究者が行なうものと考えられているが，その場合，研究者はデータに直接向き合う。それに対してM-GTAでは，研究者とデータの間に分析焦点者の視点を介在させて，分析テーマに照らしつつ，分析焦点者にとってはどのような意味になるのかという問い掛けを入れながら意味の解釈を行なっていく。研究者とデータを直接的な関係におく考え方は，研究者を問う視点を消してしまいかねないので好ましくない。

M-GTAは研究者の主題化を強調し（【研究する人間】の視点），研究者を一貫して社会的関係におくこと（三位相のインターラクティブ性）で研究者を方法論化している。研究者としての自分を振り返る余地を常に確保していることは，意味の解釈を分析とする質的研究では非常に重要な点である。そして，この考え方を実際の分析で実践するために導入されるのが，分析焦点者である。

- 生成する概念を一定水準に保つ

第3点目として，分析焦点者の設定により，生成する概念がほぼ一定の水準になってくる。これには重要な意味があって，ディテールの豊富な内容を特徴とする質的データを分析しようとするとき，研究者は研究計画と問題意識をもっていても，多岐にわたる内容の各部分に自分の関心が触発され反応しやすくなる。切片化のようにデータを細かくみればみるほどそれぞれに意味があるように思え，結果，膨大な数のコード化から始める（→コーディングについてはChapter 10）。切片化は方法論にして技法でもあり，徹底すればそれはそれで1つの分析方法となる。だが，実際には不徹底なままでコード化する例が少なくない。いずれにせよ，データは多様なコード群に置き換えられ，そこから分析が進められることになる。「研究者とデータとの最初の接点をみよ」というのは，自分の場合であれ他の研究例の場合であれ，そのときの研究者について（解釈内容ではない），何をしているのか考えてみようということである。それが自分の場合には，思考を言語化して説明できるようにメモにしておく。

M-GTAは，分析テーマと分析焦点者によって目的である理論生成をめざし，grounded-on-dataの原則に則りながら分析プロセス全体を制御する。その大枠を設定するのが分析テーマと分析焦点者であり，データから生成される概念は一定の幅に収まってくる。データに対して過度に翻弄され飛び散った反応になるのではなく，分析焦点者という行為者を通しての解釈となるから，集中した検討がしやすくなる。

分析焦点者の視点の活用により，特定の立場にある人間の行為や認識，感情などを社会的相互作用の文脈で概念化するので，結果を構成する最小単位である概念と分析結果全体も理解しやすくなる。行為者を中心においてまとめられているので，他の人が理解しやすいことは実践的活用につながりやすくなる。

例示研究の場合であれば，介護者である「夫」を分析焦点者とする理論は要介護の妻との関係を中心に構成されるが，その内容はケアマネジャー，ホームヘルパー，訪問看護師，デイサービス担当者，さらには，送迎の運転手など，関係しているさまざまな人たちが，自分の役割との関連から理解しやすくなる。さらに，結果である説明モデルだけでなく，実践的活用の仕方について具体的な示唆を同時に示すことで，理論のどこを，どのように活用できるか，誰がどこでかかわっているのかなど，登場する人たちを説明モデルの中に投入して全体像を考えることができる。社会的相互作用のモデルであるから，自分の役割を介してその中に“入ることができる”。

• 分析焦点者を主語において解釈する

第4は，分析焦点者の設定は，質的データの分析方法としての学習が必要であること。設定自体はむずかしくはないが，その視点を明確に意識化して分析を行なうことは実はむずかしく，不徹底になりやすい。これが分析焦点者についての陥穽である。妻を介護している夫のように，分析焦点者は通常，研究計画で設定され，現実的にはインタビュー協力者の定義と重なる。その一方で，分析にこの視点が徹底されないのは，データを解釈するときに自分の関心が十分に制御できず，データに対して反応してしまうからである。インタビューデータに潜む質的データの魔力のようなイメージで，わかっていてもその世界に引き込まれてしまう。分析ワークシートの内容をみると，解釈のときに分析焦点者にとってなのか，分析者である自分にとってなのか，視点が混在している様子がみられたりする。主語にあたるのは分析焦点者であるということを意識して解釈を行なうことは，質的データの分析の方法として位置づけ，学習し習得される必要がある。

- 分析結果の一般化可能性

第5番目として，分析結果の一般化可能な範囲を規定するのは分析焦点者の視点である。M-GTAは結果の一般化の問題に対して，限定された範囲内で可能という独自の対応を用意している。質的研究であっても，理論生成をめざす以上一般化の問題は避けるべきではなく，結果の実践的活用のために明確な立場が求められるからである（「応用が検証の立場」）。M-GTAは，理論を社会的に共有され体系化された知と定義するから，生成される理論の一般化の問題は「社会的に共有」と同義である。ただ，一般化は限定された範囲であり，2つの条件が必要となる。

1つは，分析焦点者。例示研究では，高齢夫婦世帯で夫が妻を介護している状況を介護者である夫の視点から説明できるという考え方である。調査に協力してくれた21名の夫たちのデータから生成された理論は，類似した状況にある他の多くのケースに対して説明力をもてるという関係になる。

M-GTAは，具体理論としてのグラウンデッド・セオリーの一般化の範囲をこのように考える。したがって，この場合，理論の適用範囲は分析焦点者である夫の視点から設定される。これが限定の意味である。実際には夫が介護者でない場合も，妻が夫の介護者の場合も，あるいは，要介護状態がどちらであっても，配偶者とは別の家族員が介護者である場合のように多様である。だが，そこまで広く適用できることを目的とするのではなく，あくまで分析焦点者の視点で規定できる範囲に責任をもつという考え方である。

M-GTAには方法論的限定という用語があるが，限定とは否定的な意味ではなく厳密さを担保するための操作的意味があり，一般化との関連でいえば「共有」のためとなる。これを確認した上であれば，夫・妻介護のモデルは夫が介護者ではない場合についても選択的に活用してもよく，その判断と使い方は応用者に委ねればよい。

もう1つの条件は，限定された範囲内での一般化は分析結果の理論だけで成立するのではなく，応用する人間とセットだということである。つまり，限定された範囲内での一般化とは理論の側からの主張であるのに対して，その実践の側からみると応用者が不可欠の役割を担うことになる（三位相のインターラクティブ性）。例えば，高齢夫婦世帯で夫が妻を介護している場合であっても現実には2つと同じ状況はなく，しかも絶えず変化している複雑な世界であるから，理論に必要な修正を施し，最適活用を図るもう1人の人間が必要となる。分析焦点者の視点は，この最適化に向けた実践プロセスの中に引き継がれていく。

オリジナル版GTAでは，理論としてのグラウンデッド・セオリーを評価する4項目，すなわち，「現実への適合性（fitness）」「理解しやすさ（understanding）」「一般性（generality）」「コントロール（control）」が理論の側からのものであるのに対して，M-GTAはそれに応用，実践的活用の側も加えるという立場になる。オリジナル版からの継承4項目で明記したように，分析結果の実践的活用は，もとになった『死のアウェアネス理論と看護』（Glaser, & Strauss, 1965／木下訳, 1988）では明確に示されながらその後トーンダウンしていった経緯があり，M-GTAで再評価している点である。

- 分析焦点者の絞り込みと表現方法

第6点目として，分析焦点者の条件の絞り込みと表現方法の問題である。これは実際のデータ収集と分析に直接関係する重要な点なので，よく理解してもらいたい。先に分析焦点者の設定自体はむずかしくはないと述べたが，実際の調査では調整が必要になることが多い。それは，研究計画から設定できるという点でむずかしくはないが，実際に調査協力者の確保の段階で別の条件の追加が必要となり，そのときにそうした条件を分析焦点者の定義に含めるかどうか，含めるとしてどこまで広げるかの判断についてである。研究計画でも，調査協力者の選定条件が具体的に挙げられているのが通常で，除外条件まで含まれている。研究目的との関連だけでなく，研究倫理上の考慮もされている。

したがって，インタビュー協力者は，共通する大きな位置づけはあっても，それ以外では多様な人たちで構成される。例示研究では分析焦点者を要介護の妻を介護している夫としているが，21名の協力者の中には介護状況になってさほど年数が経っていない人もいれば，長年にわたる人もいる。夫の年齢にも60代前半から80代後半までの開きがある。身体面からみて要介護状態の妻が大半であったが，アルツハイマー型認知症も含まれている。妻の要介護度もコントロールしていないが，結果として要介護度が高く医療依存度の高い傾向がみられた。こうした場合，分析焦点者を介護者である夫のままとするか，年齢や介護期間，要介護度などの条件を加えるべきかどうかの判断である。

M-GTAを用いた研究でもこの問題は多くみられ，むしろ調整方法として位置づけたほうがよいかもしれない。例えば，計画では実務経験者として3年以上としても，実際の調査協力者には10数年の経験者が含まれるとか，女性の中に1～2名の男性が含まれるというように，通常，属性とされる点で違いがあるとき，分析焦点者を絞り込む必要があるかどうかである。

考え方としては，研究計画上の規定を優先し，協力者確保の過程で設定された条件は，特別な理由がない限り含めないこととする。分析焦点者は分析テーマとセットで理論的に設定されているので，分析を成功させるためにも，そのほうが集中した解釈につながるからである。これは，コンパクトな理論を生成するために，分析テーマを1つのプロセスに絞ることと同じ理由である。分析焦点者が複雑な構成になると，その視点からデータをみていく作業も複雑になり，行為者像を保持するのがむずかしくなるからである。

したがって，分析テーマの場合と同様に，計画上の分析焦点者で最初の分析を行ない，それとの比較から2回目の分析で焦点者の設定を工夫すればよいのである。両方を関連させて，2回目の分析のために分析テーマと分析焦点者がセットで新たに設定できる。分析焦点者を修正すべき特別な場合とは，現実的な理由によって生じた調査協力者の多様性が，理論的に設定した焦点者像との間にズレが生じてしまうときで，この判断は分析の初期段階で行なうことができる。分析テーマの最終確認のときと同様で，分析焦点者とデータとのマッチングをみる。解釈のときの違和感，あるいはもっと確実なのは分析ワークシートを使っての概念生成のときに分析焦点者の統一感が崩れる場合には，修正が必要である。

別の観点から説明すると，分析焦点者の設定はカメラの焦点距離の調整をイメージすると理解しやすい。焦点を絞っていけばピンポイントで細部をはっきり捉えられるし，逆に引いていけば，広範囲を写すことができるがポイントは絞りにくくなる。前者であれば，分析焦点者の設定条件が複雑になっても，厳密にしたい場合は分析テーマもそれに対応することになるから，明らかにしたいプロセスも厳密に設定され，両者のバランスが捉えられる。さらに，分析結果の一般化可能な範囲もピンポイント化されるから，非常に限られた範囲となる。このタイプの研究はすでに十分な研究が蓄積されていて，研究上の問いが厳密に設定できる場合である。

対照的に後者の場合，つまり，焦点を大きく広げると分析焦点者はゆるやかな設定となり，分析テーマもオープンな設定となり，両視点のバランスおよび両視点とデータとのマッチングがゆるやかに成り立ちやすくなる。分析結果である理論も，多様性を含んだ分析焦点者の視点で生成される。その多様性はインタビューデータに表現されていると考えられるので，M-GTAの分析方法により，説明と予測に有効な概念および統合された理論の生成につながる。そして，実践的活用での適用範囲も広がる。つまり，焦点距離は絞り込みすぎないほうが質的データの特性に合致しやすいといえる。

そうすると残された点は，属性的な違いも多様性に含めてよいのかという疑問であろう。社会学では，属性の概念には明確な意味の違いが含意されていると考える傾向にある。確かに，経験年数，性別，心身状態などで大きな開きがあると，当然意味の違いがあると思うであろう。しかし，データから理論を生成する方法として提案されたオリジナル版GTAは，Glaserの立場の反映と考えられるが，属性であっても分析上重要な意味をもつと確認されるまでは意味あるものとはしないという考え方に立っている。grounded-on-dataの原則で継続的比較分析を進めれば，何が重要な意味をもつのかは分析過程で明らかになってくるから，データでの検討を経ずにあらかじめ意味があるとは考えないということである。先入観に囚われずに，データのみを通して理解していくGTAの神髄がみて取れるといえよう。M-GTAも基本的にこの立場に立つ。例示研究では，分析焦点者である夫に対して実際の調査協力者には多様性があった。それは研究対象とする現象の多様性という理解で，データ収集の現実的事情によるものであることが多いので，研究計画上，理論的意味で設定される分析焦点者は崩したりしない。

それでも考慮するとすれば，次のような場合であろう。例えば，この研究では結果的に要介護度が高く医療依存度も高い例が多くなったが，この条件を追加して，分析テーマと分析焦点者を修正することも考えられた。高齢夫婦世帯における「要介護度が高く医療依存度の高い」妻の介護プロセスの研究とし，分析焦点者もこの追加条件で規定することもありうる。

しかし，高齢夫婦で夫が介護者である場合についての先行研究が限られていたことと，その立場にある人たちの日常的経験をできるだけ幅広く理解したいという目的から，当初の計画通りとした。先に指摘したように，このテーマでの研究が蓄積されれば分析焦点者の設定を絞り込むことができる。また，研究計画上，要介護度や医療依存度の高い人を対象とする必要性があれば，最初から分析焦点者の条件に加えるが，基本的な考え方としては，データ収集後の調整ではなく計画の際に設定しておく。

• 実務専門職が研究を行なう上での分析焦点者の意味

最後の第7点目になるが，実務専門職の人が研究するときには，分析焦点者の視点を導入することでデータに対して研究的距離をとりやすくなる。先に2点目として，研究者とデータの間に分析焦点者の視点を介在させることで分析のバランスをとると説明したが，実務専門職の人は，研究対象について詳しい知識や経験があると想定できる。ただ，これにはメリットだけでなくデメリットの面も考えられる。一定の見方をすでにもっているので，それをいったんコントロールしないと，データに直に入っていくことになりやすい。つまりデータとの距離感が近すぎる可能性があるので，実務専門職としてではなく，研究者として自分の位置を意識的に確認しておきたい。

この距離調整は分析テーマだけでなく，分析焦点者の設定により行ないやすくなる。その理由は，研究者である自分を振り返るためには他者との社会的関係から考えることになるからで，この場合には分析焦点者との関係となる。これに，grounded-on-dataの原則に基づき継続的比較分析を加えればデータとの距離はバランスがとれ，メリットの面を解釈の内容に活かせる。分析結果の実践的活用まで視野に入れると，実務専門職が研究を行なう意味は非常に大きいが，メリット，デメリットの両面を理解する必要がある。メリットは当然研究対象について詳しい知識と経験があることで，逆にデメリットは同じコインの表裏で詳しすぎる，密着しすぎることである。すでに結論がわかっているような分析テーマ（問い）になっているものである。データの分析経験がないとわかりにくいかもしれないが，分析焦点者について理解したつもりで分析をしていても，つまり，作業手順は踏まえられていても，分析ワークシートをみると分析焦点者を介して分析しているのではなく，分析焦点者を分析してしまっていることがある。分析焦点者は研究上設定される抽象的存在であるのに対して，豊富な実務経験から，そこに具体的な対象者像をおいてしまうので距離感がなくなってしまう。そして，このことに自分では気づきにくい。

M-GTA では研究者による思考の言語化，メモによる外在化を強調しているが，これは自分自身を対象化（self-reflective な姿勢）することを分析方法の一部とするということである。インタビューデータの意味の解釈では，理論化のための抽象化とデータに密着したところでの具体的内容のおさえというギアの切り替えを連続して行なうので，分析テーマとセットで分析焦点者を設定することで，この作業を安定化させることができる。

Chapter 4

概念生成と 分析ワークシートの 活用方法

Chapter 4からの3つのChapterにわたって，M-GTAの分析方法を具体的に説明していく。Chapter 4では，最も基礎的作業であるデータからの概念生成とその際に用いる分析ワークシートの活用方法について取り上げ，Chapter 5では生成した概念相互の比較を中心とするカテゴリーの生成方法を，そしてChapter 6では分析結果のまとめとなる結果図とストーリーラインの作成方法を解説していく。理解しやすいよう作業別にChapterを分けているが，全体を通しての中心軸は継続的比較分析であるから，それぞれで完結しているわけではなく，相互の重なり合いがあることを強調しておきたい。

M-GTAへの関心は，分析ワークシートを使った概念生成の方法に偏る傾向がみられるが，これは理論生成のための基礎作業なので，全体を理解しないと質的研究法としての体系性を分析に活かせないことに留意してもらいたい。M-GTAは理論，すなわち，人間行動の説明モデルの生成を目的とする質的研究方法であり，豊かな内容を特徴とする質的データを用いるが，記述による研究（the study of description）ではなく，概念による研究（the study of concepts）である。

4-1 分析プロセスの全体像と例示研究の紹介

はじめに，分析プロセスの全体像1を次頁の図でみておこう。白く抜いた部分はこのChapter 4で扱うレベルを指している。図は，横軸にオープン化，縦軸に収束化で構成されている。縦軸は下から生データ，概念生成，カテゴリー生成，明らかにしつつあるプロセスの4項目からなり，下から上に向かって抽象度が高くなっている。データから概念を生成し，概念の相互比較からカテゴリーを生成し，さらに中心となるカテゴリーとその関係から，分析テーマで設定した問いに対する結果であるプロセスを明らかにしていく。

縦方向の収束化に対して，横方向はそれぞれのレベルにおけるオープン化を示している。オープン化とは類似性と対極性の比較から解釈の可能性をできるだけ幅広く検討していくことで，この作業が最も活発に行なわれるのが，本Chapterで取り上げるデータからの概念生成である。概念のレベルから先のカテゴリー，明らかにしつつあるプロセスそれぞれにおいても横方向での比較は継続していくが，抽象度が上がるにつれて徐々に確認的になっていき収束化の比重が高くなる。M-GTAでは，概念は理論を構成する最小単位であるから，分析のプロセスは継続的比較分析により，オープン化と収束化の組み合わせで進められる。

図のうち，Chapter 4では白抜き部分の生データから概念生成のプロセスを説明し，そこから先の図の意味については，Chapter 5，さらにChapter 6で述べていく。この図は，分析のプロセスを示すものなのでそれぞれの数は説明用であり，実際に必要とされる数ではない。便宜上，生データのレベルでは最初から3人分のデータと概念1から4までを示しており，右に続く……は，さら

分析プロセスの全体像1
分析のまとめ方：データから概念生成の方法

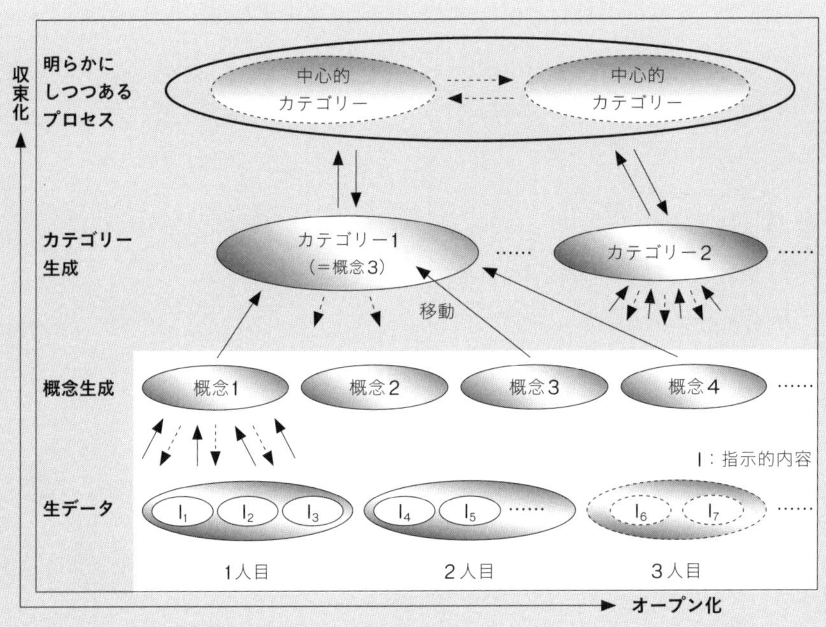

に継続することを示している。データの中にあるI（指示的内容）と番号の意味，データと概念の間の両方向の矢印の意味についてはこの後説明していく。

さて，これまで述べてきたようにM-GTAでは，データの意味の解釈を分析とし，生成するものを概念と呼び，理論を構成する最小単位としている。概念を生成し始めると，相互の関連性を検討しカテゴリーの生成，そして分析結果全体の完成へと進んでいく。この分析プロセスは，類似性と対極性を軸とする継続的比較分析によって行なわれる。概念化は，分析ワークシートと呼ぶ書式を使って行なう。これはgrounded-on-dataの原則に基づいて行なう最も基礎的作業で，同時に，意味を読み取るというむずかしい作業であるため意識化が求められる。意識化とは自分の解釈を自分で確認するだけでなく，他者にも論理的に説明できるようにするために不可欠で，M-GTAではデータに根拠を求めつつ思考の言語化を徹底できるように，分析ワークシートという書式を用いる。

作業の手順の明確さから，簡単に質的データの分析ができるという誤った理解もみられるが，本書やこれまでの著作（特に，木下, 2003 ; 2009）でも強調しているように，手順に沿ってこのフォーマットを使えば適切な分析が可能となるわけでも保証されるのでもなく，分析テーマや分析焦点者の設定と同様に，分析を行なう人間が，データの意味の解釈に集中できるように考案されたものである。【研究する人間】として，分析者である自分自身に強く内省化（self-reflective）を迫るように設計されているので，ここがおさえられていないと分析作業は空洞化する。

もっとも，手順だけの分析のようにみえたとしても，実際にはそのつもりのわけはなく，手順と考え方とその実践の仕方がよく理解できていないために，具体的でわかりやすい手順を忠実に踏んでいこうとしていると考えられる。本Chapterではできるだけ詳しく説明していくが，はじめにデータからの概念生成でどういう問題がみられるかを整理し，対処方法を考えてみよう。本書の読者にはM-GTAに初めて接する人たちだけでなく，ある程度の知識や経験のある人たちも少なくないと思われるので，実際の問題点からみていこう。

概念生成のプロセスにおける問題

データからの概念生成での問題点は，大きくは2点にまとめられる。1つは，浅い解釈のまま概念生成を始めていくことである。もう1点は，分析を立ち上げ軌道に乗せていく初期段階でのむずかしさである。両者は一体であり，解釈の密度に応じて動き出していくから，十分な検討をせずに分析を始めると分析全体が浅い状態で進むことになる。表面的なデータ分析のまま，結果もインパクトに乏しい平板なものになりやすい。最初の1歩が肝心なので，特に注意する。スーパービジョンが有効なのはこの段階であり，本書では機能としてのスーパービジョンの観点から，Part 3において，グループワークでどのように対処できるかを提案している。分析を軌道に乗せるには，できることならそれを補助するようなブースターがあったほうがよいからである。

まず，Chapter 2で述べてきた，オリジナル版GTAに残された課題としてのコーディング方法の体系化（分析プロセスの明示化）と深い解釈の関係，また，Chapter 3で述べた，分析テーマと分析焦点者の最終確定が分析の最初の段階と重なるという指摘を思い起こしてみよう。

浅い解釈にならないために，これまで筆者はさまざまな場で次のような点を指摘してきた。はじめは簡単に概念をつくらないこと，たくさんつくりすぎないこと，抽象度を高くしすぎないこと，専門分野で確立されている既成の概念は使わないことなどである。しかし，実際には概念をたくさんつくり始め，完成させるところまで作業をしきらないままに，分類的にカテゴリー化へと進む例が少なくない。

分析ワークシートをみれば，データからの具体例と解釈内容がどの程度対応しているかがわかるし，理論的メモ欄（後述）の記載内容をみれば，その人の解釈の密度は容易に判断できるものである。メモとはそのときの自分の考えを記録して保存しておくこと（思考の言語化，外在化）なので，時間をおいて特に理論的メモ欄などを見直すと，解釈の仕方について自己チェックがしやすくなる。また，自分の研究よりも他の人の研究のほうがコメントしやすく，それによって自分の研究についての見方も視点が明確になる。これは距離をおいてみられるからで，グループワークが重要な相互学習機能となる。

意味の解釈とは，データの中の具体的事柄を抽象化するという作業で，M-GTA ではさまざまな工夫をしているが，簡単にできることではない。浅い解釈になるというのは研究者の側からみれば抽象化の作業が不十分で，具体的には概念を生成してもリアリティ感がもてないからである。決して手軽に分析を済まそうとしているわけではなく，一生懸命勉強して取り組んでいるのだが，これでよいのかどうか疑問を感じ，不安なままにデータに向き合って分析を進めている人は少なくない。

これは多くの人が経験することであり，M-GTA に限られたことでもない。例えば，拙著に付箋紙をいっぱい貼ったり，びっしりマーカーを引いたり，本のカバーが擦り切れていたりして「隅から隅までよく読んだ」「何度も読んだ」が，「よくわからない」といった声など，研究会や研修会などで誇張ではなくこうした場面や反応に数多く接してきた。その都度質問にはできるだけ対応するのだが，最初のハードルがむずかしいものであることを理解した上で越えていかなくてはならない。

自分のしていることを自分でチェックするのは，どんな場合であってもむずかしいものだが，特に質的データの分析では，意味の解釈を自分の判断で，つまり主観的に行なうので，不安になると出口のないスパイラルに陥りやすい。大学院修士課程の学生のように初めて本格的な研究に取り組むときには，教員の指導だけでなく他にも補助サポートがあるのが望ましく，その1つがグループワークである。その要点は，分析の適否を判断するというより一緒に考えること，なぜそう考えるのかという問いを互いに繰り返していくことで，少し強調していうと，問いかけが底をつくまで行なう。問いに答えることは自分の判断を他者に説明していくことになるので，徐々に意識化できるようになる。これを，概念生成のプロセスでは分析ワークシートの理論的メモ欄に，分析全体のプロセスについては理論的メモノートに記録していくことで，記述力と解釈力が同時に鍛えられる（“強力にメモをつける”）。

いずれにしても，手っ取り早い方法があるわけではないので地道な努力を続けるのだが，努力は必ず報われるものである。M-GTAには，分析プロセス全体にわたってチェックポイントが大小組み込まれている。手順と一緒に考え方を説明しているので，不安になったら漠然としたままにせず，1つひとつについて確認しながら進める。また，これまでの経験から，この研究法には研究を超えた可能性があり，質的データの分析力だけでなく言葉の意味に敏感になり，言葉の使い方がていねいになり，言葉による表現力やコミュニケーション力が増していくという変化もみられる。M-GTAの副次的効果でもあり，本質的効果でもある。

分析を立ち上げ軌道に乗せるまでのむずかしさ：例示研究から考える

次に，概念生成におけるもう1つの問題として，分析を立ち上げ軌道に乗せるまでのむずかしさについて考えてみよう。ここでも，「老夫，老妻ヲ介護ス」という筆者の研究を例に，分析を立ち上げ軌道に乗せるまでのむずかしさをエピソード的に紹介する。そのためにまず，この例示研究について説明しておきたい。分析結果の記述の仕方についての学習を含め，この研究について分析結果と分析プロセスとの対応関係をみていけるので，ぜひ目を通してもらいたい（木下, 2009；2015）。

• 筆者の例示研究「老夫，老妻ヲ介護ス」

質的研究には作品を通してしか表現できない面があり，その最大の理由は，分析結果によって分析プロセスを説明することはできないからである。また逆もいえて，分析プロセスを説明しても，分析結果の表現にはならないからである。しかも，質的研究では分析プロセスと分析結果は重なる部分が多くなる。

本書では，Chapter 6で分析結果の凝縮表現である結果図とストーリーラインの作成方法を説明するが，本Chapterでは，例示研究の概要を知ってもらうために，結果図だけを引用しておきたい。各Chapterで取り上げる分析プロセスの説明をしていくときに，その部分が結果図のどこにあたるのかがわかるように示していくためである。なお，例示研究の実際の分析の進め方，考え方については部分的にはすでに説明してあるので（木下, 2007），そちらも合わせて参考にしてもらいたい。

図4-1がその結果図（木下, 2009, p.49 ; 2015, p.18）で，網かけの楕円がデータから生成した概念である。**[　]**はサブカテゴリー，中央の白抜き文字の囲みがカテゴリー，矢印が影響関係を示している。図の説明は関連箇所でしていくので，ここでは分析結果は最終的にこのような図にまとめられるとイメージしてもらいたい。膨大な分量のインタビューデータが，分析の結果，理論としてこうした1枚の図で表現されるようになる。ここには，1つの世界を独自に読み解いていく醍醐味がある。

この研究は，高齢夫婦世帯において妻が要介護状態にあるとき，夫は家事や介護をどのように行なっているのか，その実態と受け止め方を明らかにすることを目的に実施された。高齢夫婦世帯の夫に焦点をおくことで，「家事・介護＝女性（妻）」の視点からではないアプローチを試みた。高齢夫婦の世帯において，夫が常に妻より先に衰え要介護状態になるとは限らないので，夫が家事や介護を担うことは現実にかなりの可能性で起こりうる。とりわけ，2000年から始まった介護保険制度により，高齢夫婦での場合，それ以前なら家事や介護の負担が過重となり生活の維持が困難になったケースであっても，介護保険サービスを利用することで，介護状況が発生しても夫婦での生活継続が今まで以上に可能となるという新たな状況が生まれている。介護保険サービスの利用により，高齢夫婦がどこまでがんばれるかという新たな限界をめぐる問題状況をもたらしている。

図 4-1
「老夫，老妻ヲ介護ス」結果図

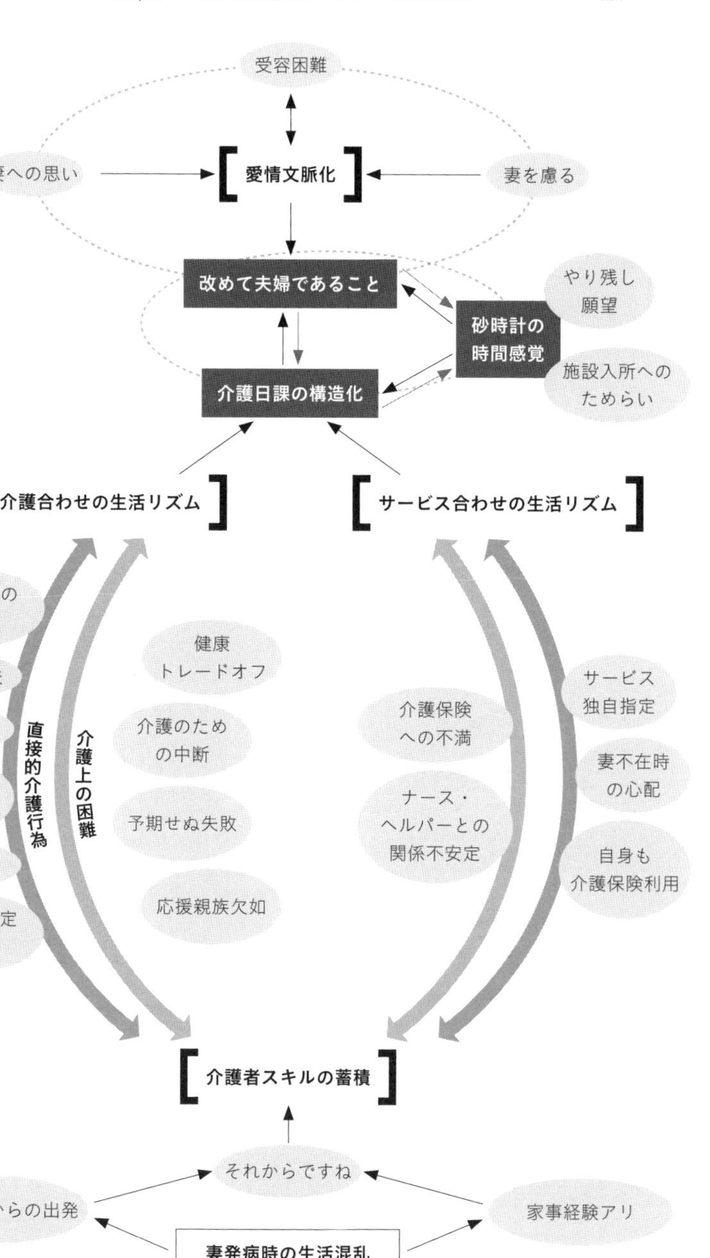

木下（2009, p.49）

介護者としての高齢男性（夫）に関してはこれまで，二重の意味で軽視されがちであった。老々介護の前提は介護者としての妻なのであり，また，夫は仮に元気であっても世代的に家事や介護はできないし，その意思や意欲も弱いという前提があるように思われた。しかしこの研究では，状況的必要性が夫の家事・介護参加を促進しているのではないかと考え，その実態と，夫の意識や夫婦の関係性の変化を探求したものである。データ収集は，大都市郊外地域で，訪問面接調査により21名の協力を得て行なった。

分析テーマは「高齢夫婦世帯の夫による妻の介護プロセスの研究」とし，分析焦点者は「高齢夫婦世帯で要介護状態にある妻を介護している夫」と設定した。

概念化に向けた困難と試行錯誤

逐語化したデータでは，夫たちのかなり厳しい介護の日常が語られていた。家事から介護まで驚くほど多くの，しかも夜間の頻繁な体位変換など負担の大きい困難な行為がみられた。80歳台の高齢の夫たちが介護保険を利用しつつも，妻に対して体位変換，オムツ替え，入浴介助，食事介助，モーニングケアやイブニングケア，洗濯，調理，買い物など，フルメニューといえるほどの内容をこなしていた。妻たちの要介護度は4や5の高いレベルが多く，身体の衰えだけでなくアルツハイマー型認知症の人も含まれていた。圧倒される内容を前に，自分だったらここまでできるだろうかという問いに心を刺されながら，夫たちの日常をどのように理解できるのか，「介護プロセスの研究」といっても，分析の着地点をイメージするのがむずかしかった。

事例研究やエスノグラフィーのように，複雑で多様なディテールに富む質的データの内容特性を直接的に記述に活かす方法であれば，夫の介護の日常は描けるが，データを抽象化することで理論（説明モデル）の生成がどのような形になるのかは，分析を始めた段階では見通しがつかなかった。

導きとなるのは分析テーマと分析焦点者なので，その視点からデータをみていくのだが，介護プロセスの研究であることを意識化すると，最初は夫たちが直接行なっている行為，特に介護負担の大きい行為への着目となった。介護保険のサービスを受けていても，高齢の夫たちがこれほどまでのことをしていることをそのまま伝えることにも当然意味はあるのだが，それでは理論生成にはならない。

直接的介護行為は事実的記録として列挙できても，その意味を考え，概念化するのはむずかしかった。分析テーマに関係しているのは間違いないとしても，彼らがなぜ，そこまで，それだけのことをしているのか，できているのかという問いが重く続くことになる。必要なサービスがすべて受けられないからか，必要に迫られてせざるを得ないからなのか，老々介護の現実に対応できていない制度やサービス提供側の問題ではないか，などいろいろと挙がってくる。

しかし，そうした面はあるだろうが，介護者である夫たちは本当にそういう思いなのだろうか，制度の問題で済むことなのだろうかという疑問も次々に浮かんできて，解釈の歯車がかみ合わない。介護負担の過酷さを示す具体例がたくさん集まり，すべて「過酷であること」は間違いないとしても，それは研究者の受け止め方であり，分析焦点者である夫たちも同様に感じているかどうかはわからない。つまり，自分あるいは社会一般の見方ではなく，分析焦点者の視点から，1つひとつの具体的行為について意味を考えていくしかない。しかし，これは頭ではわかっても，すぐにできることではない。あれこれの疑問やアイデアを自分の頭の中でオープンにする試行錯誤であった。

そうしてデータをみると，語りの内容だけでなく彼らはギリギリの状況で奮闘しているにもかかわらず，インタビューでは静かで落ち着いて話していたことに気づく。心身への負担は大きく大変ではあるし，義務感や必要性からの面もなくはないだろうが，状況に翻弄されているという感じでもなく，日常の様子も精神的な面も，ともかく安定しているように感じられた。

むろん調査に協力してくれたのは安定した状態の夫たちだったから，これは自然なことではないかと思われるかもしれない。しかし，それだけで説明できることではない。そこには何か深い意味があるはずである。最初から安定していたのではなく，紆余曲折とさまざまな困難経験を経てインタビュー時点の“安定”に至っていると考えられたからである。また，その“安定”はいつ崩壊するかわからない状態であることが，インタビュー内容からも確認できた。

分析テーマに直結するのは夫による直接的介護行為であることは間違いないのだが，分析焦点者からみるとどういう意味になるのかが釈然としないまま，ワークシートの作業を始めていく。靄（もや）に覆われた視界不良の感じというか，薄い膜を通して外をみる感じといえばよいだろうか。概念生成の分析作業をしているのだが，手ごたえが確認できない。

分析テーマと分析焦点者の視点に改めて立ち返る

そこで，分析テーマと分析焦点者の設定に立ち返って，自分はいったい何を明らかにしようとしているのか，それは何のためかを考えてみる。分析テーマは「(夫による）妻の介護プロセスの研究」というゆるやかな設定にしたが，Chapter 3で少し触れたように，例えば「重介護プロセス」にテーマを絞ったほうがよいのか。しかし，そうすると重介護でないデータの扱いの問題が起きるし，研究の目的ともズレてしまう。介護負担の分析が目的というわけでもない。この段階ではいろいろと検討し，自分の関心を確認することになる。自分が試みようとしているのは，何であって，何でないのか。研究計画でこうしたことは検討済みではあるのだが，データの分析にあたり改めて確認する。

分析テーマは研究計画を反映して最初，「夫による家事・介護プロセス」としていたのだが，データをみると分析焦点者である夫たちは家事と介護を分けているのではないのでないかということに気づき，彼らにとって比重の大きい介護の中に家事の意味を含めることとし，「介護プロセス」として確定した。これはChapter 3で述べた分析テーマの絞り込みにあたる。

家事と介護を分けるという考えはサービス提供側あるいは研究者側の発想であり，夫たちがそうした考え方をしていないのは，生活を維持していくために必要なことをしていると思っているからではないか，そして，その場合の生活とは，要介護の状態にある妻との生活である。彼らが過酷にみえる介護行為を日々担っていながらもその様子を静かに語るのは，自分を「介護者」だと思っているからではなく，「妻」と一緒に暮らしていくためと考えているからではないか。

このようなことから，介護する夫と妻の関係性を理解する必要があることが明らかとなる。分析テーマと分析焦点者の設定で，すでに自分でも十分確認していると思っていたのだが，データ全体をみながらこうした検討をすることで，いわば肌感覚で確認でき，少しずつ靄(もや)が晴れたような感じになる。どの段階で何を考えたのかは記録しておかないと忘れていきやすいので，こうしたさまざまな事柄はていねいに理論的メモノートに残していく。これが，解釈的思考の言語記録化である。

そうすると，夫が日常的に行なっていることにも負担の軽重があることに気づく。夜間の3時間おきの体位変換もあれば，洗濯を効率的に済ませるために，夕方の天気予報を決まった時間にみるのを日課にしているという例もあった。洗濯と天気予報の話は夫にとっては大事な日課なので決して軽いわけではないが，負担の比較では排泄介助やオムツ替え，それらを伴うこともある夜間の体位変換のほうが明らかに大変である。

しかし，行為でみたときの負担には軽重の差はあっても，分析テーマと分析焦点者に照らすと，どちらも同じ意味になるのではないかという見方が浮上する。実は，この着想が分析にリアリティ感をもてた転換点になる。違いはヴァリエーション（具体例）の範囲内ではないかと考えると，夜間の体位変換も夕方の天気予報をみることも，ともに説明できる概念とは何かを考えてみる。いわれてみれば特段のことではないと思われるかもしれないが，作業をしていてのリアリティ感が違うのであり，この捉え方によって分析が軌道に乗り，最終的に「介護合わせの生活リズム」というサブカテゴリーが着想され，カテゴリーとしての介護日課の構造化の生成へとつながっていった。

最初から分析テーマと分析焦点者を意識していたはずであったが，分析を始めたところでデータからの気づきや疑問が次々と浮かび，困難を感じた。そこで自分の問題意識の振り返りを行ない，そして，分析テーマと分析焦点者の再確認を行ない，分析を軌道に乗せることができた。分析方法が具体的に決められていても，意味の解釈は研究者が自分で行なうすぐれて経験的な作業であるから，分析を軌道に乗せるには誰の場合であってもそれなりのむずかしさがあると考えておくとよいだろう。

この研究例の場合だけでなく，M-GTAを用いた多くの研究にこれまでかかわってきて，内容や程度はさまざまであっても，ほぼ例外なく“軌道に乗せる”という関門がある。これは感覚的理解として説明していることなので，分析方法としては説明がむずかしいのだが，分析プロセスでは重要なことで，経験として実感するのである。自分1人ではむずかしいが，グループディスカッションを行なうと，振り返りやすくなる。

誰の，どの研究であっても，分析テーマと分析焦点者を設定すれば，あとはスムーズに分析が進むかというと決してそうではない。データと辛抱強く向き合う中で，両方の視点が自分の中でしっくりしたものになってくる。したがって，M-GTAで分析が軌道に乗るということは，研究者と分析焦点者と分析テーマの三者関係が“噛み合って動き出す”ことなのである。そして，この噛み合わせのポイントとなるのが分析焦点者の視点である。

三位相のインターラクティブ性についてChapter 2で説明したが，データ収集のときの個々のインタビュー協力者との関係（活きたやりとり）は，分析プロセスに入ると，抽象化された分析焦点者との関係（論理的理解）となる。分析焦点者の視点で分析を行なうというのは，語り手であった誰かと分析焦点者とを重ね合わせて，両者の間で視点を往復させながら意味の探求をするということである。研究者は面接者であり分析者でもあり，社会関係に組み込まれていることによって，この解釈的往復運動を自然に行なえるのである。データをみるときには，まず語り手を1人の人として理解しようと共感的な姿勢で接し，解釈内容は分析焦点者を介して分析テーマとの関連で抽象化して判断していく。噛み合わせとは，こうした感覚的理解と論理的意味の統合である。

4-2
概念－指示モデル

データからの概念生成の基本的な考え方を示したのが，概念－指示モデルと呼ぶ**図4-2**である。オリジナル版GTAが掲げた，質的データの活用により調査から理論を生成するという目的は，M-GTAが継承する最重要点である。しかし，GTAの可能性を現実化するのは簡単なことではなく，大きな課題が突きつけられている。1990年代初頭に起きた2つの重要な出来事，すなわち，GTA内部での提案者であったGlaserとStraussの対立と，既存の専門領域を横断する質的研究の領域化というより大きな流れの出現を受け，その後GTAにかかわる人間は，この状況に対する自身の立場を問われることになったのである。GTAの可能性に関心があれば第三の立場から検討することになり，修正や再編を含めた議論になるべきであるが，残念なことにいずれかへの教条主義的な取り上げ方にとどまっている。

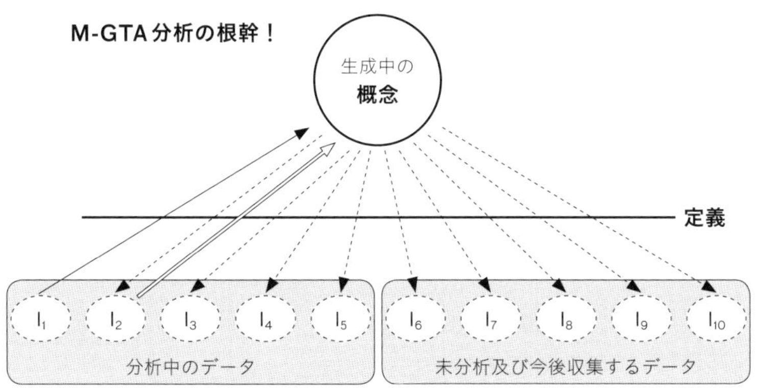

図4-2　「分析の最小単位＝概念」の生成のモデル

この課題についてのM-GTAの対応は，別の箇所で詳しく論じているので簡単にまとめておく。M-GTAはオリジナル版の客観主義的認識論は継承せず，代わりに三位相のインタークラクティブ性と実践主義を認識論の基盤として導入し，さらに分析方法に独自の提案をすることでオリジナル版GTAを抜本的に再編し，実践的活用に有効な理論（人間行動の説明モデル）の生成を目的とする研究方法として定式化した。認識論は異なるが，データからの抽象化により，理論生成を目的とする点は共有する。別の言い方をすると，単なる記述分析ではなく概念分析の方法である点は共有しており，その立場を示すのが，ここで説明する概念－指示モデルである。

M-GTAの分析の基礎であり分析の最小単位である概念について，まず概念－指示モデルを説明し，次節でそれを具体的に展開するために開発された分析ワークシートの活用方法について述べていく。インタビューデータの意味の解釈を分析とするのであるが，その分析とは何をすることなのかを端的に示したのが，図4-2である。

この図は，データの解釈から概念を生成する基本的な考え方を表わしていて，Iは英語のindicatorの略（Iは大文字）でデータの中で分析者が着目した部分，なんらかの意味の指示的部分である。M-GTAの用語では，具体例（バリエーション）にあたる。Iについている1から10の番号はそれぞれのデータでの着目部分のことで，この概念の場合には10個あるという意味になる。I_1からI_5は1人目のデータ，I_6からI_{10}まではこれから分析するデータや今後収集する可能性のあるデータの中の指示的部分である。指示的部分と生成中の概念との間には定義を示す横線を挟んで矢印がつながっている。最初のI_1だけ実線で他は点線，I_2だけさらに二重の実線（⇨）が生成中の概念に向かっている。指示的部分が10個というのはわかりやすくするための例示数である。

まず，指示部分と概念の間にある横の実線は，生成中の概念の定義を示す。そして，最初のI_1からは定義を介して実線で概念に向かっているのに対して，I_2以降では矢印は方向が逆になり，概念のほうからデータに向かっていて点線で示されている。点線は検討中であること，まだデータで確認できていないことを示している。最初の指示的部分の解釈から概念を生成し始めたら，他にも類似の例がないかデータをみていく。そして，図のように2つ目の指示的部分，I_2が確認できれば点線は実線になり，矢印の方向はデータから概念に向かう。それが，図のI_2から概念に向かっている二重の実線である（⇨）。I_3以降も同様に，データで具体例が確認できていくと，この概念は成立する可能性が高くなると考える。これが，grounded-on-dataの原則に基づいて分析から概念を生成する基本形である。

こうして生成された概念は，データから一定程度の具体的多様性を踏まえているから，後の分析結果の実践的活用においても，いろいろな場面で有効性を発揮できると期待される。ここでは1つの概念について説明しているが，例示研究の結果図（図4-1, p.101）が示すように，概念は理論構成の最小単位であり，継続的比較分析により複数の概念から構成されるサブカテゴリー，カテゴリーへと抽象度が高くなるにつれ，説明力と予測力は個々の概念よりもパワーアップしたものになっていく。つまり，具体的な事柄をたくさん知っていることは経験的な知識としては有効だが，M-GTAで試みる分析であれば，概念化によって多様な事柄を効率よく理解でき共有しやすくなる。しかも，単発の概念だけでなく，理論（説明モデル）にまでまとめて提示することで説明力と予測力をも獲得でき，関係する人たちの間で焦点を絞ったコミュニケーションが可能となる。これが，実践的活用を促す。

「指示的」の理論的根拠：シンボリック相互作用論の立場

前の項でデータの指示的部分という言い方をしているのだが，これは一般的な意味というよりも，社会学において意味学派とも称されるシンボリック相互作用論の基本的な考え方である。

シンボリック相互作用論の理論的基盤を確立したのはG.H. Mead（1934／河村訳, 1995）で，彼は人間が言語的，非言語的シンボルを用いたコミュニケーションができるのは自分自身を対象化できるからで，それを「自己（self）」の概念によって，その発達，形成過程を含めて理論化した。自己をもつことにより，人間は自身の中でコミュニケーションしているのであり，それゆえに他者ともシンボリックなコミュニケーションが取りもてるようになる。両者は相互影響の関係にあり，自己は日常の社会化プロセスにおいて言語，社会的相互作用，役割取得による他者とのやりとりから発達，形成され，成長するにつれて一般的な概念として定着し，社会的自律性を獲得していく。

自分が判断と行為の主体となるI（主我）と，他者が自分に何を期待しているのかを反映する客体としてのme（客我）の相互作用が自己内コミュニケーションであり，その発達，形成プロセスにおいて相互作用の対象である他者は，幼少期の父母などを中心とする重要他者から，成長するにつれ一般化された他者へと抽象度が増したものになっていく。

Meadが取り組んだのは人間の「精神」の起源の問題で，精神とは人間に最初から備わっているものではなく，他者とのシンボリックな社会的相互作用のプロセスにおいて形成され，成立するという画期的な理論を提示した。つまり，精神をもつ人間がコミュニケーションを行なうのではなく，コミュニケーションによって精神は形成されるという考え方である。彼はまた，人間が自分を対象化できるのは「内省的知性（reflective intelligence）」があるからだという説明をしている。社会的相互作用は，自己の内部においても行なわれているのであって，その意味で自己とは実体ではなく社会的相互作用における機能ということができる。

一方，H.G. Blumer（1969／後藤訳, 1991）は，社会的相互作用の動態が人と人との関係に安定した秩序をもたらし，ひいてはそれが社会秩序の成立に寄与するという理論的立場を提示し，Meadの理論を社会関係に拡張し社会理論として定式化した。それを，シンボリック相互作用論と命名したのである。

シンボリック相互作用とは，人と人がある対象をめぐり意味を交換しながら，共有できる理解に至るプロセスである。他者に対して指示を送り，受け手は他者からの指示を解釈しようとする。他者の指示はそれ自体すでに1つの解釈であり，それを受ける側はその意味を解釈するという二重の解釈，より一般化していえば，連鎖的に展開する解釈のプロセスである。質的研究が解釈の解釈学，二重の解釈学ともいわれる所以でもある。

ここで重要なのは，意味とはそれ自体が明示的なのではなく，指示されるものを通して解釈されるということである。したがって，このプロセスでは解釈をめぐりズレも生じる。むしろ，それが日常的であり，解釈が解釈されていく連鎖のプロセスにおいてズレが解消され，共有される意味が生成され社会関係も安定化していく。この不断のプロセスが社会的相互作用であり，単なるやりとりではなく，意味というシンボルをめぐって安定化を指向するダイナミックなものである。

もう1点補足したいのは，シンボリック相互作用論の人間観である。つまり，意味を生成し他者との関係を築き上げていく能動性，主体性である。凝縮していえば，偶然的なものを必然化していく人間の力である。この背景には，Chapter 2で述べたように，社会学の重要な変化があった。1920年代から30年代は，Meadも主要な一角を占めたシカゴ大学を拠点に展開したフィールドワークに基づく記述的社会学（モノグラフとエスノグラフィー）がアメリカ社会学を特徴づけていた。しかし，第二次世界大戦を挟んで急激な勢いで登場した数量的研究法と，複雑な現代社会を全体として理論化する抽象度の高い社会システム論の圧倒的影響下で，記述的社会学は衰退していく。そして，1960年代から70年代にかけてアメリカ社会が人種問題やベトナム戦争，ヒッピーに代表される対抗的若者文化などにより混乱する中で，社会学においても客観的科学観に基づく研究の問題点や，社会規範に順応するだけの受動的人間像を前提におく誇大理論としての社会システム論に対して，社会学内部からの批判が起きる。その結果，Blumerの『シンボリック相互作用論』（1969／後藤訳, 1991）はシカゴ社会学の伝統の復活に重要な役割を果たしたのであるが，同書は一種のマニュフェストのようにも読めるもので批判の強さ，主張の激しさの背景には，当時の社会背景と社会学の研究状況が踏まえられていた。シンボリック相互作用論における能動的，主体的人間観はこの文脈で理解する必要があり，同時に，この立場は現在での質的研究の系譜上に位置づけられ継承されるべき特性でもある。M-GTAはこの人間観を継承しており，【研究する人間】を中心におき，三位相のインターラクティブ性と実践主義に基づいている。

• シンボリック相互作用論と概念－指示モデルとの関連

シンボリック相互作用論の概略は，このようにまとめられるが，このことと質的データ，特にインタビューデータの分析とはどのように関係してくるのだろうか。指示的の意味との関連に絞って考えてみたい。

先に説明したように概念－指示モデルは，M-GTAでは分析テーマと分析焦点者の視点からデータの中の指示的部分への着目から始まる。これは分析者である自分とデータとの関係である。このデータは，半構成的面接法で行なわれたインタビューによって得られる場合が一般的になっている。一問一答的な聞き方ではなく，大まかな問いをまとめたインタビューガイドを用いることで，できるだけ自由に語ってもらう形式であるから，内容は多岐にわたる。

M-GTAでは，複雑で多様な人間の日常的経験をディテールの豊富な内容で表現したものを質的データと位置づけている。まず考えなくてはならないことは，インタビュー自体が相互的なコミュニケーションになっており，半構成的面接法であれば，なおのことそういう性格を帯びる。つまり，インタビューにおける相互性と，分析段階におけるそれが反映したものである逐語化データと分析者である自分との相互性という二重の相互性がある。そして，通常，面接者も分析者も自分である。ここでの2つの立場をどう考えるべきかという問題である。この二重性については先に，研究例における個々のインタビュー協力者と分析焦点者の関係から解釈の方法として触れたが，ここでの議論はその点を少し広げたものである。

これまでも述べてきたように，M-GTAでは研究者を【研究する人間】として主題化し，分析方法の中に組み込んでいる。研究者が価値中立的で抽象化された存在として質的データを客観的に，バイアスのないまま分析することは不可能であるという立場から，研究者を社会関係に位置づける。それを，「社会関係にロックする」という言い方をしている。そして，社会関係の動態が社会的相互作用である。そこから三位相のインターラクティブ性という考えを導入し，データ収集過程における研究者とインタビュー協力者の関係，データ分析過程における研究者と分析焦点者の関係，分析結果の実践的活用過程における研究者と応用者の関係に区分する。2つではなく3つの立場とすることで，研究を現実の世界に接続させる。

つまり，1人の研究者がこれら3つの関係的位置におかれるわけで，その点の意識化を重要視する。最初と最後は実際の社会関係であるのに対して，分析過程での分析焦点者は実際に存在する人ではなく，研究上設定される集合的概念である。分析焦点者という人が実在するわけではなく，例示の研究でいえば，「(高齢夫婦世帯で) 要介護状態の妻を介護している夫」がそれにあたる。一方，データ収集に協力してくれた夫たちはその条件を満たすAさん，Bさんであり，分析結果の応用過程では類似の状況にあるYさん，Zさんという具体的な人たちとの関係である。実際の関係では社会的相互作用の安定化ダイナミズムが機能するのに対して，分析過程では，分析焦点者との関係において自分自身の中での相互作用となる。

データの中の指示的部分への着目は，この相互作用の具体的な結果なのである。意味の解釈が分析であるとする理論的根拠はこのように考えられるのであり，さらに分析を安定的に行なえるように，M-GTAでは方法論的限定という考え方で分析プロセスを制御する。

M-GTAでの分析では，分析テーマと分析焦点者の視点からデータをみていき，関連すると思われる箇所に着目するという説明をしているが，この作業にどのような理論的基盤があるのかは理解しておく必要がある。単に，関連がありそうなという機械的な進め方では解釈が深まりにくいからである。ということは，データの中の特定の言葉や表現，字面にすぐに反応するのではなく，それらはその言葉や表現自体の意味ではなく，なんらかの別の意味を指示しているのではないかと一段掘り下げて考えてみる。例えば，不安という言葉が語られているからといって，それに飛びつき不安という概念をつくり始めるのではなく，本人はその言葉で何を伝えようとしているのか (語り手の意図)，それは本人にとってどういう意味があるのか (分析焦点者の視点からの解釈) を考えてみる。それぞれの文脈でみるとどのように解釈できるのかなど，角度を変えて検討する。実際の社会生活では，社会的相互作用でズレや食い違いが生じるのは珍しいことではなく，むしろ日常的で，修正や調整が自然に行なわれるが，データ分析ではそれを自分自身で行なわなくてはならない。そのためには，分析焦点者「を」分析対象とするのではなく，分析焦点者との相互作用の観点からデータの意味の解釈を試みるということである。

4-3 分析ワークシートの活用方法

概念－指示モデルを実際の分析で展開するために考案されたのが，**図4-3**の分析ワークシートである。概念名と定義，データから抜き書きしたバリエーション（具体例），理論的メモの4つの欄で構成される。解釈の視点がぶれないように，フォーマットの上部に分析テーマと分析焦点者を記入し，常に意識化する。なぜ，ここまでするのか疑問に思われるかもしれないが，実際の作業をみると，解釈で最も重要なこの2点が意識されていない場合が少なくないからで，そのリマインダーとしてである。

このワークシートは，1つひとつの概念ごとに作成する。ワークシートと概念名に1の数字がついているのは，その識別のためである。概念とワークシートの数は一致し，作成順に番号をつけていくので管理しやすくなる。

実際には，ワークシートではかなり複雑な作業をしていくのだが，その詳しい説明はこの後していくので，まず基本的な考え方を図に即してみておく。

バリエーション（具体例）を探すことから始める

ワークシートの作業の流れは，まずバリエーション欄への記入から始まる。分析テーマと分析焦点者の視点からデータをみていき，意味の指示的と思われる部分に着目し，それをデータからこのバリエーション欄に転記する。これが，分析者である「自分とデータとの最初の接点」である。

図で示しているように，転記部分は誰のデータのどこからとられたかがわかるようにメモをつけておく。最初の具体例が，概念－指示モデルでの I_1 に対応

図4-3
分析ワークシート1の例

ワークシート1

分析テーマ：

分析焦点者：

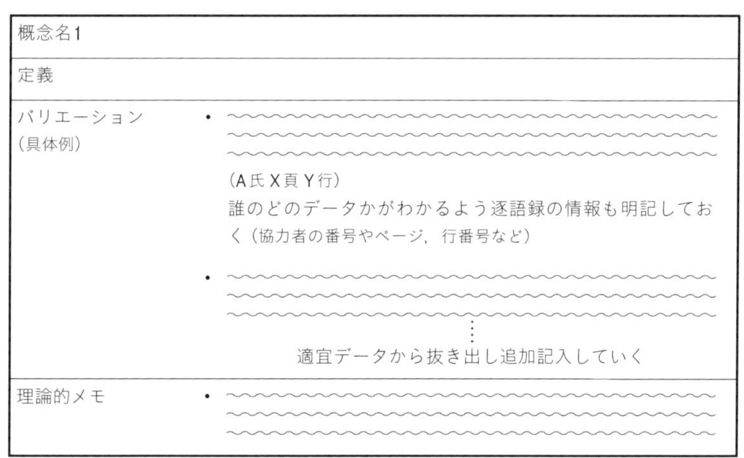

概念名1	
定義	
バリエーション（具体例）	・〜〜〜〜〜〜〜〜〜〜 （A氏 X頁 Y行） 誰のどのデータかがわかるよう逐語録の情報も明記しておく（協力者の番号やページ，行番号など） ・〜〜〜〜〜〜〜〜〜〜 ⋮ 適宜データから抜き出し追加記入していく
理論的メモ	・〜〜〜〜〜〜〜〜〜〜

する。そして，その部分の意味を考え，次に定義欄に短文でその意味を「定義」として記入する。さらに，その内容を凝縮した言葉を考え，それを「概念」として命名し概念欄に記入する。この一連の解釈作業ではさまざまなアイデアや疑問が出てくるので，それらは「理論的メモ」欄にていねいに記入し記録していく。これが最初のワークシートの立ち上げであり，基本的な方法である。

さらに具体例（類似例）を探していく

次に，今度は定義に照らして，他に具体例がないかどうかデータをみていく。この段階での具体例とは類似例である。図4-2で，生成中の概念からI_2以降に対して向かっている点線の矢印にあたる。2つ目の指示的部分がみつかれば，同様の方法でバリエーション欄に転記していく。これがI_2にあたり，具体例の確認ができると点線は二重の実線に変わり，矢印の方向は反転し，データから生成中の概念に向かう（図4-2の⇨の矢印）。こうしてデータとの確認作業を進めていき，一定の多様な類似例がバリエーション欄に出揃ってくると，自分の解釈がデータで支持されると考え，この概念は成立できると判断する。これが概念1の生成である。

2つ目以降の概念生成も，同じ方式で進める。概念1のときとは別の箇所に着目し，それを最初の具体例として転記し，ワークシート2を立ち上げる。したがって，立ち上げたワークシートを完成させていく作業と，新たにワークシートを立ち上げる作業を同じデータに対して同時並行で進めることになり，ワークシートの数が増えていくにつれて，データをみる自分の視点は多角的になっていく。

なお，本Chapterは概念生成の説明にとどめているが，実際にはこのとき，Chapter 5で説明する概念相互の比較も始まるから，サブカテゴリーやカテゴリーの検討も同時並行で始めていく。概念生成はデータに密着して行ないつつ，概念間比較は抽象度を上げたところで行なうので多重的同時並行となる。この方式での継続的比較分析はM-GTAの主要特性であり，すでに明らかなように，この作業を制御するのが分析テーマと分析焦点者の視点となる。

1人目のデータの分析が終わると2人目のデータの分析に進み，全部のデータを対象にワークシートを完成させていく。

フォーマットの工夫

なお，例示の分析ワークシートはフォーマットの形を示すために罫線を入れてあるが，自分の作業のときは無理にこの形にして行なう必要はない。パソコンでの作業が一般的であるが，バリエーション（具体例）欄の内容は増えていくし，解釈が深まれば理論的メモ欄の記述内容も増えていくので，自分がやりやすい方法で構わない。投稿論文や学位論文に作業例として載せるとき，あるいは，審査や査読での指摘に対応して分析プロセスを説明するためにワークシートの結果を提示する際には，個々の学会誌等のフォーマットに合わせて提示すればよい。

もう1点，筆者の経験で重要と思われるのは，Wordのような文章ソフトのほうが，Excelなどの表計算ソフトよりもこの種の分析には適しているということである。継続的比較分析とは，比較から新たな“関係”を見いだしていく作業なので，オープンな発想が重要となる。つまり，比較単位を1つひとつはっきり分けて，つまり，バラバラにしたところから比べるほうが発想を活性化しやすい。表計算ソフトは一定の秩序的な枠組みを前提にもっているから，発想を制約するように思われる。何と何がどのようにつながるかは，最初はわからないというオープンさを確保するためで，この点は次に述べる分類型思考と生成型思考の違いと関連している。

分類型思考と生成型思考の違い

質的データの分析には，分析プロセスを明示化できる方法の体系化と分析する人間の解釈力が重要で，これらが相まって活かされる必要がある。ここでは特に後者について，分類型思考と生成型思考の違いの観点から説明する。どちらも継続的比較分析の際に求められる考え方であるが，質的データの分析だけを目的とする場合と，理論（人間行動の説明モデル）の生成を目的とする場合との違いとが関係している。理論生成をめざすM-GTAは分類ではなく生成型思考を強調するのだが，分類型思考と生成型思考がごっちゃになった分析が少なくない。

簡単に定義すると，概念生成において，分類型思考とはすでにあるものをまとめること，それに対して，生成型思考とは1つの材料からまだないものまでをも説明できるものを考えることである。後者は，データと理論的サンプリングの作業の際に必要になる考え方であり，推論が大きな比重を占める創発的思考作業といえばわかりやすいだろうか。どちらの考え方に立つか，あるいは，無自覚のままであるかによって，意味の解釈は変わってくる。概念－指示モデルを示した先の図は，生成型思考をわかりやすく表わしている。データと概念の関係において，まだないものをも説明できるように考えるということは，後に結果を応用する場面で，その概念が適合するかどうかが試されていく現実場面の多様性に対して，より実践的有効性をもてることにもつながる。今すでにあるものだけからの分類型発想は，それらをただ説明するだけのものになってしまい，概念のもつ意味の幅あるいは柔軟な説明対応力とでもいうべき可能性を狭める。換言すると，まだないものを探していくという生成型思考は，理論的サンプリングを十分に稼働させるために，また，データとの関係で解釈と推論を一体的に進めるために必要になるのである。

M-GTAの分析プロセスにおいて，分類型思考が生成型思考に混入しやすいところが2か所ある。1つは，分析ワークシートでの作業のとき，もう1つは概念の比較検討からサブカテゴリーやカテゴリーをまとめるときである。抽象度のレベルは異なるが，どちらも比較をするときである。注意が必要なのは，比較は継続的に進めるので，この問題は分析プロセス全体にわたって影響を与え続けるということである。

4-4 概念生成の分析手順

概念名・定義・具体例の三者関係の確立のために思考を分析モードにする

ワークシートの作業手順に戻ろう。ここまでの説明を要約すると，概念生成をgrounded-on-dataの原則に基づき分析ワークシートを使って行なうということは，概念名と定義と具体例の三者関係を確立していくことであり，そこに潤滑油のように働くのが理論的メモノートである。これらは相互に密接に関連し合っている。M-GTAでは，分析テーマと分析焦点者の視点から意味の解釈をしていくのだが，いきなりワークシートでの分析に入れるわけではない。作業を始める前に，概念生成を軌道に乗せるために，自分の思考を分析モードにしていく必要がある。

• 理論的メモノートの積極的な活用

M-GTAでは，分析を開始するときまでには，インタビューと逐語化の作業は終わっている。また，方法論的限定の考え方を導入し，データ収集はある時期にまとめて行ない（ベースデータ），分析上の必要性に応じて追加収集する。データに関する方法論的限定とは，分析対象とするデータ量について対象人数，平均面接時間，逐語化した文字数などの情報の開示である。自分の分析はこのデータ量に対して行なったという形にすることで，評価者や読者が分析結果を理解するときに，十分なデータが用いられたかどうかの観点を導入できるようにするためである。平たくいうと，これだけのデータに対しての分析結果がこうなったという説明ができるようにすることである。すでに説明したように，GTAではデータの収集と分析を交互に進めるという理解が規範的になっているが，M-GTAではその必要性がなく，分析結果とデータの大枠での対応関係を明らかにしておく。

本書では修士課程の人や，初めて本格的な研究に取り組む人を主たる読者として想定しているので，ここではインタビューも逐語化も自分が行なう場合を前提にする。事情によって複数で面接を行なったり，逐語録の作成を専門の業者などに発注する場合もあるが，以下に述べる理由により，最初はどちらも自分で行なうほうがよい。調査経験として重要というだけでなく，実はこうした作業がすでに分析の一部となっているからである。

すでに触れたように，インタビューは協力者との生きたやりとりであり，単にデータの収集だけではない。この認識が，まず重要である。インタビューにおいては自分も相互作用の一方の当事者であり，逐語化すると伝わらないさまざまな事柄がインタビューをする「自分」には残る。語り手の表情，そのときの様子，インタビューの始めとその後の変化，中断の有無など，インタビュー直後にはいろいろなことが印象に残るものであり，こうした内容は理論的メモノートに残す。

振り返りとメモをまとめる時間を考えると，インタビューは1日に1人が望ましい。協力者の都合などで，午前と午後に1人ずつという日もあるが，連日になると消耗する。経験を積んでいても，インタビューは，本番だけでなく終了後のメモまで行なうのはエネルギーのいることで，1人ごとにきちんと片づけておかないと，つまり，協力者を1人の人として自分の理解をはっきりさせて進めないと，語り手の像が重なったりぼやけたりする。半構成的面接は，実はインタビューする側にとって負担が大きくなりやすい方法である。

同様に，逐語録の作成もただ単純な作業として行なうのではなく，いろいろなアイデアが浮かんでくるから，その内容も理論的メモノートにつけていく。日記的に，日時や何をしていたときのアイデアであるかを一緒に記録しておくと，後に内容の確認がしやすい。

こうしたメモはれっきとしたデータの一部であり，すでに分析に入っていることにもなる。インタビュー時には気づかなかったことが，音から文字への変換作業で気づくことも少なくない。時間と労力はかかるが，逐語化はもう1つのインタビューといってもよいくらい大事な作業である。

これまで述べてきたことからもわかるように，理論的メモノートは，分析ワークシートを使っての概念生成よりもかなり早くから付け始めることになる。研究計画策定段階，倫理審査会への申請や承認段階，インタビューの協力先や協力者への依頼段階など，インタビュー記録以前からつけ始め，分析プロセス全体を通して自分と並走する分身，自分の思考のログなのである。

- データに対して3つの問いかけを行なう

データの逐語化が終わったら，Glaser（1978）が提起しStraussら（1987；Strauss, & Corbin, 1990／南監訳, 操, 森岡, 志自岐, 竹崎訳, 1999）も継承した，以下の3つの問いかけをデータ全体に対して行なう。まだ，ワークシートでの分析には入らない。

- このデータは何の研究のものだろうか？
- このデータは何のカテゴリーを示唆しているのだろうか？
- このデータでは，一体何が起きているのだろうか？

なお，2番目の「カテゴリー」は，M-GTAの用語では概念やサブカテゴリーをも含む。この問いかけについて，オリジナル版でのGlaserの意図とM-GTAでの活用は異なるが，詳細な分析に入る前にデータ全体について考えてみる点は共通している。オープンな状態でデータをみていくことを強調し，客観的分析のためにデータの切片化を行なうとするオリジナル版も，分析については一定の方向性をイメージする必要があるということだと思われる。興味深いのは，オープン・コーディングにおける細かい分析の前に一般的なこうした問いかけをしていることで，ある程度の分析経験があれば，オープン・コーディングを始める前に，データ全体から選択的コーディングにつながるかもしれない着想を得られても不思議ではない。あるいは，この問いかけ自体がオープン・コーディングの一部とみることもできる。実際，GlaserやStraussの研究をみると，早い時点で分析結果の骨格についてアイデアを得て見極めに入っているようにみえる。

先に，例示研究での分析を軌道に乗せるまでのむずかしさについて，研究例もまじえながらエピソードを紹介したが，これは，データ全体についてのこうした問いかけのM-GTAでの考え方を示したものでもある。データ全体に対してといっても厳密な意味ではなく，データの逐語化までの作業をしてきているから，自分の頭にはデータ全体が入っているという程度の状態で，この3つの問いを考えてみるということである。つまり，ワークシートでの概念生成の作業に入る前にデータ全体について考えることは，自分の問題意識や研究目的を確認し，これからの作業の軌道をイメージすることになるからである。

いうまでもなく，問いかけを行なうことで分析の方向を決めるのではない。意味の解釈を行なうために発想の柔軟化を図り，理論的センシティビティを活かすためである。別の言い方をすると，質的データの分析から理論を生成するというGTAのそもそもの特性と関連させて考えると，部分と全体の両方の視点を常にもつこと，そして，その関係をつめていくのが分析プロセスなのであり，この段階でデータ全体への問いかけを始めるのはそのためである。

M-GTAは一方で，grounded-on-dataの原則に基づきワークシートでの地べたを這うような概念生成作業を行ない，他方で，分析テーマの形で明らかにすべき問いを設定している。つまり，部分と全体の枠組みを分析方法にすでに組み込んでいる。その上でさらに，全体についての発想をデータとの関係で柔軟にするために，これらの3つの問いかけを活用する。部分と全体をつなぐのが継続的比較分析であり，概念生成と概念の相互比較から抽象度を上げて目的に向かう方向性の感覚をもつために，この問いかけは有効である。具体的には，Chapter 3で述べた分析テーマとデータ全体とのマッチングの判断もしていることになる。

したがって，3つの問いについて考えてみて，それに対する自身の答えを理論的メモノートに記録しておく。分析前であるから大まかな感じでよく，むしろそのほうが望ましい。

- 最初に分析するデータを選び，よく読む

次に，最初に分析するデータを選ぶ。M-GTAは，質的データを多様性や複

雑さをそのまま表現したディテールの豊富な内容と規定する立場であるから，こうした特性が最もよくみられる人のデータを選択する。具体例が豊富であれば，概念生成を始めやすいからである。ただ，これは目安であって，この選択にあまり慎重になる必要はない。最初にインタビューした人のデータから始めるのではなく，選択するということがここでの大事な意味である。

そして，最初の分析データ全体を通して読む。すでにおおよその内容は頭に入っているが，ここではよりていねいに読む。質的データの分析ではデータをよく読むこと，何度も読むことが推奨されているのだが，その理由は必ずしも明確に示されているとは言い難い。分析方法の一部なので，方法としての明確化が必要であり，本書ではこの点を別途検討している。ここでの関連性でいえば，データをていねいに読む目的は，その人がどういう人なのかを理解するためである。インタビュー協力者と分析焦点者の二重性についてはChapter 3で述べたが，M-GTAでの分析では分析焦点者の視点で理論化が進められるので，概念化された段階で協力者の個別性は捨象される。分析ワークシートの作業を思い起こすと，この点はすぐ理解できる。具体的なAさん，Bさんをデータ分析で“解体”するのではなく，人としてのイメージをもちつつ解釈を進めるということで，具体的内容と抽象的解釈の密度を確保しようとする。実際にはインタビュー協力者はそれほどの人数にはならないから，こうした個別的理解はむずかしくはない。こうした立場は，三位相のインターラクティブ性におけるデータ収集の関係性と対応しているが，社会的活動としての研究という倫理的意味だけでなく分析結果の実践的活用からみても，応用しやすい概念の生成につながるという論理的意味もある。したがって，よくデータを読むのは協力者の人となりを理解するためであり，逐語データの欄外にコード／ラベルをどんどん書き出していくためではない。この点についてはコーディングのChapterで論じている（→Chapter 10）。

2人目以降も同様で，インタビュー協力者全員について個別のイメージをもちつつ，分析焦点者の視点を介して分析していく。先走った補足になるが，この進め方をすると，M-GTAで分析結果をまとめた後に，協力者の特定の人について事例分析で論文化がしやすくなる。

- ワークシートを立ち上げてデータを分析する：何に留意すべきか

ここから最初の人のデータに対して具体的な分析作業に入るが，ここまで述べてきたように，この段階ではすでに十分な準備ができていることになる。ここでは概略にとどめ，次節で分析ワークシートの各欄の詳細な説明をする。

ワークシートの説明はすでにしているが，実際にはかなり細かい作業となるので，基本的なところは何度でも確認しておきたい。自分が他の人に説明できるかどうかという観点で，自分の理解をチェックすることが大切である。

分析テーマと分析焦点者の視点からデータを最初からみていき，関連すると思われる部分に着目し，それを分析ワークシートのバリエーション（具体例）欄に転記する。これがデータとの最初の分析上の接点であり，長い道のりとなる継続的比較分析の第一歩である。データの着目部分をどの程度の長さで転記するかは解釈によるから，短い場合もあればある程度長い場合もある。着目する部分は意味のまとまりとして選択されているはずなので，長めにとる場合はどういう意味で自分はそこに着目したのかがわかるように，転記部分の最後にカッコでメモを入れておくなど工夫するとよい。

同時に，着目部分で特に重要なところには確認用に下線，網かけなどで印をつけておく。これにはもう1つの目的がある。同じ，あるいはほぼ同じデータ箇所を複数のワークシートで具体例として取り上げる場合への対処で，転記部分は同じだとしても意味のおきどころは異なるので，印をつけることでそれぞれがどの点を重視したかが確認できるようにしておくためである。

- 類似例を探す：そのポイント

ワークシートを立ち上げた後は，データの具体例は定義に照らしてみていく。類似性と対極性の二方向での比較のうち，最初は類似例を探す。一定程度の具体例が確認できないと，概念としての成立の可能性が判断できないからである。さらに，もう1つの重要な理由は，対極例を探すよりも類似例を探すほうが実はむずかしいからである。概念は一定程度の多様性を説明できなくてはならないので，自分の考えた定義に照らして具体例として判断する。同時に，バリエーション欄の他の具体例とは，定義はあてはまるが具体的内容は相互に異なる。これが，類似例の意味である。

概念－指示モデルをもう一度確認してみよう。類似の関係とは，「定義では同じだが内容では違う」ことを意味する。したがって，まず定義に照らしてデータの中の具体例を探し，ワークシートに転記している他の具体例を比較して類似性を確認する。この作業から定義を修正する場合もある。対極例は定義に照らして反対の場合であるから検討しやすいが，類似例は「同じだが違う」という判断なので，それでよいかどうか自信がもてない。比較の軸は定義にあるから，そこを明確にするのがカギとなる。微妙な判断なので，思考の言語化の練習としてグループワークがよい機会となる。ただ，すべての場合がむずかしいわけではなく，定義を慎重に検討すべき場合もあれば，比較的判断しやすい場合もある。データの着目部分の内容が具体的であれば判断しやすい。

概念「妻行為の確保」の場合

例示研究では，「妻行為の確保」という概念が生成された（図4-1の結果図，p.101を参照，および，木下，2007，pp. 65–67）。定義は「（介護者である夫が）自分で行なうことができることでもあえて行なわず，（要介護の）妻ができることは妻にさせること」で，この概念のきっかけとなった最初の具体例は食器の後片づけの話で，「洗うのは自分だが，拭くのは膝関節症で長く立っていられない妻にさせている」という語りである。分業といえば分業であるが，その意味は上記の定義のように解釈された。この定義に照らしてデータをみていくと，洗濯物を取り込むところまでは夫がしているが，たたんだり，洗った食器をしまう場所の指示は妻がしている例などがみられた。妻に役割意識をもたせて分業で参加できるよう，夫が配慮している。これは，類似例の判断がしやすい概念の例である。

ちなみに，この概念の対極例の検討は定義に照らし，「要介護の妻ができることであっても夫が自分でできることはしてしまうこと」となり，その具体例がデータにみられるかどうかを確かめる。具体例があれば，対極概念が成り立つ可能性が考えられるので，それを最初の具体例とする分析ワークシートを新たに立ち上げるか，ワークシートまでの作業を進める前にワンクッションおいて，理論的メモ欄にその記録を残して様子をみる。また，対極例の検討を行なったが具体例はみられなかったときは，その記録もメモしておく。対極例の検討は例外を発生させず，恣意的な解釈の偏りの可能性をチェックしたことになるので，分析プロセスの説明として重要な意味をもつからである。

前述の筆者の研究例は，類似例の検討がわかりやすい概念であるが，定義で示した解釈が浅いわけではない。日常の介護をしながらこうした配慮ができているのは何を意味しているのだろうか，夫は要介護の妻をどうみているのだろうか，そうした配慮ができなくなるのはどんな場合だろうか，夫は自分ですればできる場合を前提にしているがその余裕がなくなるとき，つまり，すべきことができない状態になることもあるのではないかなど，関連していろいろな疑問が出てくる。こうした内容はワークシートの理論的メモ欄に記入していく。

概念「愛情文脈化」（のちにサブカテゴリー）の場合

他方，この研究で類似例の判断がむずかしかった例としては，最終的にはサブカテゴリーとなった「愛情文脈化」の概念で，これには純愛物語的な内容の語りから，妻への愛情を否定する語りまでの幅がみられた（図4-1の結果図，p.101，および，木下，2007，pp. 109–117）。この幅とは，最も離れた位置にある類似例は対極例と紙一重といえばイメージしやすいだろうか。詳しくは分析結果の記述を参照してもらいたいが，夫婦2人での人生を送ってきて，妻の介護をするようになってから妻が愛おしくなったこと，自分が仕事に専念できるよう支えてくれた妻への恩返しのつもりであること，長い間海外旅行に行きたがっていた妻と，定年後に一緒に行くと約束していたのに妻の病気で果たせなくなったことへの思いなど，いくつもの愛情物語が語られた一方で，自分はボランティアのつもりでしているのであって妻への愛情からではない，愛情だと思ったらとてもここまでできないと語り，愛情を否定している例もみられた。はっきりと愛情を否定しているので，愛情文脈化の対極例としてもおかしくはない。しかし，字面から離れて文脈でみれば，妻の介護を担い2人での生活を維持していて，実際上も精神面でもほころびはみられない。過酷という形容すらかすんでしまうアルツハイマー型認知症の妻との生活の中で語られた愛情否定の表現は，愛情の文脈化の具体例と解釈された。夫による妻の介護プロセスの研究という分析テーマと夫を分析焦点者とする視点を確認しながら，これが類似例として適切かどうかの判断をすることになる。

M-GTAのコーディング特性として説明しているように（→Chapter 10），最初の着目部分の意味内容により，生成中の概念の他の具体例が探しやすいこともあれば，抽象的でこちらの解釈力が試されるようなものまで，それぞれの概念は最初からもてる意味の範囲が異なる。したがって，概念にはバラツキが出てくることになり，分析の最小単位が概念であるからバラツキ状態は相互の比較を促進する。

- 最初の分析における落とし穴

このように，概念生成を内実化していくデータからの具体例の選択は類似例を軸に進められ，「同じだが違う」の比較判断をしていく。微妙さを含むので，自分の解釈をメモで言語化しておくことは分析全体の緻密さにかかわってくる。正誤判断ではないから，必ず説明ができなくてはならないからである。

分析の初期段階，軌道に乗るまでは比較材料が少なく多角的なチェックができる状態にまで進んでいないため，次のようなことがみられるが適切ではない。それは，先に似たような具体例をいくつかバリエーション欄に集め，それから定義と概念名を考えるというやり方である。ここでの作業のむずかしさを正面突破するのではなく，回避しようとするためである。しかも，これは分析全体にかかわる大きな分岐点で，生成型思考ではなく分類型思考で対処しようとしていることになる。

概念－指示モデルをもう一度確認してみよう。M-GTAは思考の言語化を徹底することで，客観主義的なデータの操作ではなく意味の深い解釈を試みる。そのためには，日常的な思考方法から分析的思考方法に切り替える必要があり，それは分類型と生成型の違いに対応する。日常的には「似たような」は「類似」と同じ意味でも構わないが，分析ではよりはっきりとした判断根拠が明示される必要がある。分析ワークシートでいえば2つ目以降の具体例の探し方のことで，生成型思考への切り替えが身についていないと，似たような具体例をデータから続けて探してしまう。当然，一定の判断をしているのだが，いろいろ意味を確認しなくてもこの判断がしやすいのは，日常的に誰もがしていることだからである。似ているには違いないので見比べて定義を考えることになり，このほうがやりやすく感じられる。しかし，すでにあるものをまとめる作業なので，まだ確認できていない具体例，あるいは後に実践活用されるときの現実の具体例の余地が狭められてしまう。そのため，思考の言語化，生成型思考が，質的データの厳密な分析方法としてしっかり学習される必要がある。

かつて，GlaserとStraussはオリジナル版GTAにおいて，質的データの分析であっても，数量的データの分析に近い厳密さで行なうことを提唱した。彼らは客観的分析を念頭にその可能性を考えたのであるが，現在では彼らの立場を支持する人はごくわずかで限られているといえよう。最大の限界は，分析は研究者に大きく依存する形にならざるを得ないのに，研究者自身を方法論化しなかったところにあると考えられる。しかし，質的データにおける“分析の厳密さ”という課題は継承すべきであり，これを抜きにはいくらgrounded-on-dataを強調しても，説得力のある理論（説明モデル）の生成はおぼつかない。

M-GTAは【研究する人間】を基軸におく研究者の主題化と方法論化に加え，思考の言語化，メモ（理論的メモノートとワークシートの理論的メモ欄）による思考の外在化として，この課題に対して独自の提案をしている。ここでの議論と関連させていえば，煩雑感はあっても言語化を徹底することにより，日常的スタイルから意識的に離脱し切り替えることで，自分を分析モードにしていく必要がある。分析ワークシートには実はこの機能が組み込まれているのだが，バリエーション欄でただ似たようなものを探してしまうと十分に活用しにくくなるので，ここは手順を守ってもらいたい。

このように，概念1（ワークシート1）の作業は，新たな類似例を確認し，順次ワークシートのバリエーション欄に転記していくことに徹する。具体例が加わるごとにそれ以前の具体例との比較，定義との関係を確認していき，その結果に基づき，必要な修正を行なって完成させていく。概念2（ワークシート2）以降の作業も，同じ方法で進める。

したがって，データをみていく中でその都度，ワークシートが新しく立ち上げられていくことになる。新たな概念の可能性の観点（オープン・コーディング）と，立ち上げた個々のワークシートを完成させるための類似例の探索をしていくので，データの見方は順次複眼化していく。

ワークシートは立ち上げたところから先にデータをみていくので，1人目のデータの最後のあたりで新規に立ち上げてスタートしてもそのまま進め，1人目が終わればその時点でのワークシート全体をもって2人目のデータの分析に進む。3人目以降も同様で，最終的に分析対象のデータ全体まで進む。イメージとしては，データ全体に対して幾重ものローラーを同時にかけていく感じである。この作業によりすべてのデータは，ワークシートを介して基本単位である概念に置き換えられていく。

なお，Chapter 5と6で説明するように，概念生成の作業と並行して概念相互の比較を開始し，サブカテゴリーやカテゴリーの検討も始まるので，比較は抽象度を上げたレベルまで広がり多重化し，すべて同時並行で進められることは先に述べた通りである。慣れないと非常に複雑な作業のように思えるかもしれない。しかし，grounded-on-dataの原則が安全装置となり，分析テーマと分析焦点者の設定など，さまざまな制御装置が組み込まれているので継続的比較分析が進めやすく，実際にやってみると相互の関連性が徐々にみえてくるので加速がかかり，全体の方向が収束化に向かい始める。

ところで，Glaserは，理論的コード／コーディング（theoretical codes and coding）と具体的コード／コーディング（substantive codes and coding）に分けて提示し，メモを活用して統合的に進めることを提案している。grounded-on-dataの考え方により，データからコード化する際に性格の異なるこの2種類のコーディングを行なうことは理にかなっているのだが，分析者はそれを統合しなくてはならない（Glaser, 1978）。しかも，その方法は明確に示されていなかった。M-GTAの分析ワークシートのフォーマットは，この2つのコーディング作業を概念生成の1つの分析プロセスの中に組み込んでいるので，データからの具体的内容と理論化につながるその意味の解釈とを無理なく，より統合的に行なえるよう工夫されている。

ここまでワークシートについて概略を説明してきたが，次に各欄に分けてさらに詳しく述べていく。各欄は相互の関連性が密になるので分けての説明はむずかしいが，各欄について留意事項を含めてみていくことにする。ここまでの説明と重複部分があるが，そうした部分は特に重要だと受け止めてもらいたい。

4-5
分析ワークシートの各欄の活用方法

ここではワークシートの作成方法を作業の流れに沿って述べていく。できるだけQ&A的，FAQ的な視点も入れることで，事前学習だけでなく実際に分析を行なっているときに不確かな点を確認しやすくなるようにしている。ワークシートとデータをつなぐのは具体例（バリエーション）の欄であり，実質的につなぐ根拠となるのは定義である。

定義と定義欄の活用方法

ここまで述べてきたように，ワークシートの作業では定義（欄）とバリエーション（欄）は密接に連動している。定義についてはすでに説明しているので，ここではそれ以外の点を中心に取り上げる。

概念名・定義・具体例の三者関係において，最も重要なのは定義である。三者の関係確立のため，つまり，分析が成り立つためには概念生成における定義が不可欠で，これ抜きには最終目的の理論（説明モデル）の生成を達成できないし，不十分であれば結果も不十分になり，有効な実践的活用も期待できなくなる。解釈内容は定義によって担保されるのであって，概念名によってではない。概念名は定義を凝縮表現したもので，定義がなければ存在せず，理論の説明を中心とする分析結果全体の記述も定義に基づいて行なわれる。

概念生成のための継続的比較分析において，比較の基準となるのは定義であり，ワークシートの定義欄に短文で記入する。基本的な考え方は，分析焦点者を主語として行為の内容を動詞的に文章化する。名詞で終わる場合もあるが，英語の動名詞のように「〜すること」という表現を活用して，できるだけ“うごき”として捉える。分析テーマと分析焦点者の視点からデータをみていき，データの着目部分を解釈し，その内容を定義として文章化することを繰り返していくと，分析焦点者の視点が自然と身についてくる。短文で文章化するという行為には質的データの分析の神髄に触れるところがあり，ワークシートの定義欄がその機能をもっている。個々の概念であってもワークシートが完成していくと分析焦点者のイメージが感じられるようになるし（小さな理論的飽和化），分析結果全体を結果図とストーリーラインでまとめるときには，分析焦点者の視点を一層はっきりと感じられるようになる（大きな理論的飽和化）。

先に指摘したように，定義も最初は暫定的で類似例の比較検討過程で調整や修正が行なわれる。常に同じ方法というわけではないが，その方法は行為に関する部分は変わることはなく，定義内容で条件にあたる部分を拡げたり絞ったりする。主語（分析焦点者）と述語（行為）の関係，分析焦点者にとってはどういう意味になるのかを解釈の視点とする。一方，定義は意味内容だけでなくその範囲をも設定するので，前節の例で示したように，条件の操作でその調整を行なう。

バリエーション（具体例）欄の活用方法

分析においてデータとの直接的なやりとりが実際に発生し記録されていくのがこの欄である。

1. 具体例のみつけ方：特に最初の具体例について

M-GTA では，分析テーマと分析焦点者の視点からデータをみていき，関連すると思われる箇所に着目し，それを最初の具体例としてバリエーション欄に転記する。これが分析の最初の一歩となるのだが，どこに，どう着目したらよいのか迷うものである。関連するとはいえそうでも，具体例として抜き出す必要があるかどうかが判断しにくいからである。しかし，ここで判断しないと分析は始まらないので，思い切って判断する。正誤判断ではないこと，そして，継続的比較分析の機能である水準化により，分析を進めていく中でチェックが働くから，思い切って判断しても大丈夫である。

むしろ，このときに重要なのは，作業としては具体例の検討をしているのだが，実は分析テーマと分析焦点者，中でも分析テーマについて確認しているということである。具体例であるかどうかを考えながら，判断の基準のほうを意識化して確認するのがポイントで，Chapter 3 で指摘した「分析テーマの最後の絞り込みは分析の初期段階と重なる」ということに対応している。

データの意味の解釈は作業手順と一体であるから，まず作業を進める。具体例と考えられる部分を選び，ワークシートを立ち上げ，その選択理由を理論的メモ欄に記入する。これが思考の言語化，記録化で，深い解釈のために大事な作業となる。図4-2の概念－指示モデルのI_1のところに相当し，材料にまだないものをも説明できそうな概念を考えるという生成型思考を実際に始める。定義と概念名については後述するので，ここでは最初の具体例を判断するときの思考のうごきを経験する。データから転記した具体例を基点とする比較は類似例からで，対極例の検討はまだ先でよい。

コーディング方法と関係する点（→Chapter 10）だが，M-GTAのこの方法ではデータとの最初の接点，最初の着目部分がどこになるのかは自分が判断することになるから，最初ほど自信がもてない。対照的に，データの最初から細かく区切ってその意味をコード化していく切片化の方法は，システマティックに進められるから敷居が低く安心して始めやすい。ここが大きな分岐点となるのだが，どちらにもメリット，デメリットがあるのでよく理解した上で，どちらを採用するかを決めればよい。切片化は徹底すれば1つの分析方法として有効だが，その名称で意義と意味を確認することなく，単にデータの分析方法として始めると，中途半端になることが多いので注意が必要である。質的研究法には目的と方法を統合した体系性と徹底した実行が求められ，逆にいえば，それだけあいまいになりやすく，分析が制御できなくなる危険がある。

M-GTAに関しては，本書全体で多角的に説明しているのでここでの議論との関連でいえば，【研究する人間】によるデータの文脈の理解を重視するということになり，分析の始め方はむずかしくても，迂回せず正面から入ることで深い解釈が実践でき，人間への洞察力を鍛えられる。

具体例への着目の仕方について付け加えると，分析焦点者を意識してデータをみることである。分析テーマが問いにあたり，最終的にはそれに対する結論を理論の形で求めていくのであるが，自分とデータとの関係で解釈するのではなく，その間に分析焦点者の視点を介在させるのでその視点を活用すると，そのデータ部分が誰にとって，どういう意味になるのかという考え方ができる。

例示研究から具体例を探すヒントを考える

例示に使っている研究では要介護の妻を介護している夫が分析焦点者で，今自分がみているデータが（夫の）Aさんのものだった場合，関連がありそうだと思う部分について，Aさんにとってはどういう意味になるのか，そしてそれは分析焦点者の視点からみるとどういう意味かを考える。これは，個別の当事者と分析焦点者との重なり合い，往復解釈，二重性として説明した点である。例えば，18：53のNHKの天気予報を「どうしてもみなくてはならない」という語りの部分に着目したとする。その意味は，Aさんにとっては洗濯を効率よく済ませるためである。翌日がよい天気であれば，夜のうちに洗濯しておき，朝いちばんに干せるので，洗濯物がたくさんあっても対応しやすいからである。一方，分析焦点者の視点からは放送時間を分刻みで覚えていて「どうしてもみなくてはならない」という発言から，これが日課になっていることがわかる。

そうすると，Aさんにとっては（天気予報をみるのは）洗濯への対応の意味になり，分析焦点者からみると日課になっているという意味で解釈される。Aさんにとっては「天気予報と洗濯」の話が，分析焦点者からは「毎日決まってしていること」，つまり，「日課」のことではないかと考えられる。洗濯の話は，分析テーマである介護プロセスと関係しているので具体例としては適切であると考え，次にそれを1つの具体例とする概念は何だろうかと推測する。ここがつながれば，これを具体例にしてワークシートを立ち上げることができる。そこから先は，他にどのような日課の例がみられるかをデータで探索していく。

この例では，Aさんの天気予報と洗濯についての具体例から分析焦点者は日課と考えたわけだが，仮に分析テーマと分析焦点者の視点からみて洗濯が特に重要な比重を占めるのであれば，洗濯という行為をどのようにこなしているのかの点から，分析焦点者のレベルでの概念化（例えば，洗濯物の効率的処理）を検討する。

このように，データの中の関連がありそうな部分に着目するが，着目理由を考えることはすでに分析を始めているわけで，具体例だけでワークシートを立ち上げるのではないということがわかるだろう。ただ，こうした説明をされても最初は自信がもてないかもしれない。こうした反応は自然なことなので，研究目的の再確認と分析方法への信頼で進もう。そのため，混乱しない程度には事前に分析方法について学習しておく。乱暴な言い方に思えるかもしれないが，分析者である自分への負荷がかかり始めているときだからこそ，作業を進めることで自分が分析者になっていくのだと考えるとよいだろう。

M-GTAの根幹技法である継続的比較分析という方法論上の理由と具体的方法があるから，進めても大丈夫なのである。データから最初の比較材料をみつけワークシートを立ち上げ，その先は定義に照らして他の類似例を探していく中で，具体例同士の比較，具体例と定義の比較が動き出すのでチェックとバランス化が動き出す。その過程で最初の着目例よりももっとよい例がみつかることもあるし，具体例の比較から定義を修正する場合もある。ある程度進むと実感できるのであるが，大枠を分析テーマと分析焦点者で設定し，継続的比較分析をgrounded-on-dataで行なうので，実は安定した分析方法なのである。分析プロセスを実際に経験し始めているということで，感覚的理解，すなわち，自分の作業にリアリティ感をもてると視界が開ける。

データの中で繰り返し表現があった場合は？

ところで，データで何度か繰り返される表現があると，何か意味があると考え，関連する部分を具体例として取り出してワークシートの作業を始める場合もみられるが，この方法はどう考えたらよいだろうか。PC分析ソフトなどは語彙や表現の検索機能を中心に構成されており，頻度の多い表現であれば，インタビュー協力者にとってはなんらかの意味があることは考えられる。しかし，あくまでも「ありそうな」であって，それ以上ではないというところからの解釈が必要となる。

基本である分析テーマと分析焦点者の視点から検討し，具体例として判断できればワークシートを立ち上げる。変則形になるが，解釈内容にリアリティ感がもてるのであればこうした形もあってよい。ただ，この種の場合，特定の人の癖かもしれないので，他の人のデータでの比較確認が重要となる。M-GTAでは1人目のデータの分析が終われば，その時点でのワークシートをもって2人目の分析に入り，最終的にすべてのデータをみていくので，その過程で特定の表現が分析上の意味をもつかどうかを判断する。

この考え方は，年齢，性別，経験年数など，属性（基本的に自分で自由に変えることのできない自分に関する特性）には意味があるのではないかという前提判断は持ち込まないとする理由でもある。日常的な感覚ではなく，分析の基本点である分析テーマと分析焦点者の視点をベースにgrounded-on-dataの原則，つまり，データとの確認作業を通して判断する。

またこのような場合，いろいろな解釈の可能性が検討できるので，グループワークでの検討が有効である。分析テーマと分析焦点者の共有を前提とするが，インタビューデータのように内容豊かなデータの場合，同じデータをみても人により着目箇所は微妙に異なるものである。客観主義的な認識論を漠然ともっていて，再現性（同じ方法でのデータの分析であれば誰がやっても同じ結果にならなくてはならない）の考えを質的データの場合に持ち込む人も，グループワークで互いに報告し合っていくと，同じにはならないが全く異なるのでもないことに経験的に気づく。具体例の着目部分も同じかほぼ同じであったりするが，解釈は微妙に違う。それは，データをみる人の関心の違いや解釈の深さを反映してさまざまな捉え方ができるということであり，自分だけで分析する場合と比べ，異なった視点からの解釈を出し合える。解釈の多様な可能性を検討するオープン・コーディングを，グループワークでより効率的に行なうことができる。

2.　インタビューガイドと具体例との関係

インタビューはインタビューガイドに基づいて行なわれるので，調査協力者は問いかけに答える形で話をしてくれる。そのため，問いに対しての答えにあたる箇所に注意して具体例を探すのがよいのではないかと思われるかもしれない。しかし，M-GTAではその方法はとらない。面接者の問いかけを含め，逐語化されたデータ全体を分析対象とする。その主な理由としては，第1に，インタビューガイドは大まかな質問で構成されているから，答えにあたる内容がデータの中ではっきり示されることはまずないからである。半構成的面接は話してもらうトピック的な問いかけをガイドで行ない，それについて自由に話してもらうことになるので，内容は具体的で多岐にわたり，分析者による解釈を必要とする。これは，質的データの特性として指摘した点である。

第2には，分析は分析テーマと分析焦点者の視点から行なうのであり，それ以外のものは上位に来ないからである。Chapter 3で説明したように，この設定はコンパクトな理論を確実に生成するためであり，同じデータに対して2つ目のテーマ設定からも分析できると述べたように，分析対象のデータはデータとして独立した位置づけとする。

第3として，インタビューガイドには研究者の関心が反映されているが，分析テーマと分析焦点者の視点から意味の解釈が行なわれる。データでは予想されていない事柄を含め，多様な内容が語られているから，ガイドの項目からではなく，データに即して（grounded-on-data）分析する。

3. バリエーション欄に転記する順番は着目順とするのか

転記する順番は，着目順とする。ワークシートを立ち上げるきっかけとなった最初の具体例は当然最初に転記され，その後確認できた類似例も順次転記していくことで，分析の流れが自動的に記録されていくからである。この記録の意味は，分析プロセスの透明化，思考の言語化の具体的な表現となる。

いくつか類似例が集まると，生成中の概念の例としても最も適切と思われるものが途中で出てくることは珍しくない。その場合は，後に論文中で引用できそうな具体例はわかるように印をつけておく。その際，なぜ引用候補と考えるのか，その理由を理論的メモ欄に記入しておく。このときの考え方として，概念名と定義と具体例の三者の関係が最も一体的となるものを選択する。具体例を引用するのは，定義と概念名を理解しやすくするためなので，その観点で判断する。

定義や概念の前に具体例だけを複数選び出してから検討することは，分類型思考の問題点として先に指摘した。分類型での解釈ではないが，ワークシートが整ってきたときに，具体例を関連性の明確さからソーティングすることもあるかもしれないが，特別な理由がなければその必要はない。代表的具体例は印をつけておけばわかるので，ワークシートではいつでも作業の流れがわかるように，分析プロセスに沿って記録しておく。

4. 最初の具体例はデータのどのあたりでみつけたらよいのか

1人目のデータを最初からみていき，分析テーマと分析焦点者の視点から関連すると思われるところに着目するので，最初の具体例がどこになるかは，あらかじめわからない。助言するとすれば，目安としては1ページ目で最低1つは具体例をみつける。例えばA4判で1ページとしたらそれなりの情報量であり，また，通常インタビューの最初では重要な内容が語られるからである。インタビューが雰囲気的にまだこなれていないこともあり，面接目的を斟酌(しんしゃく)してその人なりに考えていることが話されやすい。つまり，単に逐語録の1ページ目ということではなく，最初の1ページの内容傾向を考えれば目安として参考になるだろう。むろん，すべての場合がそうというわけではない。

慣れてくれば基本通りの進め方でよいが，具体例の着目があまり先になると，着目すべきところを見落としたのではないかと不安になることもある。このような，“スルーしてしまったのではないか”という問題についての考え方を確認しておくと，分析に集中できる。結論からいうと，心配する必要はない。

概念－指示モデルを思い返してみよう。データから具体例を見いだしていくのは何のためか，それは説明力のある概念を生成するためであり，そのためにデータから一定程度の多様性を，類似例を通して確認する。類似例の判断のむずかしさについてはすでに言及したし，また，解釈は微妙さが伴うから類似例になるものがあっても気づきにくい。ただ，仮にどこかで素通りしても先に進んでからデータの中の別の箇所で他の類似例に着目することができるし，最終的に概念の成立を判断できるだけの具体例がバリエーション欄にあれば，素通りしたものがあったとしても分析の支障にはならない。それでも不安であれば，元に戻ってデータをみていけばよい。これはいつでもできる。

もう1つの重要な点は，意味の解釈という作業は集中力を必要とするので，不安や心配，自信のなさといったネガティブな発想が混入すると，ブレーキがかかってしまうことである。分析テーマと分析焦点者の視点から，所定の方法で解釈を試み目的として設定した説明モデル（理論）を生成していくには，ポジティブな発想が大事である。実際にこうした心のゆれは，人によって程度の違いはあるが，ごく普通にみられるものである。気をつけないと，分析が停滞して進めなくなる。ネガティブな発想は負のスパイラルに陥りやすく，ポジティブな発想は解釈上のアイデアを活性化させるという影響の違いがある。継続的比較分析にはチェック機能が組み込まれているので，このように考えてよい。

5.　取り出す具体例の長さの判断

具体例の長さも自分で判断することになるが，短ければよいのでも長ければ悪いのでもなく，意味のまとまりで考える。意味は解釈を必要とするから，通常はある程度の長さになる。意味を読み取ることはその文脈がわかるということなので，極端に短くはならないはずである。後に，自分がなぜその部分を取り出したのかを理論的メモ欄に記入し，転記部分で特に重視する箇所に印をつけておく。分析テーマと分析焦点者の視点から分析しているので，単語の場合と意味のまとまりの場合とを比較してみると理解しやすいであろう。そのまま転記しただけでは自分の判断を忘れてしまう場合があるからである。加えて，後述するように，同じかほぼ同じ箇所を複数選んだとしても全く同じ意味とはならないから，その中のどの部分から解釈したのか識別するためにもなる。

分析ワークシートのフォーマットの図4-3で示しているように，具体例として転記する内容ごとに協力者番号，ページ，行番号をつけておく。coding and retrieval（コード化と元データの確認）と呼ばれるコーディングの手法で，このようにすることですべての具体例は元のデータに紐づけされる。当然，具体例が1人の人のデータからいくつみられたかも，何人のデータから得られたかも，ワークシートのバリエーション欄をみるだけでわかる。

6. 概念の成立には具体例がいくつあればよいのか

理論生成を目的とするGTAでは，分析に度数は関係しないというのが大原則である。ここでの具体例の数も分析結果に求められる概念の数も，分析結果の判断には直接は関係しない。この点を理解すれば，GTA，M-GTAの考え方と方法が実践しやすくなる。数の問題は客観主義的認識論の反映として研究の世界でも，また，日常生活でも必ず関係してきて，数が多いと主張や判断の確実性が増し，少ないと逆となる。数が検証や評価の基準になる場合はそれでよいのだが，厳密に条件が満たされることは実際には少なく，特に社会現象や人間についてはそうであり，インタビューデータのような質的データに至ってはなおのことそうである。社会科学の研究では，データが満たすべき条件を緩和することで統計的分析方法を用いるスタイルが定着しているが，説明力には乏しく，万全とは程遠い状態である。

M-GTAはオリジナル版が提起したgrounded-on-dataの分析を原則としつつ研究者による解釈でデータからの抽象化を行ない，現実を再構成したものとしての理論を生成しようという方法である。度数が度数として最初から分析に入ってくるのではなく，研究者による解釈を確かなものとするために関係してくるだけであって，いくつあれば十分であるとか，最低いくつなければならないといったことではない。あらかじめ必要数が決まっているのでもない。理論的飽和化の判断と関係するが，分析の適切さは研究者が自身の判断で行なう。M-GTAが独自の工夫をしているのは，この判断を意識的，論理的に行ないやすくするためである。

したがって，具体例がいくつあれば概念として成立するかという問いには数での答えはないことになる。具体例がすべての人のデータで確認できなければならないということでもない。例示研究では21人の夫にインタビューをしているが，生成する概念の具体例は分析焦点者の視点で判断されるから，データ全体の中で確認できればよいのである。

実際の分析ではデータ全体に対してワークシートの作業をするので，バリエーション欄には多くの具体例が転記されていく。M-GTAでは方法論的限定という制御概念によって分析対象とするデータ総量を設定するので，すべてのデータを分析する必要がある。一方，オリジナル版では理論的飽和化が達成されるまでデータの収集と分析を続けるとされている。だが，すでにChapter 1で論じた理由により，M-GTAでは独自の立場と方法を採用している。この違いには実は重要な意味があって，オリジナル版の方式ではたくさんのデータに対して長期にわたる分析が進められるが，データとの確認が早々にできれば，つまり，できると研究者が判断できれば，そこで終了してよいことにもなる。実際GlaserやStraussの研究ではかなり早い段階でこの見極めをしているように思われる。オープン・コーディングを行ないつつ選択的コーディングを早くに着想して成立するかどうかをデータで確認していくという高速分析である。あるいは，イメージでいうと短い滑走距離（初期のオープン・コーディング）で急上昇（一気に抽象化）するジェット戦闘機のようなものである。度数の問題でないことは，この説明からも理解できるであろう。だから，grounded-on-dataの分析だからといって延々とデータ収集と分析をすればよいのではなく“離陸（抽象化）”しなくてはならないのであり，その判断は度数がしてくれるのではなく，研究者自身がしなくてはならないのである。

以上を踏まえた上で，現実的な対応について述べておこう。ここでは概念と具体例の数の話だが，分析結果全体を表にしてカテゴリー，サブカテゴリー，概念，定義，そして代表的具体例を一覧で示す場合で，そのとき具体例の数をカッコで示すことについてである。特段表記する必要はないが，分析プロセスをていねいに説明するという点でこうした表示の形式があってもよいだろう。ただ，数字はそれ自体で意味を発生させるから，具体例の数が少なければ疑問をもたせるかもしれないので，2種類のメモによる思考の外在化をしておけば，容易に対応できる。

7. 同じ具体例を2度使ってよいか

具体例の確認は概念の生成のためであるから，同じ，あるいはほぼ同じ部分を複数の概念の具体例とすることは構わない。ただ，転記する部分のどこを重視するのかがわかるよう，該当箇所に印をつけて識別しておく。他の類似例が増えていけば，その中の1つになっていくだけのことである。しかし，それだけが具体例となるのであれば，その意味を慎重に検討することになる。

具体例への着目とは，分析テーマと分析焦点者の視点からデータの中に小さな文脈を読み取ることなので，同じ部分を複数の概念の具体例に用いる場合にはその文脈との関係を考える必要がある。おそらく近い関係にある何かを読み取ろうとしているはずであるから，なぜそうするのかをメモに残しておく。

8. 具体例の検討は最初の具体例がみつかったところから先で行なえばよいのか

分析上はそれで問題はない。途中からではなくデータの最初に戻ってみていくべきではないかという疑問だが，先の“スルーしてしまったのではないか”という問題への考え方と基本的には重なる。ワークシートを使っての分析は，一定程度の多様性を説明できる概念を生成するのが目的であるから，途中から順次多重的に類似例を探していき，最後のデータまで分析を進めた結果，データとの確認が十分できないと判断される場合に検討すればよいことである。

M-GTAの分析では，ワークシートの立ち上げは最初の数名のデータに集中しがちで，それ以降は新たな概念生成の可能性は徐々に少なくなっていく。収束化が働き始めるからである。したがって，最初のデータに戻って具体例を探索しても大した作業にはならないと思われる。ワークシートを順次立ち上げながら，データに対して多重的比較を同時並行的に進めるわけであるが，この態勢に入ると関連性が累積化していく。英語でいうモメンタム（momentum），つまり勢いや推進力が出てくるから，中断せず最後のデータまで行ききるのがよい。

補足すると，筆者はインタビューは1回のみを原則としている。半構成的面接はそこでのみ成立する一期一会的な関係性の世界と考えられるからで，それを2度行なうとなると関係性の意味が変わってしまい，気づかずに相手をデータ提供者としてみることになるだろう。インタビュー後に聞いておくべき事柄に気づいたとしても，それは自分の問題であり，それを理由に再度のインタビューを安易に考えない。フィールドワークとの比較で述べたように，インタビュー，とりわけ半構成的面接法の性格を理解すれば，1回きりの姿勢でインタビューに望むことは，協力者に対してというだけでなく自分自身の立ち位置を確認することになり，そのことは意味の解釈への集中力に影響する。ただし，インタビューは1回だけとしても逐語化したインタビューデータはよく読むことである。何度も読んでもよい。その上で，2度目のインタビューが本当に必要なのかを考える。分析態勢に入れば，1人目のデータの最初から最後の人のデータの最後まで一方向で進めるのが効果的だと考えている。

9.　類似例の探し方

類似例の探し方については，ワークシートのバリエーション欄の説明のところで触れている。継続的比較分析は類似と対極の二方向で進めるが，最初は類似例の探索を重視する。定義に照らせば同じ関係にあるが，具体的内容においては相互に違っているというのが，類似例の考え方である。概念名と定義については後述するが，判断の基準は概念ではなく定義で，その理由は概念名よりも定義のほうが，解釈した意味を確実に表現できるからである。また，類似例を探す作業は一見簡単そうにみえるが実は微妙な判断が必要となり，そのむずかしさに直面すると分類型思考に横滑りしやすいことも指摘した。

実際に，最初からスムーズに進むことはまずない。基準とする定義自体がまだ不安定な中で，この作業を始めることになるからである。定義がこの状態だから，概念名もまだ不安定で，作業手順としてはまず定義を安定したものにする。そこに関係してくるのが分析テーマであり，これが「分析の初期段階は分析テーマの最終確定と重なる」と説明している点である。分析テーマと分析焦点者からデータの中の具体例に着目するところから分析を始め，概念名・定義・具体例の三者関係を安定化させることで概念を完成させる。

grounded-on-dataによる分析は類似例の検討抜きには不可能であり，その判断は意味の解釈を分析者が行なうので，常に微妙さを伴う。正誤判断ではないので，つまるところ判断の仕方と実際のプロセスを明確化することで，自己評価と他者による評価が両立できる方法が求められる。M-GTAで思考の言語化，メモによる外在化を強調しているのは，具体例への着目にしてもその結果だけでなく，判断の理由を明らかにしていくことで，分析プロセスを透明化するためである。微妙な判断を伴う選択をするので，逆にその微妙さの判断についてワークシートを提示することで誰でも分析に入れるし，第三者が評価できる形になる。

最初の具体例への着目からその理由を考え，なぜその定義としたのか，2つ目以降は個々になぜ類似例と考えたのかなど，自分の判断を振り返りつつ確認する。そして，類似例を追加すると類似性を確認するための相互の比較，複数の類似例と定義との対応関係を検討し，その結果，定義を修正する可能性も生まれてくる。

例えば，例示研究における「妻行為の確保」という概念の場合，筆者は定義を，「介護者である夫が自分でできることであっても要介護の妻ができることは妻がするようにすること」とした。この定義は，「介護者である夫が自分でできること」「要介護の妻ができること」「妻ができることは妻がするようにしている」という3つの部分で構成されている。分析テーマと分析焦点者の視点からみて，データ中の類似例の相互検討から定義の修正に関係してくるとすれば，最初の部分であろうと考えた。なぜなら，これはこの概念の1つの条件になっており，介護者である夫が，自分がすればできることであるという条件を含めると，定義の意味はより明確になるからである。「夫」は分析焦点者なので，「夫」からの視点が入った解釈のほうが望ましいからである。

しかし，類似例を検討していく中で，「この条件のままだとあてはめにくいが，この条件を外せば類似例に含めることができる」という場合，その条件を外す方向で定義を修正する。逆の場合も当然あって，最初は類似例に含めていなくても，類似例の蓄積からむしろ条件として加えたほうが定義がより適切になると考えれば，それを追加するという修正もありうる。

こうした作業は先述の三者関係（概念名・定義・具体例）の確定のためにあり，これらはすべて比較，ここでは特に類似性についての比較の作業である。何と何を，どのように，どこまで比較するのかという継続的比較分析の最初の部分にあたるので，ここでの緻密さの如何によって，その後の比較の密度にも影響してくる。

類似例の検討は生成型思考の実践でもあるため，初学者が1人で取り組むにはハードルが高い。それもあって，とりあえず似たような具体例をデータからワークシートに転記し，それらを見比べて定義を考えるという分類型思考を使うことになりやすい。この違いはすでに説明した。類似例の探索に関してはグループワークが効果的であり，複数のメンバーからの意見が入るので，分類型思考から生成型思考に切り替える訓練になり，分析の実践力が身につきやすくなる。

さて，実際の分析では次のようなことが生成型思考を後押ししてくれる。類似例はデータの中から探すのであるが，そのときに作業中のデータとは別に類似例と思われるものが浮かぶことがある。「どこかに似た例があったような……」という感じである。実はこれは不思議なことではなく，それまでにインタビューを行ない，逐語録をまとめ，それぞれについて気がついたことを理論的メモノートに記入するという一連の作業をしてきているので，かなりの情報量がすでに自分の頭に入っている。正確には思い出せなくても頭の中で検索しているわけで，生成型思考により，まだデータでは確認できていない例を説明できるような概念を考えるときに，こうしたことがあるとちょっとした後押し（され）感があり，解釈を進めやすい。詳細まで思い出せなくても構わないし，むしろそのほうがよい。ただ，記入の仕方としてはワークシートの理論的メモ欄に記入しておき，後に確認できればバリエーション欄に移す。

少し補足すると，データをみながら類似例を探索する場合に比べ，上のように，データにはなくても似た例が浮かぶときのほうが定義に照らした考え方をしているとも考えられる。ディテールの豊富なデータに，定義を介して類似例を見いだすのであるが，自分が考えた定義から記憶にあるデータの中を探索するのは解釈方法の学習にもなる。だから，似たような例が思い浮かんでこなくても，作業中のデータから目を離し，定義に照らして考えてみるとよいだろう。

ここまで類似例の判断のむずかしさについて，微妙さの点から説明してきたが，すべての場合にそうだというわけではない。例示研究から先に紹介した「妻行為の確保」の概念などは，具体的な意味で類似例も判断しやすい。これは，M-GTAの方法では，生成される概念には最初の具体例によって取りうる意味の範囲にバラツキがみられるという説明を思い起こせば理解できよう。深い分析を重視すれば微妙さへの対応が重要となるため，こうした比重の置き方をしてきたのだが，この例示のようにわかりやすい概念の生成から得られるのはリアリティ感の経験である。自分の解釈に対する確からしさの感覚をもてる。

10. 対極例の探し方

比較のもう1つの方向は対極比較で，これには具体例に対しての対極例と，概念をはじめとする解釈内容に対しての対極性の2つがある。「例」と「性」で微妙に異なるので注意してほしい。ここでは前者について解説し，抽象的レベルである後者についてはChapter 5と6で扱う。対極比較は，類似例，類似性の場合はどちらにおいても自動的にその確認になる一方，対極「例」の検討は現象面で起こりうる最大幅の確認となり，該当する例があれば分析に取り込んでいくので，例外を発生させないことにつながる。他方，対極「性」の検討は，比較により概念であれカテゴリーであれ，解釈内容の境界を確認，確定していくことになるので，分析結果である理論（説明モデル）の統合性につながる。

継続的比較分析の説明で指摘したように，比較の始まりは最初の比較材料の確保で，概念生成ではデータの中の具体例への着目から始まる。それが最初の比較材料となり，類似例と対極例の検討が開始できる。まずは概念の生成が目的となるので，類似例の検討を重視するという立場で説明してきた。理論的センシティビティを鍛えるために，最初から対極比較の発想を取り入れても構わないが，その場合は，気がついたことを理論的メモ欄に記入しておく程度である。このメモが後に活用できる。

対極例は，具体例ではなく定義に対して比較する

データへの具体例の着目は分析テーマと分析焦点者の視点からとなり，生成される概念はすべてなんらかの意味で分析テーマに関係している。類似例の場合と同様に，対極例の場合も，定義に照らしての判断となる。前者では具体例同士の比較とそれらと定義の対応関係がポイントとなるが，対極例の比較では具体例の内容に対してではなく，定義に対してとなる。先ほど紹介した例示研究の「妻行為の確保」の概念例でいえば，まず，「洗濯物たたみ」という具体例があった。このとき，この行為（洗濯物たたみ）を“要介護の妻がしていない場合”が対極例になるのではない。定義「介護者である夫ができることであっても要介護の妻ができることは妻がするようにすること」に照らして，“要介護の妻ができることであるのを知っていても夫が自分で行なっている場合があるかどうか”が，対極例の検討となる。そういう場合もあるかもしれないし，それには理由があるはずだろうから，対極例がみつかれば，解釈は深まり，分

析はより複雑な世界を読み取るものとなる。

ただ，インタビューデータでは対極例がみつかることは少ない。しかし，対極例の検討はgrounded-on-dataの分析を徹底したという分析プロセスの説明となるため，検討結果の有無とは別に，検討を行なったことについては論文で言及する。そうしないと，検討が行なわれたかどうかが不明となり，質的研究への疑問を誘発させかねないからである。

インタビューデータで対極例がみつけにくいことには，データの特性が関係していると考えられる。半構成的面接ではナラティブ的要素があり，それは自然なことではあるが，語り手は自分の経験をまとまりのあるストーリーとして話してくれる傾向がある。複雑で多様な経験について，その中にはさまざまな困難経験も含まれているとしても意味づけが混乱していることはなく，したがって，データには大きな矛盾はないものである。人間は実際に行動している通りに話すわけではないから，これはデータの特性の違いであり，例えばフィールドワークであれば，対極例と考えられる事柄は観察しやすい。特性とは限界の意味も含むので，データの本来的特性としての不完全性（→Chapter 2）を確認しておこう。

11.　具体例が少ないとき，多いときの対応

概念名・定義・具体例の三者関係の確立が分析のカギとなるため，バリエーション欄がどのように，どの程度充実した内容になるのかが非常に重要となる。全員分のデータを分析し終わった段階で，具体例がごくわずか，あるいは，極端な場合は1つだけというワークシートがあるかもしれない。逆に，かなり多くの具体例でバリエーション欄が溢れる状態もありうる。基本的な考え方を確認しておくと，概念は一定程度の多様性を効率よく説明できなくてはならないので，データからの具体例が少ないと成立はむずかしい。他方，具体例が多く集められていれば，この要件は満たされていると判断できる。これが基本であるが，そのまま適用すればよいわけではなく，どちらの場合も慎重な検討が必要となる。なぜなら，度数について述べたように，この分析法では数は解釈に影響しないので多ければ多いほどよいわけでもなく，少なければ否定されるわけでもない。また，継続的比較分析は抽象度に応じて進められるから，概念名，定義，具体例の関係だけで概念の成立の可否を判断できるのでもない。

選択した具体例を今一度よく吟味する

したがって，具体例が少ないからといって機械的にすぐに「だめだ」と決めつける前に，いくつかの観点からチェックする。まずは，少数の具体例であっても，自分が一度考えたことであるからと簡単に処理するのではなく，自分の判断を信頼して作業経過を振り返ってみる。自分の思考はワークシートの定義欄や理論的メモ欄に記録されているから，それをたどることで振り返りができる。特に，最初の具体例について着目理由を中心に振り返り，次に類似例についてどのように比較したのかを確認する。

つまり，具体例がわずかであっても概念名・定義・具体例の三者関係が成り立つ可能性があるかどうかを考える。この可能性とは，分析テーマと分析焦点者の視点からみて自分の解釈に捨てがたい何かがあるかどうかで，もし可能性がありそうであれば，本当に類似例がないのかもう一度データにあたってみる。類似例の判断の微妙さについては先に指摘したが，このような確認を経た上で再度データ全体をみると，類似例と判断できる箇所がみつかるかもしれない。このときにも定義の修正を含め，上記の三者関係を安定化させることを念頭におく。それでも具体例での確認ができないと判断する場合には，概念の成立は困難と考え，具体例はそれぞれ類似例となりうる他のワークシートに吸収するか，あるいは，ワークシートそのものを他のワークシートに統合する。

付言すると，ワークシートの統廃合は基本的に，概念をたくさんつくりすぎたときの調整方法である。ここでは具体例がわずかな場合についてであり，データが不足していることも考えられるが，インタビュー調査でのデータの追加収集は複合的に計画する必要があるので，具体例が少ないというだけの理由で追加収集までは踏み切らない。

概念間で比較する

もう1つのチェックの方法は，概念間の比較である。概念生成を開始すると，ワークシートを完成させる作業と並行して概念を相互に比較することを始めることを先に述べた。この場合も，分析テーマと分析焦点者の視点が比較の大枠となる。Chapter 5で説明する概念からカテゴリーへの抽象度を上げたレベルで考えることになるから，概念は生成中であるが成立を想定した形で比較に投入される。そうすると，具体例が1つしかない概念であっても他の概念との関係に組み込まれ，重要な位置を占めることも起こりうる。こうした場合は，概念はデータにおける類似例の再確認の作業にまわす。最終的に類似例が十分確認できなければ，分析の経緯とデータとの確認関係が不十分であったことを論文中で説明することとして，分析には残す。一見強引に思えるかもしれないが，概念－指示モデル，および，理論生成が目的であることを思い起こせば理解できるだろう。大事なことはこうした判断を自分がすることである。

したがって，具体例がごく限られた数であっても即否定的にみる必要はなく，振り返って確認する。なぜなら，具体例がデータ自体の中に乏しいのかもしれないし，比較が的確に行なわれた結果なのかもしれない。そうした振り返りのためにも，メモ（理論的メモ欄と理論的メモノート）が貴重な資料となる。

このことは，具体例が多い場合とも関係する。多いということは生成する概念の成立を盤石なものにすることもあれば，類似例の判断をあいまいな結果にするかもしれない。なんとなく似ている感じで着目したのかもしれない。具体例の判断は定義に照らし1つずつ検討するとともに，具体例が増えたら相互に比べて，定義との対応関係を確認していく。そして，この作業が十分だったかどうかをチェックする。類似例の基準，すなわち，「定義に照らすと同じだが，内容的には相互に違う」という判断が適切であったかどうかである。

では，多すぎるとはどの程度の数のことか。それを知りたいと思うかもしれないが，なぜそう思うのかを振り返って考えてみる必要がある。具体例が最低いくつあれば十分なのかという問いも同じである。数で答えることはできないからである。一方，自分の解釈が適切かどうかの確認の方法として，数の発想になるのも無理のないことでもあろう。インタビューデータの意味の解釈なので，研究者への依存度，負荷が非常に大きくなるから，経験が重要となる。その点からみると，継続的比較分析は多重的に同時並行で進めるので，自分の頭の中でどの程度の比較材料を把握できているかが目安になる。概念が理論の基本的構成単位であり，それは単一のものなので，その相互比較やカテゴリーの検討の場合はこの考え方でよい。しかし，ワークシートにおける具体例は個々の内容も複雑になるので，すべてを頭の中でキープするのは困難である。つまり，具体例の内容をすべて覚えておくのは無理なので，具体例と判断した理由を問われたら答えられるという程度の状態にしておく。ワークシートの構成自体，解釈に沿って完成させていくように設計されており，記憶していなくてもいつでも確認できる状態にあるので，具体例と判断した理由を少なくとも代表例についてはわかるようにしておく。個人差や経験による違いは当然あるが，継続的比較分析は相互の関係を具体レベルから抽象レベルまでていねいに検討し，分析を制御する枠組みを組み込んでいるので，M-GTAの分析方法を理解すればそれほどの数にはならず，その必要もないことが慣れてくるとわかる。記憶力の問題ではないので確認できるようにしておくことが大事で，それが自然に分析プロセスの明示化につながる。こうした進め方をすると実際，分析中はいつでもどこでも考えている状態になり，頭の中で具体例をいろいろと転がしているものである。その範囲を目安としてよいのではないだろうか。

実際の例で考えるほうが現実的である。例示研究の概念，例えば「愛情文脈化」という概念（のちにサブカテゴリー）は，要介護の妻を介護する意味づけについての概念として想起したが，具体例としては，意味の幅は広くても数としては絞られてくる（図4-1の結果図, p.101を参照, および詳しくは, 木下, 2009, 第1章を参照）。したがって，概念の成立には具体例がいくつなければならないかという疑問よりも，実際にデータを分析しながら具体例の範囲を検討し，リアリティ感，確からしさを実感することのほうがはるかに重要である。

概念欄の活用方法

1.　概念の命名方法

定義と概念名の違い

ワークシートの概念欄には，定義欄の短文の内容をさらに凝縮した表現を記入する。短文である定義と比べると，概念名は単語や文節程度の長さである。だからといって，ただ短くすればよいわけではない。概念名と定義は機能が異なるからである。この点が十分理解されていないと，次の問題が起きる。定義的な概念，つまり，説明的な内容を概念名にしてしまう。そして，長さも，定義よりは短いが概念としては長めという中途半端な形になる。しかし，分析している自分は所定の作業をしているつもりであるから，そのことに気づきにくい。

その結果，論文やプレゼンテーションで結果を示された側は，「それはそうかもしれないが，この研究が独自に明らかにできたのは何だろうか？」といった戸惑いに悩まされる。論文などでまず最初にみるのは，結果図とストーリーラインが通例である。ゆえに，結果図の概念名をはじめサブカテゴリーやカテゴリー名の意味のそれぞれの区切感が弱くなり，みる側はその意味を考えなくてはならなくなる。

同時に，ストーリーラインでは，説明的な概念名だと文章の中に自然に溶け込んでしまいやすく，メリハリに欠けた記述となる。多大な時間と労力を費やした末にまとめられた内容がインパクトに乏しいと受け止められると，評価に予見が混入し適切に理解されにくくなる。いうまでもなく，これは概念の命名に起因する問題であり，必ずしも定義の検討が不十分なためとも言い切れないが，両者の違いがおさえられていないと起きやすい。

例示研究の結果図（図4-1, p.101）では，概念，サブカテゴリー，カテゴリーが例示されている。むろん模範例ではないが，批判的検討をしながら命名方法について考える材料になろう。長さ的にはこの程度だと覚えやすく，個々の意味も理解しやすいであろう。

M-GTAの分析の基本は分析テーマと分析焦点者の視点であり，社会的相互作用を踏まえて，意味の解釈を行なう。定義も概念も分析焦点者を主語とし，行為が述語となるように考える。定義を凝縮して概念名を検討するときに，分析焦点者を主語において考えると，人の“うごき”としてイメージ喚起がしやすくなる。定義も概念も，分析焦点者を共通の主語におくことで，概念の命名は一定幅に収まりやすくなる。

Chapter 10で詳しく論じるが，データからいきなりコード化し，それらの関係を分析していく一般的なコーディング方法と異なり，M-GTAではデータ部分をいわば「小さな文脈」として解釈し，その意味を定義として記入し，さらに概念として命名していく。この違いはここまでの説明で理解されてきたと思うが，分析テーマと分析焦点者の視点からの行為論的，社会的相互作用論的解釈となるので，定義と概念名の関係についても，同じ意味を異なる形で表現するという意図を理解する必要がある。

定義と比較したときの概念名の特性は，定義は自分の解釈内容を簡潔に表現したもので，分析の緻密さや解釈の深さを確保するためである。これに対して概念は，自分の定義を他の人が理解しやすくするためである。つまり，定義と概念名の関係は，分析をしている自分にとって重要であることはいうまでもないが，実はそれだけではない。概念名は他者に向けてのものでもある。他の人が最初に関心をもちやすいのは分析結果である理論よりも概念，それも概念の中のどれかであろう。1つでもそうした概念があれば，そこをきっかけに理論へと関心が拡がり，実践的な活用への動機となっていく。実際の展開としては，理論全体ではなく概念が個別に実践で参考にされていく。それだけ，概念にはリアリティへの喚起力がある。例えば，夫が介護者であるいろいろな状況において，「妻行為の確保」という1つの概念は一定の事柄の理解を促すであろうし，また，要介護の妻について語る夫の話から，これは「愛情文脈化」のことだと理解したり，逆に，これでは「愛情文脈化」が崩れかかっているのではないかといった具合に，まず概念の実践を通して，サブカテゴリーやカテゴリー，理論全体の活用へと拡がっていく。覚えやすく使いやすい概念から応用は始まるので，概念とは，他者に向けてのものである点を強調しておきたい。

概念の二特性とin-vivo概念

概念に求められる特性として指摘されているのは，論理的であると同時に感性啓発的（sensitizing）であることである（Glaser, & Strauss, 1967／後藤, 水野, 大出訳, 1996；Glaser, 1978；木下, 1999；2003）。一般に概念といえば，論理的意味がしっかり裏づけられて構築されているものと受け止められている。しかし，人間行動の説明モデル（理論）の生成を目的とするときの概念とは，論理的意味だけでなく，それをみた人が感覚的にもイメージできるようなものと期待されている。1つの概念でこの両方を兼ね備えているまでの必要はないが，命名を検討するときにはこの考え方を念頭におく。そのとき，いわゆるコピーライター的センスは必要なく，必要なのは，研究の中の定義における作業であり，すなわち考え方と手順をおさえ，概念名・定義・具体例の関係を踏まえての“分析”である。コピーライター的センスは受け手にイメージを惹起する力はあっても，いわば「フラッシュ」的で，論理的な説明には限界がある。理論のもつ統合的説明力には及ばない。

この関連で，GTAではin-vivo概念というタイプが提案されている。これはデータの中にある特定の表現をそのまま取り出して概念とするものである。論理的な意味というよりも，ある特定の状態や状況を1つの表現で捉えるもので，具体例→定義→概念の順ではなく，ワークシートの概念欄にそのままの形で最初からその表現が入り，定義と具体例がほぼ同時に記入できる。例示研究では唯一「それからですね」が，in-vivo概念である。具体例は，脳卒中のように急激な場合，慢性状態からの悪化，あるいは，夜間尿失禁で布団を汚すという出来事をきっかけとする妻の変化などである。分析テーマで設定した，介護プロセスにおける局面の質的転換を象徴するところにin-vivo概念を配置した。

ただ，in-vivo概念の使用は極力限定的にすべきであって，気をつけなくてはならないのは，概念の命名に行き詰まったときにin-vivo概念を使いたい誘惑に駆られて乱発してしまうことである。これは，概念名が定義的に長くなるという問題や，たくさんのワークシートを立ち上げてしまう問題と同様に，解釈を詰め切れていないときに起こる。自分で概念名を考えるよりも，バリエーション欄の具体例の中にもっとよい表現があるように思えてしまうのである。禁じ手に似たところがあって，抑えが利かなくなる危険がある。in-vivo概念はごく少数でないと効果を発揮しない。

定義では言葉の意味の慎重な検討が重要となるので，辞書を活用することもある。それに対して，概念では言葉のセンスが関係してくると述べた。しかし，失敗すると奇抜な言葉と受け止められ，かえって理解を妨げかねない。奇抜とみるか，オリジナリティがあるとみるかは，もちろんみる側，評価する側の判断になるが，概念は概念名だけでなく，定義と解釈のもとになった具体例との関係で考え出されているので，自分ではよい出来栄えだと思っていても，奇抜とみられかねない可能性があれば，特に説明をていねいにする。概念名の理解とその意味の理解がそれぞれきちんと伝わるように，記述で工夫する。

概念は1つの概念に1つの意味とし，AとBというように2つの意味をまとめないほうがよい。「と」の意味が入ってくるから，それぞれの意味だけでなくその関係の意味も加わり，思う以上に複雑になる。また，当然，概念相互の比較も複雑になる。こうした傾向は分類型思考のときにみられやすい。このことを覚えておくと自分でも気づきやすくなるかもしれない。

最後にもう1点指摘すると，概念名の検討は，実は定義内容を確認していることでもあり，命名がむずかしい場合，その原因は定義のあいまいさにある場合がある。こうしたチェック機能が働くことも意識しておきたい。

「名づける」ということ

概念の命名については，Straussが強調しているnaming（名づけ）の考え方が参考になる（Strauss, 1987）。「名づける」とは意味を凝縮して独自の表現にすることなので，それ自体が意味を付与するという創造的行為である。シンボリック相互作用論の立場から考えてみよう。本Chapterの前半で概念－指示モデルにおける「指示的」の意味を説明したが，シンボリック相互作用論の中心的継承者の1人であったStraussがnamingについて語るとき，そこには，ただ命名するということだけはない深い意味が込められていると理解すべきである。それをM-GTAでは，次のように受け止める。言語化し新たな言葉を創出することは現実を変えていこうとする実践的立場の表明であり，grounded-on-dataに基づき，説明と予測に有効な理論の生成はそのための社会的行為である。概念の命名はその象徴的作業といえる。

こうした基本的立場を確認した上で，実際の作業で概念の名づけがうまくできない場合について考えてみよう。概念－指示モデルが示すように，意味の解釈とはデータの中の具体的内容を抽象化して，つまり，一定の一般性をもつレベルで意味を読み取る作業である。具体的内容は意味を指示しているのであって，意味とイコールではない。ここで，つまずきやすい。つまり，具体例から離れなくてならないのだが，それがうまくできず，具体例→定義→概念が噛み合って進まなくなる。分析テーマと分析焦点者の視点から，データのある部分に着目してその意味を考え始め，定義を検討する。これは具体例と定義の関係を表わし，とりあえずにせよワークシートの定義欄に記入する。次にそれを概念として命名するときに，うまくいかないことがある。語彙力や言葉のセンスの問題と思われることが多いのだが，むしろ具体例から抽象化する方法に慣れていないためではないかとも考えられる。定義は短文なので抽象化までのそれなりの余地があるが，概念名は意味の凝縮となるから即抽象化のレベルになり，そのときに，定義のような概念名が生まれてしまったりする。概念の命名としては，定義のような概念よりは，むしろ多少奇抜なもののほうがまだよい。

例えば，概念の命名に対する質問をするとその答え方には，特徴的な傾向がみられる。こちらが聞いているのは，なぜその意味になるのかで，具体的内容は必要ないにもかかわらず，具体的な内容で答えが返ってくる場合がある。大抵の理由は慣れていないためであるが，質的研究法を学ぶときには意味の解釈方法についても学習が必要である。できれば分析実習の機会があると，抽象化の作業への理解が深まる。ただ，ヒューマンサービス領域の特性も関係しているようにも考えられる。実務経験が豊富で十分な経験的知識があり，判断と行動が的確にできていると，抽象化した知識の必要性をあまり感じないのではないかと思われる。概念や理論はその効果を実感できないと身近なものにならないし，経験的対応になんらかの問題を感じないと，そもそも関心をもつこともむずかしいであろう。質的研究には人間についての理解や洞察を深めていく機能があるから，研究することが抽象化の訓練でもある。実際に着手する前でも，関連する授業や研究会への参加，そして仲間とのグループワークで学習できる。

以上から重要なのは，概念－指示モデルと生成型思考を理解すること，またデータ分析を実習する機会があれば，その経験を通して概念化の作業と概念のもつパワフルさを実感するということである。具体例をたくさん知っていることに比べて，生成する概念1つがどれだけ有効かを感覚的にも理解できると，言葉の使い方や考え方がていねいになっていく。概念の力，理論の力への信頼が，分析を成功させる素地ということもできるだろう（木下, 2014）。

既成概念は使わない

これと似たことは，すでに分析テーマの表現方法のところで取り上げている。簡単に復習すると，分析によって明らかにしようとする問いにあたるのが分析テーマである。問題意識と研究計画によって問いの研究的意義は確認されているのだが，分析テーマの設定に際しては，既成の概念や抽象度の高い言葉は用いずに，できるだけ平易な表現にするという説明をした。問いをゆるやかに設定し，人が問いの意味を考えなくてはならないような表現にはしないということである。これはオープン化（オープン・コーディング）の徹底，つまり，データ全体に対してgrounded-on-dataの分析を行なうための作業で，概念を生成し理論（説明モデル）にまとめていこうとするときに，自分にとってはよく理解しているつもりの概念であっても，すでに独自の意味と説明力を有しているから分析に影響を与える可能性がある。研究上の概念でなくても，抽象的な表現は理解の負担を強いることになりかねない。また，人によって意味の理解が問いのレベルでブレ幅をもつことは，目的と結果の評価を混乱させかねない。

これは分析テーマの表現の仕方についての話であったが，概念の命名の場合，研究領域で既存の概念を使いたい誘惑にかられる。ここに大きな落とし穴があり，分析の独自性を台無しにしかねない。概念の命名は，最終決定までに何度もの試行錯誤を繰り返すほどむずかしいものである。それだけに，自分の研究領域や専門領域で使われている概念で，今自分が考えている意味に合致すると思われるものがあると，どうしても引き寄せられる。しかし，グラウンデッド・セオリーとは，データに密着した分析から独自に説明概念をつくり，それらによって統合的に構成された説明図（人間行動のモデル）である（木下，2003；2007；2014）。よって，まず既成の概念は使わないということを肝に銘じておく。どうしても抗えない吸引力をもった概念に出くわしたら，自分の言葉で概念名をつけておき，論文の考察のところで，それとの比較から自分独自の解釈を説明する。

M-GTA での概念生成とは，grounded-on-data の原則に基づき，分析ワークシートを使って概念名・定義・具体例の三者関係を確立させていくことである。このとき既成の概念を使うと，確実といってよいほどこの関係が崩れる。具体例→定義は対応していても定義→概念の関係がズレてしまい，しかもそれには気づきにくいということが起きる。概念が定義以上のことを説明してしまうからである。既成の概念がすでにもっている意味の範囲が，具体例から解釈できる意味の範囲よりも確実に大きくなりすぎるため，当然，具体例とのバランスもとれなくなる。

また，概念の相互比較を進めるときに既成概念を使うと，他の概念との比較でもズレが起きる。ただ，継続的比較分析にはチェックとバランスの機能があるから，仮に既成概念を使い始めていてもチェックの網にかかってくると考えてよい。いうまでもなく，既成概念の魅力は学術性が認められているからで，その水準と比べると自分の解釈は足元にも及ばないように思えるかもしれない。例示研究の場合，結果図に示されているものがすべてであるが，関連する専門分野の概念は含まれていない。社会老年学，社会学，社会心理学，あるいは介護，ソーシャルワーク，看護，臨床心理などの分野からみれば，他に見知った概念が思い浮かぶ箇所もあるだろう。しかし，既成概念を使わないからといって学術性がないのではない。そうした指摘があれば，学術性とは何かという議論を積極的に行なえばよいのであるが，論文では考察のところでこの種の議論をすることができる。

2.　反転確認

反転確認は，生成した概念の出来栄えの評価と生成プロセスの検証方法のことである。具体例→定義→概念名が生成プロセスであるが，反転確認とは逆方向で関係をみていく作業のことである。2つの方法があり，1つは実際のプロセスを反転させ，概念名→定義→具体例の関係を確認していく。もう1つは，「データを捨てる」という言い方で説明している方法である。

前者のほうがわかりやすい。概念を生成したら，定義内容と対応しているかどうかを検討し，定義を挟んでワークシートの具体例全体との対応を確かめる。概念生成を始めたら，その先は概念相互の比較のレベルに移行していくので，データとの密着性の確認はその後の分析内容を担保する基本要件となるからである。ワークシートをみて，次には目を離し，自分の頭の中で三者の関係を思い浮かべる。概念名から定義へ，定義から具体例へ，そして，概念名から具体例へと，実際にそのようにしてみる。ワークシートをみながら検討するよりも，それぞれのつながりを確認しやすい。その結果は，理論的メモ欄に記入する。この作業により，その概念の説明の準備ができることになり，後に論文で記述するときや口頭での発表のときに改めて内容を確認しなくて済む。また，反転確認により，概念生成のレベルにおける小さな飽和化の判断をしていることになる。その判断についても後に論文等で説明する必要が出てくるのだが，その準備もしていることになる。

反転確認のもう1つの方法「データを捨てる」は，概念の生成プロセスの検証というよりも，生成した概念の有効性を確かめる意味合いが強い。「データを捨てる」の意味は，データとそこから選択した具体例から離れ，視点をデータから概念に思い切って切り替え，概念名と定義だけで説明しうる範囲を考えることである。つまり，実践的活用を見越して，ワークシートで確認したデータ以外の類似例が説明できそうかどうかという視点から考えるという，思考実験のような作業である。このとき，具体的に類似例を思い浮かべるところまでの必要はない。もしあれば，理論的メモ欄への記述により，すでに分析に組み込まれているはずだからである。ここでの考え方は，類似例と思われるものが出てきたときに，自分が生成した概念がキャッチできるかどうかである。

M-GTAはデータに密着した分析を特徴とするので，そこまでデータを重視するにもかかわらず，「データを捨てる」という表現には違和感があるかもしれない。しかし，grounded-on-dataを原則とする分析であるからこそ，この表現が必要である。この点を理解すると，よい復習になる。質的データを多様で複雑な人間の経験をできるだけそのままに表現したディテールの豊富な内容と位置づけ，それを分析に用いるのは，説明力のある概念を生成するためである。概念－指示モデルとM-GTAにおけるデータと概念の関係図（図4-2, p.107）で説明しているように，ディテールの豊富なデータは説明力のある概念を生成するための“素材”なのであり，概念化が済めば，後に論文で引用する具体例を除き，用済みとなるからである。この意味は，概念を生成する材料であった具体例は，その概念によって説明できるはずだということである。

概念はデータの中の具体例だけでなく（それだけでは単にデータを分析しただけなので），それら以外の現実にみられるであろう類似例をも説明できるものとして生成されている。これが，反転確認の2つ目の考え方である。もちろん，用済みだからといって実際にデータを捨てることはなく，その必要もない。ディテールの豊富な内容を直接的に記述に活かす他の質的研究法との違いを強調するために，こうした表現にしている。したがって，ワークシートでの分析プロセスを検証するときの反転確認に加えて，ここでの反転確認とはデータを離れて概念の有効性を検討することであり，小さな飽和化の判断に含める。データの解釈のときに，分類型思考ではなく生成型思考を強調したが，その考え方を分析プロセスで実践してくれば，ここでの反転確認は唐突なことではなく自然な延長として，まだないものをも説明できるかどうかという思考実験となる。こうした経験を積んでいくと，解釈力が鍛えられていく。

3.　参考にできる概念を1つもつ

分析を軌道に乗せるまでのむずかしさについては，例示研究の場合を紹介しながら述べた。それは，データと密着した分析の最も基本的な作業である概念生成には地べたを這う作業のようなところがあり，これでよいのかどうか出来栄えについての疑問が残り続けるということである。分析ワークシートに如実に表われてくるように，概念生成はどれもが同じ程度で始まるわけでも進むわけでもない。それぞれの概念が取りうる意味の範囲は，最初の具体例によって規定されてきて，概念によって最初からバラツキができるという説明もした。質的データの意味の解釈は自分が判断して行なうことであるから，それが適切かどうか不安が残るのも自然なことである。それでも自分の判断で進めなくてはならないのだが，自分がリアリティ感をもてる概念が1つでもあれば自信につながるし，比較しながら作業を進めやすくなる。概念名が自分の感覚にフィットするという意味でのリアリティ感でよいのだが，できれば他の要素，すなわち，分析テーマと分析焦点者の視点との関係，定義の内容と短文記述，具体例の比較検討，理論的メモ欄の内容など，その概念の分析プロセスの確認も振り返っておくと，より一層参考になる。

教員の指導を受ける場合，グループワークで分析実習をする場合の大きな目的の1つが，参考にできる（リアリティ感をもてる）概念の生成である。しかも，分析を一緒にするため，自動的に分析のプロセスの確認にもなり，効果的な方法である。グループワークの方法のChapter（→Chapter 8, 9）で具体的な進め方を示しているが，最初が肝心で，最初ほど時間がかかるものであるが，そのほうがよい。というのは，時間がかかっても必ず，誰の研究であっても，参考にできる概念まで分析できると考えているからである。すなわち，リアリティ感をもつには作業プロセスがあり，個別であれグループであれ，スーパービジョンの機能として思考の言語化を徹底していくことで，中途半端でない限り，その人にとってリアリティ感をもてるところまで行きつけるからである。

これは筆者の経験だが，分析テーマと分析焦点者の確認の時点から，さまざまな解釈可能性の検討，具体的には，なぜそう考えるのか，何であって何でないのかといった解釈についての問いかけにさらされていくので，自分の考えを継続的に言語化していくことになる。そうすると徐々に自分の考えがはっきりとなるのだが，重要なことはただ単に考えるのではなく，収斂していくことである。つまり，どこかのタイミングで具体例と定義と概念名の連結感が出てくる。これは先述の「感覚的理解」として説明していることの1例になるが，そうした概念が1つあると分析は進めやすくなる。

4.　概念数の目安

最後に，概念はいくつくらい生成しなくてはならないのかという数についての疑問である。基本的には具体例の数について説明したことと同じ考え方であり，度数で示せる性質ではなく，一定の幅に収まっていく。自分の頭の中で転がしていける程度の数を目安として提案しているのであるが，具体例の場合よりも概念のほうが抽象化されたものなので，個別に覚えやすい。また先述のように，定義のように長い概念名をつけてしまうという問題にもこの段階で気づけたりする。いうまでもなく，論理的かつ感性啓発的，つまり，覚えやすく意味が明確な概念であることは分析結果の実践的活用に直結するので，その観点からのチェックともなる。ここでは，数の問題に関して概念の場合に特徴的な点について説明しておこう。

最初ほど概念をたくさんつくりすぎる傾向があるので，対処方法としては，簡単に概念をつくらないことである。ワークシートを立ち上げても具体例と定義の関係をまず考え，そこでの検討内容を理論的メモ欄に記入するところから始める。そして，概念名は複数候補を考えてみる。概念－指示モデルが示しているように，意味の解釈とは，具体的内容を抽象化する作業なのだが，簡単につくろうとすると定義に照らしての比較検討が十分でなく，データから具体例をバリエーション欄に置き換えるだけの作業になってしまう。これは，分類型思考になっている可能性が高い。理論的メモ欄への記入が少なければ，それは解釈型思考が稼働していないということなので，まずはメモ欄に自分の解釈について記入してみる（思考の外在化）。概念数を知りたいのは，数の面から分析をコントロールしたいという気持ちの表われと考えられる。そんなときこそ，基本の手順を踏まえて進める。なぜなら，手順は分析者とセットで機能するように工夫されているからである。

いずれにせよ，答えがない問いは問いに立ち返ってみるしかなく，何を知りたいのかを考える。概念数については，経験的な目安としてしか説明しようがないのだが，分析方法とその考え方を理解すれば一定の幅に収まってくる，ということが導きとなる。目安なので「程度」という表現になるが，記憶しておける程度，つまり自分の頭の中で転がしておける程度であるということは，以下のもう1つの重要な分析作業からも規定されてくる。

Chapter 5で述べるように，概念を生成し始めると，同時並行で概念相互の比較検討を開始するので，分析中はデータを離れた形で頭の中であれこれ概念間の“関係”について考えることになる。机に向かっているときだけでなく，どこでもいつでも分析テーマと分析焦点者から考えるので，個別の概念に関することはワークシートの理論的メモ欄に，個別ではなく関係については理論的メモノートに記入していく。後者の方法によって複数の概念を束ねるから，概念の数も一定幅に収まってくることにつながる。

ただ，こうした説明をしてもなお，概念をたくさんつくりだしてしまうかもしれない。そうなっても調整の方法がある。概念は，それのみでは出来栄えの判断がしにくい面がある。それは，データの具体例から始まり内部から詰めていく作業プロセスであるために，その概念だけでは評価がむずかしい面があるからである。本Chapterの冒頭で図示したように，M-GTAは抽象度に応じてオープン化と収束化を関連させて分析を進めるのであるが，基軸に継続的比較分析を方法として組み込んでいる。そうすると，概念の相互の比較によりカテゴリーを生成していく作業は，個々の概念を内側からではなく外側からみることになる。概念の比較は抽象度を水準化する方向に収束していくので，たくさんあったとしても，この作業を通して概念は統廃合されていく。これはChapter 5で詳述するので，ここでは概念数の問題には，内と外の両側からの調整方法があることを強調しておく。数以上に確認しておくべき重要な点は，生成する概念はすべて，分析テーマで設定したプロセスのどこかに必ず関係していなければならないということである。

理論的メモ欄の活用方法

ワークシートの最後にある理論的メモ欄については，ここまでの説明の中で触れてきたので説明は尽くされているともいえるが，少し補足しておく。この欄は概念生成のプロセスの実質的内容が記入されるだけでなく，解釈の記録にもなるので，「思考のログ」である。この重要性はあまり理解されていないように筆者は受け止めているが，ぜひここで確認しておきたい。

意味の解釈とは選択的判断であり，定義や概念名が固まるまでいくつかの候補があり，それらについてのアイデアや疑問が浮かんでくる。これは概念生成におけるオープン化（オープン・コーディング）であり，メモで記述することで自分が内容を確認しやすくなる。それだけでなく，記録しておくことの意味は，選択判断をしていくときに選択しなかった内容の保存にある。分析が進むということは，選択した内容に基づいて新たな選択判断をしていくことであるから，進むにつれて自分の記憶の中では，選択しなかったほうの内容は忘れられていく。これは自然なことだが，立ち戻って確認したいことが出てくるかもしれない。あるいは，後に査読者から疑問が出されたとき，その点について自分もある段階で考えていたことを思い出すかもしれない。

質的研究論文の場合，査読者は論文を通して分析のプロセスも理解しなくてはならないので，いろいろと疑問をもつのは自然なことで，実際この種のことは決して珍しくはないと思われる。そのようなときに，理論的メモ欄をみることで，その概念の生成過程のどこで自分も同じような疑問をもち，それについてどう判断したかを詳しく確認し，説明することができる。要するに，メモをいとわなければ解釈も深まるし，分析のプロセスの記録にもなり，何よりも選択判断で選択しなかった内容を安心して忘れることができるのである。

理論的メモ欄の使用について注意点を指摘しておくと，解釈との関係からではなく思いつきのような問いをメモ欄に挙げている場合がある。メモ欄はアイデアや疑問を記入する欄であると説明しているので，あえて問いを考えているのだと思われる。解釈との関連性でいうと，メモ欄に記入した疑問は出しっぱなしのままではなく，自分が答えを見つけて解消しておかなくてはならない。項目ごとに日付を入れておけば，いつどのように解消したかも記録に残せる。

もう1つの注意点は，データ中の具体例の比較は類似例から始めると先述したが，もしこの段階で対極例を検討しようとする場合，ワークシートを立ち上げる判断までの間，理論的メモ欄にその検討内容を記録しておくことである。すぐにワークシートの作業に入れる場合はそれで構わないが，調整用にも使える。また，後の概念間の比較（対極「性」の検討）にも活きてくる。

Chapter 5

概念比較から カテゴリーの生成方法

Chapter 5では，次頁の図「分析プロセスの全体像2」の白抜き部分に該当する概念の比較からカテゴリーを生成していく方法について説明する。図は，概念1から概念4までと，「……」の印で，さらに概念生成が継続していくことを示している。この印の意味はカテゴリーのところも同様で，さらに増える可能性を示す。カテゴリー生成は上下に挟まれており，下とは概念が重なり，上とは「明らかにしつつあるプロセス」が重なる。この重なりは，継続的比較分析が多重的同時並行で進められることを意味していて，それぞれの間での両方向の矢印で象徴的に示している。

したがって，Chapter 4では概念生成の説明として概念の相互比較について言及したが，Chapter 5でもこの点との関連に触れる必要が出てくる。同じことが，カテゴリーの生成とChapter 6で説明する「明らかにしつつあるプロセス」の中心的カテゴリーとの関係についてもいえる。どちらの視点に力点をおいた記述であるのかに注意すると，多重的同時並行の意味が理解しやすくなる。

なお，この図にはサブカテゴリーが示されていないが，M-GTAで分析上必須とするのは概念とカテゴリーであり，サブカテゴリーは必要に応じて用い

分析プロセスの全体像2
分析のまとめ方：概念生成からカテゴリー生成の方法

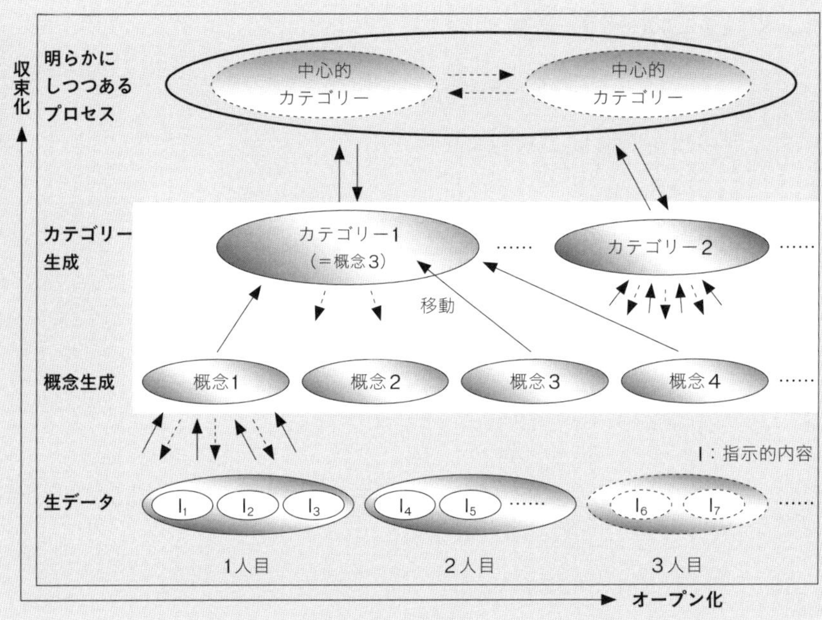

る。サブカテゴリーには抽象度を合わせた比較における調整機能をもたせており，詳しくは後述する。

図を説明すると，概念1と概念3と概念4が相互に関係し，このうち概念3はそのままカテゴリー1に“昇格”し，1と4の2つの概念はこのカテゴリーを構成することを表わしている。概念生成は分析テーマと分析焦点者の視点からデータをみていき関連する部分に着目し，それを最初の具体例として分析ワークシートを立ち上げるところから始まる。このときの着目部分の意味内容に応じて生成される概念の意味の範囲が規定されてくること，そのため概念のもつ意味の範囲にはバラツキがみられることをChapter 4で説明しているが，この図では概念3は概念1や概念4と関連はしているが意味の範囲が広いことを示している。ただし，すべてのカテゴリーがこのパターンになるわけではなく，相互の比較（オープン化方向）と上位の明らかにしつつあるプロセスからの比較（収束化方向）により，新規にカテゴリーを生成する場合もある。

なお，本Chapterの内容は，例示研究における主要カテゴリーの1つである「介護日課の構造化」の実際の生成プロセスを中心に解説した成書でもすでに説明しているので，合わせて参照すると理解しやすい（木下, 2007, 第二部）。

5-1
概念の相互比較

データからの概念生成の方法によれば，すべての概念は分析テーマで設定したプロセスのどこかに必ず関係していなくてはならない。これは概念を生成するときに意識しておくべき点で，概念の完成度の自己チェックになる。半構成的面接法によって得られるデータは，多様性と複雑さを自由な語りとして表現されたディテールの豊富な内容であるから，分析テーマと分析焦点者の視点からであっても，意味の解釈をするときに自分の関心がデータのいろいろな箇所に反応しがちになる。質的データのコーディング方法としてはオープン化と収束化から考えるので（→Chapter 10），M-GTAでは分析が拡散化しないように，分析テーマと分析焦点者の設定によって分析プロセスを制御する。したがって，生成する概念はすべて分析テーマと関係していることになり，自己チェックにもなる。概念相互の比較に関係することなので，まずこの点を確認しておく。

生成型思考の導入

カテゴリー生成への第一歩は概念相互の比較から始まるのであるが，ここでいう比較とは概念と概念の“関係”を，分析焦点者を主語とするときの“うごき”として捉えようとすることである。この点の理解があいまいだと，関連していそうな概念を分類し，そのまとまりを命名してカテゴリーとしてしまう。分類型思考に陥りやすいのは，先述した分析ワークシートの具体例の比較と，カテゴリー生成のための概念の比較のときである。特に後者に陥るとインパクトが希薄になり，それまでの概念化の独自性がぼやける危険が出てくる。論文への「それはそうかもしれないが，それ以上の説得力を感じない」といった評価になりかねない。

カテゴリーには概念以上に強力な説明力と命名が必要であり，この関係は定義と概念名の関係と同じである。しかし，実際には概念生成のときよりもむずかしく，うまくできない。概念名は抽象的であり，そうした概念の比較から導かれるカテゴリーの命名はより抽象的で一般的な表現になりやすくなるので，独自性が出しにくいからである。概念の場合以上に，定義を中心とした記述の緻密さが求められる。

ではなぜ，分類型思考よりも生成型思考のほうがよいのだろうか。概念にしてもカテゴリーにしても，単にデータを分析するためではなく，説明力と予測力のある概念とカテゴリー，そして，最終的には理論（説明モデル）を生成するためにあるからである。

また，カテゴリーにも定義と命名をしなくてはならないが，図で示した抽象度のレベルからわかるように，カテゴリーの場合には，概念以上にこの作業は重要となる。カテゴリーになると，結論にかなり接近し，登山に例えると，概念を完成させるのは1合目から5合目あたりであるのに対して，カテゴリー生成はそこから8合目あたりといえよう。頂上までの残りは，最後の詰めであるカテゴリー相互の関係の確定である。カテゴリーは結果である理論を構成する柱建てにあたり，例示研究の3つのカテゴリーのように，それぞれが一定の完結性のある意味範囲をもつものである。

しかし，カテゴリーが何になるのかは，最初はわからない。

分析結果である理論はカテゴリーがみえてこないと成り立たないので，カテゴリーの生成は，分析プロセス全体の中でも理論生成の成否にかかわる非常に重要な作業である。概念生成はデータに具体例があるが，すでに抽象化されたものである概念の比較からカテゴリーを生成する作業は，分析者の解釈力の勝負となる。質的データ分析の醍醐味につながるところでもあり，M-GTAの方法の組み立ては，この作業に集中しやすいように工夫されている。

概念間の比較を始める

概念を生成し始めたら，同時並行で概念相互の比較を始めるのは，“関係”と“うごき”を見いだすためである。ここでは，特に分析焦点者の視点を強く意識して，推測的に考える。概念の比較では，○○かもしれない，□□なのではないかといった発想をできるだけ挙げて，生成中の概念だけでなく，まだ生成されていない概念の可能性も含めて検討し，メモに残していく。

例示研究から考えてみよう。例示研究には，妻の介護をしていることについて，それまでの人生で妻が自分を支えてきてくれたことや自分の親を介護してくれたことに感謝し，今度は自分の番だという意味の概念「妻への思い」と，感情を乱したり手を上げるといった妻の言動に対して，自分が妻の立場だったらという視点で理解しようとする概念「妻を慮る」，そして，元気だった頃の妻が残像となって要介護の妻を受け入れ切れていないことを捉えた概念「受容困難」という3つの概念がある。介護者である夫にとって，妻との関係を捉えたこの3つの概念はそれぞれにつながってカテゴリーになるのではないかと筆者は考えた。そこでまず，どういう意味であればつながるのかを考える。そして同時に，他に関連する概念の可能性はないかどうかを考える。

その結果，この例は最終的にサブカテゴリーに落ち着いたが，カテゴリーとして検討され，夫による意味づけが妻との生活の現状を受け止めていく肯定的文脈を構成していると解釈し，「愛情文脈化」と命名した。その着想のカギは「妻を慮る」であった。自分と妻の二者関係の中で「妻への思い」と「受容困難」は対照的ではあるが直接的であるのに対して，「妻を慮る」は，いったん自分を妻の立場においてから二者関係に戻ってきているので，関係性についての意味が，より深いのではないかと考えられた。

これら3つの概念以外にも関連する概念の可能性を考えてみると，仮に他の概念があったとしても，あるいは，後に実践的活用のときにこれら以外の例がみられたとしても，個別の概念のレベルではなくカテゴリーのレベルで，つまり，要介護の妻との関係性という抽象度が高いので，他の具体例や概念があったとしてもそれらを統合できる包括範囲の広いレベルにおいて，「愛情文脈化」は成り立つのではないかと判断された。自分の解釈結果をチェックする方法でもあるのだが，実践的活用との関連で考えてみると，愛情文脈化が成立していれば，夫が介護の日常を安定的に受け止めていると考えられるし，逆にその成立がむずかしい場合は介護を担う意欲や意思が安定性を欠き，ネグレクトなどの可能性といったリスク予測ができる。そのため，サービス提供者は夫との何気ない会話であっても，「愛情文脈化」の観点から夫の心理状態を捉えることができると考えられた。なお，これを最終的にサブカテゴリーとしたのは他のカテゴリーとの比較による。

概念相互の比較といっても，分析の初期段階では生成し始めた概念が少ないので，どのようにしたらよいのか戸惑い，むずかしく感じるものである。しかし，実はここに分析を成功させていく重要なチャンスがあると考えてもらいたい。比較材料が限られているために分類型思考は使えず，生成型思考を稼働させざるを得ない状態にあるからである。ここで，意識的に生成型思考に切り替えることができる。

実は，分析ワークシートを使った概念生成のときに同じことを経験し始めている。概念生成の場合には他の具体例を推測することであったが，ここでは概念を基点としてまだ生成過程に出てきていないが，関係するかもしれない概念について推論し，自分の考えた内容をできるだけ詳しく理論的メモノートに記録する。これを，後に自分の解釈の進展を振り返り，査読などで分析プロセスの説明が必要となったときに活用できる。これはChapter 4でも述べたように，分析ワークシートの理論的メモ欄と同様に，分析プロセスを明示化するための重要な記録となる。また，必要に応じてでよいが，ワークシートの理論的メモ欄と同様に理論的メモノートを査読の際などに提示することで，厳密さと緻密さ，主要な判断となる2種の理論的飽和化（概念についての小さな飽和化と分析結果を凝縮して示す結果図とストーリーラインについての大きな飽和化）を説明しやすくなる。

生成型思考は多くのアイデアを生み出すが，比較の篩（ふるい）にかけられていくので，メモノートに記録しておかないと忘れやすくなる。いわばメモノート自体が生成型思考の実践記録でもあり，どこまで深い解釈が試みられたかを示すものとなる。また生成型思考は自分だけでするよりも，思考練習として，グループワークでの学習が効果的である。

概念の相互比較の1つの方法「相方探し」

「相方探し」とは概念の相互比較の1つの方法で，概念のもつ意味の志向性から，その意味と関連する他の概念の可能性をたどることである。概念の関係の見いだし方はいきなりの閃きで勝負できるものではなく，そのための作業がある。どの概念とどの概念は，どういう意味であれば，どちらからどちらの方向に関係しているのかと考えるときに，概念がある方向性を示唆するのであれば，比較がしやすくなる。これは，概念を生成するときの意味の捉え方，切り口，つまり，定義内容をもとに概念を命名するときの考え方に近い。志向性とは，静止的な意味ではなく“うごき”を示す意味のことである。Chapter 4で詳しく説明したように，概念の生成は分析テーマと分析焦点者の視点から，できるだけ焦点者を主語として行為を動詞的意味で考えるようにする。これが基本的前提で，その中でさらに意味の志向性が明確な概念の場合は，関連する概念の推測がしやすくなるので，これをM-GTAでは「相方探し」と呼んでいる。

例えば，困難とか不安，不満などを切り口とする概念があれば，これらは，ある不安定な状態を捉えていることになる。通常，人はそのままでいるのではなくなんらかの対処行動をとると考えられる。こうした概念は志向性をもっているので，どのような概念とつながるのか推測しやすい。そして，検討内容を図にしながら理論的メモノートに記録していく。例示研究の結果図（図4-1，p.101）をみると，「受容困難」という概念がサブカテゴリーの「愛情文脈化」と対比関係におかれている。両方向の矢印であるから，これは後述する対極比較の例にもなるのだが，ここでは相方探しとしてみると，「受容困難」という概念は，元気だった頃の妻が残像となって，要介護状態になった現在の妻の状態を受け入れ切れていないという意味の概念であるが，いつまでもその状態が続くとは考えにくく，受容の方向への変化が予測できよう。結果図では，“相方”にあたるのは「愛情文脈化」と解釈されたということを示している。受容困難な状態は，愛情文脈化ができるようになって受容の方向に変化し，カテゴリーである「改めて夫婦であること」につながっていく。そうすると，「受容困難」はどのように「愛情文脈化」に変化するのかという解釈上の疑問が出てくるが，この研究では，データからそこまでの分析はできなかった。そこで，変化の方向性について課題として言及し，これを対比的矢印によって表わしている。

対極性の視点の活用

継続的比較分析は概念の生成だけでなく分析プロセス全体にわたって進められるので，サブカテゴリーやカテゴリーの生成でも活用される。概念の場合と同様に，概念相互の比較でも類似性と対極性の視点からとなる（概念生成のプロセスにおいてデータから導く場合は類似「例」，対極「例」であり，概念比較のプロセスでは類似「性」，対極「性」となる）。最初はどちらの視点を重視するのが効果的かというと，概念生成のときは類似例からに対して，概念間の比較では対極性からが効果的なように思われる。必ずそうでなくてはならないというわけではないが，前者では概念化が当面の課題であるから具体例のうち類似例に比重をおき，対極例に関しては自分の解釈の確認的意味，つまり，外側からのチェックの視点から該当するかもしれないデータ部分とその意味を，まずは作業中のワークシートの理論的メモ欄に記入しておき，後に対極例として概念化まで進めるかどうかを判断する。

それに対して，サブカテゴリーやカテゴリーの生成は概念相互の比較であり，それぞれの概念のもとになったデータの中の具体例からは離れた作業にしなくてはならないので（“概念を生成したらデータは捨てる”），類似性よりも対極性からの検討が有効になる。概念相互の比較とは定義と概念名を単位とする比較なので，対極性から検討するほうが発想を活性化させられるからである。それにより，自分の解釈が成り立つ最大幅の確認になっていくので，分析テーマに対する結果（理論，説明モデル）が複雑で厚みをもった構成になりやすい。

対極性の活用は概念間の比較からカテゴリーの生成に向かう方向だけでなく，概念レベルでも有効で，対極比較から新たに概念を生成することもある。これは概念生成の1つの方法であるが，概念の比較からなのでここで説明しておく。

例えば，例示研究で考えると，妻の介護のために自分の趣味や活動を中断せざるを得ないという意味で，「介護のための中断」という概念があるのだが，こうした概念を生成し始めると，その逆の場合はないのかという疑問が生じる。高齢夫婦世帯で夫が妻を介護している日常生活を理解の対象とし，データからは質量両面で夫の介護負担が相当のものとなっていることは歴然としていた。そのため，「介護のための中断」は予想できることなのですんなりと理解できるが，逆の場合について対極比較の視点を入れて考えてみる。厳しい状況であるにもかかわらず，分析焦点者である夫が，「自分のための行動」をしているのかどうかをデータに対して確かめていく。該当する具体例が確認できなくてもその検討自体に意味があるので，ワークシートの理論的メモ欄に，分析の緻密さの実践として記録しておく。例示研究の場合には，「自分のための行動」が対極概念として生成され，妻の状態やサービス利用で時間を捻出して自分がしたいことをしていることが，データから確認できた。サービス利用で時間を捻出といわれれば当然と思われるであろうが，実は現実はそれほど単純ではなく，サービス利用によって介護者である夫に新たな負担が生じることもあり，このことを例示研究の結果図で2つのサブカテゴリー「サービス合わせの生活リズム」と「介護者スキルの蓄積」の関係で説明している。

概念の対極比較から新たな概念が生成されるときは，分析ワークシートの作成順序がデータの具体例への着目の場合と逆になる。まず，新たなワークシートは定義と概念名を先に記入して立ち上げ，その具体例をデータに対して探索し，該当する箇所を転記していくという流れになる。対極比較からの新たな概念の生成では定義と概念名はほぼセットで考えられるから，最初に両方を記入したほうが意識化が明確になる。例えば，結果図の概念「自分のための行動」では，次のような具体例がみられた。

> 趣味が無かったら神経衰弱になっちゃう，もう次から次へ，病気があるわ，本人は病気で泣くわ，もー(笑)，そんなん大変ですわ。(中略) 外行けない。外行くのも大体1時間半とかね。帰ってこなきゃあかん。だから，今度は二階で，日本画をやってたからね。今水墨画と日本画をやってるわけですよ。ほんで二階でやっててまたぐずぐずぐずぐず言って呼び出すわけ。しょうがないから無線のあの，ジリジリって，押したら鳴るやつを備え付けてあるわけ。そんなんもう10分もしないうちに呼び出されるわけよ。呼び出したいときに呼び出しおるでしょ。それが大変ですわ。それがもう今から30分は駄目だよって無理やり上 (二階) に行って，それで (絵を) やるわけ。30分たったらその前にもうビービービービーこう鳴るわけ。まだ30分経ってないっつって… (笑) やるの。だけどね，絵とかやっとるから良いけどね，趣味が無かったらそらもう駄目ですわ。　(木下, 2009, pp.72–93, 具体例の抜粋引用)

対極比較からであっても新しい概念が生成できるかどうかは，データからどの程度具体例が確認できるかによる。これは，基本の概念生成と同じである。いうまでもなく，「介護のための中断」との対極比較から生成される概念「自分のための行動」は対比的な関係となる。また，新概念が成立しない場合には，対極比較からデータをみたが成立は確認できなかったことをメモに記録しておく。分析結果には表われないが，分析プロセスの説明になるので求めに応じて提示することができる。

類似性からの概念比較

概念生成における類似例に対しての対極例の検討は，データ内での現象が取りうる最大幅の確認になり，概念定義における対極性の検討は解釈での意味の最大幅を確認する作業であり，grounded-on-data の原則に基づいて生成する概念の境界を確定することになる。概念の比較とはそうした概念を相互に比較することであるから，その結果得られるサブカテゴリーやカテゴリーの定義とはそれぞれの意味の範囲，境界を設定することである。したがって，対極性の検討は概念，サブカテゴリー，カテゴリーすべてにおいて外側からの意味の境界設定と考えると理解しやすいであろう。

しかし，境界といってもそれだけで分析が完了できるわけではなく，むしろ，その内側を固めることが重要で，その場合は類似性の視点が有効である。類似比較についての考え方はChapter 4で概念生成の場合について説明したが，サブカテゴリーやカテゴリーでも同様である。

例示研究では，介護者である夫が要介護の妻のために日常行なっている行為は非常に多種多様，多岐にわたるので，はじめの概念生成は日常の行為に関する内容に即して行なわれた。

分析テーマを意識してデータをみていくと，いろいろなところが関連しているように思えて，しかも，着目すべき箇所を素通りしてはならないと考えていると，ワークシートを次々に立ち上げがちである。これは，関連性の判断がむずかしいからで，分析の初期段階では自然なことである。この傾向に対しては，簡単にワークシートを立ち上げず，自分の解釈を慎重に検討するよう指摘してきた。解釈のタメをつくるということである。それには，分析テーマと分析焦点者の視点からデータをみていくときに，同時に，概念－指示モデル（図4-2, p.107）を意識することである。ただ，このときに必要な生成型思考は一朝一夕に身につくものではないため学習が必要で，慣れないうちは概念をたくさんつくりやすい。しかし，最初は簡単につくり始めないほうがよい。なぜなら，ワークシートを立ち上げることによってデータから簡単に離れることになるからである。コーディングについて後で論じるように（→Chapter 10），質的データの分析では，データからの離れ方が解釈の密度と関係するからである。分析モードに切り替えるわけだが，そこがあいまいなままだと，次々とワークシートを立ち上げて概念をたくさんつくってしまう形に横滑りしやすいからである。意味の解釈とは具体的内容を抽象化する作業のことで，ギアの切り替えが必要になる。この指摘は繰り返しておかなくてはならないが，説明は理解したつもりでいても，実際に分析するときにはやはり多くのワークシートを立ち上げやすくなる。

どのように調整したらよいかというと，類似性からの概念相互の比較により調整することができる。別の言い方をすると，概念だけではワークシート立ち上げの適切なタイミングの判断はむずかしいのだが，テーマと焦点者の視点から分析を進めていき，同時並行で他の概念との比較を始めていくので，この調整により分析を制御する。他の概念との比較により“関係”を見いだしていく作業が同時に概念についての外側からの確認になる。

M-GTAでは分析テーマと分析焦点者の視点から，データから直接に概念化を行なうので，生成される概念には最初から意味の範囲にバラツキがあること，そして，バラツキにより相互の比較が活性化し，関係が見いだしやすくなり，結果として概念の抽象度が一定の幅に収束していきやすいと先に述べた。ただ，比較からの調整はいうほど単純でも簡単でもなく，概念の修正や統合，あるいは廃止などの検討が実際の分析プロセスで行なわれていく。

上記の“関係”には，抽象度のレベルに対応して概念の並列的な関係と立体的な関係がある。前者には類似性に基づく分類型思考の面があるが，考え方としては，それは後者が成立するためという包括関係の枠組みにおかれる。分類的概念はそれ自体では説明力は限られており，補助的である。一方，サブカテゴリーやカテゴリーは立体的関係にあたり，この着想は生成型思考による。生成するすべての概念はなんらかの意味で分析テーマに関係しているが，個々の概念が分析結果を示す「明らかにしつつあるプロセス」に直接つながっているのではなく，その間に概念の関係からなるサブカテゴリーやカテゴリーが位置しているのである。生成型思考を展開するポイントは，概念を比較するときに分析焦点者の視点を軸におくことである。社会的相互作用の視点を強く意識して，行為の意味や背景などについて概念を比較していく。行為者である分析焦点者からみたときの概念相互の意味の類似性を見いだすためである。

概念の調整：
修正，統廃合など

ここまで述べてきたことは，実際の分析では，概念を生成しながらオープン化と収束化の方向で綿密な比較を進める過程を意味している。具体例の追加に応じて概念の定義の修正をしつつ，他の概念との比較から概念の吸収，統合，廃止などを行ない，サブカテゴリーやカテゴリーを生成していくプロセスになる。概念生成とサブカテゴリーやカテゴリーの生成を関連させながら並行して進めるので，多重的同時比較と呼んでいる分析作業のことである。複雑な作業だが，分析テーマと分析焦点者の視点で大枠を設定しているので，関連性を軸に自ずと収束化していくことになる。収束化とは，すなわちサブカテゴリーやカテゴリーの生成のことである。

表5-1は例示研究での3つの主要カテゴリーの1つである「介護日課の構造化」（図4-1, p.101）の生成の場合を中心に，上述したような概念の調整プロセスを示したものである（木下, 2007, pp. 300–302）。最終的な結果ではないが，概観して，概念の調整をイメージしてみよう。

なお，より深い理解をめざす場合は，分析の実際を詳細に説明した部分（木下, 2007, 第二部）と最終的な分析結果の報告（木下, 2009）を参照してもらいたい。

M-GTAでは概念とカテゴリーは必須であり，サブカテゴリーは概念の相互比較から必要に応じて用いる。その理由は後述するが，例示研究ではサブカテゴリーを使っている。実際の解釈の詳細は上記の関連文献で確認してほしいが，概念16「介護合わせの生活リズム」は修正概念17「サービス合わせの生活

リズム」との関係でそれぞれがサブカテゴリーに収束し，両者の関係から修正概念2「介護日課の構造化」をカテゴリーとした。その上で，この三者の比較からこのカテゴリーが成立するためには，分析焦点者である夫がどのようにして自身の生活リズムを，一方では介護に「合わせ」，他方ではサービス利用に「合わせ」ているのかを明らかにする必要があると考えられた。前者との関係では概念4「直接的介護行為」と概念13「介護上の困難」があり，後者との関係では，当初はサービス利用に伴う複雑な行為の具体例が概念「サービス合わせの生活リズム」から十分確認できたので，両方を合わせてサブカテゴリー「介護者スキルの蓄積」を結果図のように配置した。分析焦点者である夫にとっては，単に介護スキルだけでなく，サービス利用に伴うマネジメントスキルが一体となっていると捉え，介護者スキルと解釈した。

また，介護上の困難やサービスへの不満などは対処経験を通してスキルの蓄積となっていく。したがって，「介護者スキルの蓄積」はデータの具体例への着目からワークシートを立ち上げて生成されたのではなく，生活リズムに関する2つのサブカテゴリー（「介護合わせの生活リズム」「サービス合わせの生活リズム」）とカテゴリー（修正概念2が昇格＝「介護日課の構造化」）の関係の検討から導かれたものであり，データとの確認では概念4（「直接的介護行為」）と13（「介護上の困難」），および，「サービス合わせの生活リズム」の具体例によってこの命名（「介護者スキルの蓄積」）に落ち着いた。概念の相互比較からサブカテゴリーとカテゴリーの生成過程で導入されたので，上記で引用した概念一覧のリストには含まれてはいない。

これだけではわかりにくいかもしれないので，解釈の経過の一端を補足として引用しておく。

概念16（介護合わせの生活リズム）は妻の要介護状態から要請される行為のために，夫の生活リズムが制約を受けることを説明するのに対して，修正概念17（サービス合わせの生活リズム）は複合的，多様な意味から成り立つことがみえてきました。前者からは介護者である高齢の夫の厳しい日常生活がうかがえ，一方，後者からはホームヘルプやデイサービスが利用できれば介護者の負担は軽くなるという単純な話ではなく，そういうケースも皆無ではないが，サービスの利用に合わせて介護者である夫は直接介護とは異なるマネ

表5-1 主要カテゴリー「介護日課の構造化」の生成に至る諸概念の作業中の調整リスト

概念1	夫介護への社会的関心の拡がり ➡廃止
概念2	安定した日課体制 ➡修正概念2（介護日課の構造化），変更
概念3	必要行為の合理的工夫
概念4	直接介護行為
概念5	妻行為の確保
概念6	要介護状態の始まりと変化（事実確認として）
概念7	批判のしにくさ ➡介護保険制度への不満，に名称変更
概念8	ヘルパー・看護師との関係不安定
概念9	妻発病による生活混乱
概念10	経験ナシからの出発 ➡概念10のワークシートの理論的メモ欄での対極例の蓄積から概念41を生成
概念11	外出調整
概念12	妻への報い ➡介護状況の受け止め，に変更
概念13	介護上の困難
概念14	将来への不安
概念15	妻への思い
	以上，最初のA氏データから
概念16	介護合わせの生活リズム
概念17	はみ出し対応 ➡修正概念17（サービス合わせの生活リズム）に変更
概念18	妻の気持ちを慮る
概念19	応援親族の欠如 ➡理論的メモ欄での対極例から概念30を生成
概念20	サービス利用中の必要行為 ➡修正概念17に統合
概念21	施設入所へのためらい
概念22	対策の効果中断 ➡概念29に統合
概念23	介護対応の居宅改善
概念24	健康状態トレードオフ
概念25	“それからですね”（in-vivo概念）
概念26	近所の助け ➡概念30に統合
概念27	ニーズ有・利用不可サービス ➡概念7に統合。定義変更ナシ
	以上，2人目，B氏データから

概念28	生活感の維持 ➡廃止
概念29	予期せぬ失敗（概念22をこちらに統合）
概念30	外部からの限定支援（概念19の対極例から生成＋概念26をこれに統合）
	以上，3人目，C氏データから
概念31	自分のための行動
概念32	介護のための中断
概念33	予測対応（概念14と時間志向の点で類似関係）
概念34	妻不在時の心配
概念35	改めて夫婦であること
	以上，4人目，D氏のデータから
概念36	役立ち情報希望 ➡廃止
概念37	要介護妻の受容困難（概念12への移行過程）
概念38	知識と技術の習得 ➡廃止
	以上，5人目，E氏のデータから
概念39	介護以前の介護観 ➡概念12（介護状況の受け止め）に統合
概念40	愚痴の聞き手不在 ➡廃止
概念41	家事経験アリ（概念10の対極例から生成）
	以上，6人目，F氏のデータから
概念42	サービスの独自指定
概念43	“（怪我をすると）いっぱい病気するよ”（in-vivo概念） ➡廃止
概念44	介護関連の記録化
	以上，7人目，G氏のデータから
概念45	妻とのやり残し将来願望
	以上，8人目，H氏のデータから
概念46	自身も介護保険利用
	以上，9人目，I氏のデータから
概念47	夫婦分担 ➡概念46に統合
	以上，10人目，J氏のデータから
概念48	他者評価への関心
	以上，11人目，K氏のデータから

ジメントなどの関連課題に対応していることが分かってきました。(中略)

介護に合わせた生活リズムによって，夫の一日の生活パターンは変則化し，しわ寄せを増幅させる方向で変化する。一方，サービス利用によって在宅生活は維持されているのは確かだが，利用するにはスケジュール化に合わせなくてはならない。固有にして個別的な時間と標準化された時間とを“合わせる”ことが，日課を構造化させている，と解釈できそうです。異質で対照的なうごきを合わせることが介護者としての夫の重要な役割と考えられる。(中略)

つまり，概念16と修正概念17の比較検討から，高齢夫婦世帯における夫による妻の介護プロセスは二種類の生活リズムの“うごき”として捉えられ，しかも，それぞれが変化しつつ，同時に，両者は相互に関係しながら日常生活を安定させているのではないかという大きな解釈が着想できます。この解釈に対応する概念は，これまで生成した中では概念2(安定した日課態勢)がもっとも近いのですが，定義では曜日を単位とする点で安定度の高さは捉えられていましたが，安定した状態に焦点をおいて捉えようとしていたので，概念としては平面的，状態把握的なものでした。うごきを説明する点は弱かった。しかし，概念16と修正概念17の内容を踏まえると，この両概念に対して概念2を格上げすることが考えられます。そこで定義も「主として介護保険の利用により自分の役割や行動を含めて日常生活を構造化すること」に変更し，概念名も「介護日課の構造化」と修正し，修正概念2とします。安定より構造化の方が複雑なうごきを説明できそうです。ただ，これは結論であって，いきなりこのように修正するわけではありません。概念16と修正概念17がどういううごきでの関係となるのかを検討しながら，概念2の修正をどうするかを考えます。(中略)

概念2(安定した日課態勢)は最初から意味範囲の広い概念でした。しかし，この概念がコアの候補として浮上したのは，繰り返しになりますが，概念16と修正概念17の関係を検討した結果であって，最初からこうした展開になるとは分かっていませんでした。また，修正が必要になることも始めから予想できていたわけではありません。(木下，2007，pp. 270-291，抜粋)

「分析の実際がわからないと，分析の方法もよく理解できない」という声が少なくないのだが，このバランスは実はむずかしいものである。本書では1つの研究例に絞って分析方法を説明しているが，紙幅の関係もあり，分析プロセスや分析結果自体は載せていない。質的研究の場合，実際の分析プロセスそのものまで説明することはあまりみられない（例外的には，Strauss, 1987）。分析プロセス自体を発表することは，それが目的でない限り通常は行なわれないし，分析結果ではなく結果に至るプロセスを記述することも簡単ではない。目的は分析の実践だからであり，加えて，解釈の展開が詳細に述べられたとしても，読む側が分析者と同じ密度で内容の中に入らないと理解がむずかしいからである。だから，実際の分析がわからないという場合には，外から眺めるというのではなく，比較を行ない解釈を深めていく分析者と並走しないと，なかなか実感できないように思われる。

本書も読者との相互作用の面があるので，筆者と並走することを意識してもらえると，参考にしやすいであろう。最もよく理解できるのは，自分の研究でデータの分析をするときである。解釈の展開，そこでのさまざまな検討の実際は，自分が分析者になるのと同じ密度が要請されるので，そのときに改めて本書を読むと，理解が深まるだろう。一方，こうした解釈密度の共有を学習する効果的な方法がグループワークで，関連文献の検討やメンバーのデータの分析を一緒にすることも理解につながる。

さて，方法の説明をまとめると，カテゴリー生成に向けての概念の相互比較はいきなり抽象度を上げるのではなく，修正や統合などの概念レベルでの調整から始まる。概念の生成プロセスと概念間の比較プロセスは同時並行で進めるので，概念の完成度を上げていく調整は，両方のプロセスが重なる。概念生成だけを続けて行なっても，分析は“離陸”できないのである。ワークシートを使った概念生成では具体例との関係をみるが，カテゴリー生成に関しても，概念相互の意味の関係から定義や概念名を修正したり，他の概念との統合などの調整が行なわれ，そこから概念の“関係”が着想されていく。

つまり，多重的同時並行であることによって，個々の概念に対してデータの具体例の側からと，着想されるカテゴリー側からの確認の両方向からのチェックが可能となり，概念の完成度を高め，意味の境界の確定と同時に概念間の関係が，リアリティ感をもって判断しやすくなる。概念を数多くつくり始めてしまった場合，遅くてもこの段階で集中して，強力に，この比較作業を行なう。

それによって分析全体における解釈の緻密さが深まり，概念の数も落ち着いてくる。

5-2 カテゴリーの生成

サブカテゴリーとカテゴリーの考え方と命名方法

まず，サブカテゴリーから考えてみよう。本Chapterの冒頭の図（分析プロセスの全体像2）では，概念とカテゴリーの間にサブカテゴリーはおかれていない。一方，例示研究ではサブカテゴリーが使用されている。3つのカテゴリーのうち最も大きい「介護日課の構造化」には「介護合わせの生活リズム」「サービス合わせの生活リズム」「介護者スキルの蓄積」の3つのサブカテゴリーがあり，「改めて夫婦であること」のカテゴリーには「愛情文脈化」というサブカテゴリーが1つ，そして，最も小さな構成のカテゴリー「砂時計の時間感覚」にはサブカテゴリーはない。

M-GTAにおけるサブカテゴリーの位置づけ

M-GTAではサブカテゴリーは必要に応じて活用するとしているが，この意味を理解すると分析の収束化がイメージしやすくなる。一般的なコーディング方法においては，コード化から始まる分析は抽象度の異なる階層的な構成でまとめていく。これは，分類型思考を活かす方法といえる。例えば，論文などでコード化からカテゴリーまで分析結果を一覧表で示す場合など，カテゴリーの次にサブカテゴリー，さらに概念やコードの欄が設けられていて整然としている。サブカテゴリーは，分析のレベルとして最初から設定されている。分析プロセスに関しては継続的比較分析を行なったという説明がみられるのだが，どのような解釈によってサブカテゴリーが用いられ，その結果に至ったのかはわからず，論文の記述から推し量ることになるのだが，よくわからない場合が多い。少なくとも継続的比較分析の三方式（→Chapter 1, pp.7–8参照）を使えば，具体的に分析でき，その説明もしやすくなるのだが，そうした明解さも乏しい。目的と方法とで選択されればよいので理解可能な形，議論しやすい形にしていく必要はあろう。

一方，分析テーマを設定し，分析焦点者の視点を介して継続的比較分析により説明モデルである理論の生成を目的とするM-GTAは，概念とカテゴリーを，結果を構成する不可欠の要素と位置づけ，サブカテゴリーの必要性は分析者の判断事項としている。つまり，必要に応じての判断は分析者がしなくてはならないという設計になっているので，最初の段階ではサブカテゴリーを活用するかどうかはわからない。分析のレベルとしてサブカテゴリーが当然あるものとして考える場合に比べると，この必要性についての判断は大きな関門になる。これには，分析を促進する方法上の理由と，研究者を主題化する（【研究する人間】）という質的研究法としての方法論的理由がある。

サブカテゴリーの必要性について考えるためには，進めてきた分析を全体的に眺め，同時に，概念の相互比較から見いだす“関係”の収束レベルを他の“関係”との比較から判断していく必要がある。ここでいう“関係”とはカテゴリーの候補にあたるので，当然複数なければ比較が働かない。オリジナル版GTAの用語でいえば「選択的コーディング」に相当するが，M-GTAではこのレベルの作業も，分析テーマと分析焦点者の視点から行なう。

したがって，概念の相互比較からまずカテゴリーの候補が見いだされ，次にそれらの比較から，カテゴリーを安定的に構成するためにサブカテゴリーをおいたほうがよいかどうかを判断する。サブカテゴリーとはいわば“中二階”的な位置にあり，相対的なものである。例示研究から考えてみよう。例示研究では，「介護日課の構造化」が大きな構成のカテゴリーであり，分析結果のかなりの部分を占めている。概念の数も多い。

このとき，概念相互の比較検討から部分的な配置関係はみえてきてもまだ並列的に思えたので，もう一段レベルを上げて，ある程度のまとまりで考えるとどうなるかと考えた。しかも，単に概念を分類してまとめるのではなく，“うごき”を説明できることが求められる。同時に，カテゴリーは他のカテゴリーとの関係で位置づけられるから，その面からも取りうる意味のレベルが規定されてくる。カテゴリー関係では，「介護日課の構造化」は現実対応の領域に，

「改めて夫婦であること」は関係性の領域に，そして，「砂時計の時間感覚」は状況の領域に位置づくものと考えられた（後述）。これらは，3つでまとまった意味関係ができているため，サブカテゴリーがこのレベルに入ってくると，カテゴリー関係のバランスがとれなくなる。最終的には，カテゴリー「介護日課の構造化」を安定的に説明するために3つのサブカテゴリーをおくことにしたのであるが，仮に「介護日課の構造化」だけが分析結果全体であれば，これらのサブカテゴリーはカテゴリーとなる。

他のカテゴリーでは，「改めて夫婦であること」では3つの概念の関係から「愛情文脈化」というサブカテゴリーをおいている。夫は妻の介護者をしているのではなく，それまでの人生の延長として妻と一緒の生活を続けるために必要なことをしているということがこのカテゴリーの意味であり，妻の状態や自分の状態が変化していく中で，意味づけを更新し続けている。その様子を説明するために，この位置にサブカテゴリーとしておくという判断である。最後の「砂時計の時間感覚」は2つの概念だけでサブカテゴリーの必要性はないと考えられた。

いうまでもなく，こうした判断と分析の結果は「高齢夫婦世帯における夫による妻の介護プロセス」を分析テーマとし，その立場にある夫を分析焦点者と設定し，調査に協力してくれた21名のデータに基づいたものであり，それ以外の類似状況にあるすべての場合に同程度であてはまることを主張するものではない。しかしながら，応用者による必要な修正の余地を残しながら（三位相のインターラクティブ性），1つの見取り図として主要な部分を統合的に捉えたものということはできるであろう。もう1点補足すると，応用者による修正とは概念のレベルでの多様性にかかわることが多く，これはベストフィット，最適化のためである。分析結果を構成するカテゴリーとサブカテゴリーの骨格部分が修正されることは考えにくい。

まとめると，概念生成は概念名・定義・具体例の三者関係を確立させていくことである。カテゴリーの生成は，概念・サブカテゴリー・カテゴリーのゆるやかな三者関係となり，サブカテゴリーは必要性の判断と内容により，概念とカテゴリーの適正バランス化という調整機能を果たす。M-GTAで生成する理論とは，“うごき”を説明する動態理論という言い方をしているが，概念とカテゴリーに比べ，分析焦点者の“うごき”を最も効果的に示せるのが，実はサブカテゴリーである。また，その観点から分析結果をみれば，完成度についての自己チェックにもなる。

サブカテゴリーとカテゴリーの命名の仕方のポイント

次に，サブカテゴリーだけでなくカテゴリーとも共通する点になるので，ここで命名の仕方を指摘しておく。それは抽象度が上がっていくと，命名が一般的な表現になりやすいという問題である。一般的コーディング方法のところで指摘することでもあるが，M-GTAでも注意が必要である。概念の場合はデータからの具体例を用いるのでまだ独自性を出しやすいが，解釈により抽象化されたものである概念（→図4-2の概念－指示モデル，p.107を参照）の相互比較になると，抽象度が上がっていく中での作業となる。命名で失敗すると最悪の場合，せっかく概念生成でがんばってきてもサブカテゴリーやカテゴリーの名称がありきたりの印象を与えてしまい，分析の独自性を台無しにしてしまう危険がある。

論文の読み手側，査読者側は分析結果の末端ではなく骨格部分から理解しようとするので，肝心な部分が一般的な表現での命名であると，その段階で一定の評価をされてしまうこともあるだろう。作業の性質上一般的な表現になりやすい傾向は否めないので，その危険を意識しておき，そうならないよう文章での記述を緻密にして分析結果の独自性が伝わるようにする。

まず，この点を踏まえておく。その上で，M-GTAではこの問題への対処として，サブカテゴリーやカテゴリーは概念を昇格させる方向で生成していくことができる。概念のもつ“尖った意味”を保ちつつ，分析の抽象度を上げていく。M-GTAの分析方法を理解してくると気づくように，これは特別なことをここで新たにするのではなく，概念からの継続的比較分析の自然な展開なので，分析方法に組み込まれているといってもよい。分析ワークシートを使って生成される概念は，すべてgrounded-on-dataの原則に則っている。

先に例示研究での概念の修正や統廃合のプロセスの一部を紹介したが，分析テーマと分析焦点者を大枠として概念間の比較から“関係”が検討され，さらにその複数の概念の比較からサブカテゴリーやカテゴリーに収束していくが，このプロセスにおいて，ある概念が必要な定義の修正を伴いつつ“昇格”していく。これによりサブカテゴリーやカテゴリーであってもデータから離れきらないので，つまり概念生成で解釈された意味と名称が継承されていく。これが基本パターンである。

一般的なコーディングのように，一次コード化し，次に分類的に二次コードを考え命名するという進め方では，抽象度が上がるにつれて包括的な意味になるため，カテゴリーの名称も角の取れた一般的な表現になりやすい。対照的に，M-GTAのコーディング方法では“尖った意味”を保ちつつ，サブカテゴリーやカテゴリーを生成しやすい。ということは，最初が大事で，Chapter 4で説明したデータからの概念生成の作業をていねいに行なう。本Chapterの冒頭の図（分析プロセスの全体像2）で，概念3がカテゴリーのレベルに移動しカテゴリー1となる部分は，このことを表わしている。

実際には多くはないが起こりうることなので説明しておくと，基本パターンは上記の通りであるが，オープン化と収束化を組み合わせて概念の相互比較を行なっていくときに，それまで概念として生成されていなかったが，“関係”を構成するものとして，ある概念の存在が推測されるときがある。稀ではあるが，分析上重要な意味をもつ可能性があり，少なくとも分析が生成型思考で緻密に行なわれている証左であるので，その場合にはデータに戻って確認する。

このときはサブカテゴリーやカテゴリーのレベルでの比較から始めた結果であるから，候補の命名はすでに浮かんでいるので，データへの確認はしやすい。先に述べた概念の比較から未生成の概念の存在が推測される場合と同じである。分析対象のデータ全体に対して確認できれば進めてよいし，もし確認できなければデータを追加収集するか，分析結果におけるこの部分の重要性を判断し，活かすべきだと考えればデータとの確認作業が不十分であることを説明に加え，そのまま採用する（方法論的限定）。分析の目的は理論の生成なので，それを優先する。完成度の高い理論になれば，限定的な欠落があっても実践的活用の段階で応用者によって補完されることも考えられる。応用段階での修正と似たような考え方である。

なお，説明した例示研究のサブカテゴリー「介護者スキルの蓄積」の生成過程は，変則的ではあるが基本パターンである。新たにデータに戻る必要はなく，すでに生成されていた概念の具体例と，関係する他のサブカテゴリー「サービス合わせの生活リズム」が概念化されたときの具体例とによって，データとの関係が確認されたためである。

以上を要約すると，サブカテゴリーやカテゴリーであっても，概念の場合と同様に，名称と定義の機能の違いがあるのだが，ここからは説明力に加え予測力の視点からも考える。概念はいわば単品であるのに対して，サブカテゴリーやカテゴリーは複数の概念の関係であるから概念以上に覚えやすく，意味が理解しやすく，コンパクトなパッケージとして実践で使いやすいものであることが期待される。

カテゴリーの生成方法

前項では主にサブカテゴリーに比重をおいて，サブカテゴリーが概念とカテゴリーの間での調整的機能として必要に応じて活用されると説明した。したがって，サブカテゴリーは最初からサブカテゴリーとして生成されるのではなく，また，何がサブカテゴリーになるのかは分析が進まないとわからない。概念相互の比較検討と，カテゴリーとして収束するレベルでの定義関係に照らして，必要性が判断されるのであるから，まずはカテゴリーを検討していけばよい。

概念の相互の比較から関係を見いだすのは抽象的な作業であり，図示することは有効な解釈の方法である。実際，視覚的に考えることができるから，自分が納得できるまで何度も作成を試みることができる。すんなりいかないほうが，分析の密度は濃くなる。最終案までに，途中経過の記録が理論的メモノートに残されていく。分析プロセスの最後では全体の結果図が作成されるが，そこに至る途上で大小，さまざまな概念の関係図がパーツとしてつくられていく。

冒頭の図で示されているように，カテゴリーと概念との間は双方向の矢印でつながり，概念の比較からの方向とカテゴリー候補が着想されたら，その成立可能性を概念の側に対して検討していく。カテゴリーは「下から上へ」と「上から下へ」の両方向から考えていくが（木下, 2007），ここで述べている部分は前者，データ→概念→カテゴリーの方向のことで，後者はChapter 6で取り上げる「明らかにしつつあるプロセス」のレベルにおける結果図とストーリーラインの作成との関係である。

概念の相互比較から“関係”を見いだしていく方法は，前述してあるので繰り返さない。ここでの比較の目的は，分類的，並列的にまとめることではなく，概念を引き連れて意味の序列化，秩序化となる解釈を得ることである。いわゆる“うごき”を捉える解釈である。手っ取り早く使えるよい方法があるわけではなく，それぞれの研究による。【研究する人間】が行なう作業であるから，当然技法だけで成り立つものでもない。ただ，確信をもっていえるのは，“うごき”，“関係”，カテゴリーの候補などによって謎を解くとっかかりが得られると，猟師が獲物を発見したときのような，この分析で自分が1つの世界を読み取れるのではないかという高揚感，リアリティ感があるものである。

例示研究では3つのカテゴリーに収束したのだが，「夫による妻の介護の生活はどのように成り立っているのだろうか」が基本の問いであった。この部分の解明が最初の課題であり，そこがみえてきたところで，なぜそうなのか，あるいは，それが成り立っているためには何が必要なのかを考えていったのである。しかし，Chapter 4で述べたように，この最初の課題がむずかしく，分析がなかなか軌道に乗らなかった。

最終的に「介護日課の構造化」としてカテゴリーに収まるのだが，これは分析焦点者である夫が困難な現実を切り盛りしている世界を説明する内容で，現実対応領域と位置づけた。そうすると，なぜ夫たちはそこまでのことができているのか，何が彼らにそこまでのことをさせ，しかも淡々とした受け止めを可能にしているのかという疑問が出てくる。これは，現実対応とも関係するが別の領域の問題で，行為者としての夫たちの内面に関係する。カテゴリーレベルでの比較から，「改めて夫婦であること」を関係性の領域でのカテゴリーとして生成した。その着想のカギは，夫は介護者なのではなく妻との生活を継続していくために必要なことをしているのであり，介護は大きな比重を占めるもののその中の一部という解釈であった。

ただ，介護について語ることは妻について語ることでもあり（サブカテゴリー「愛情文脈化」），その意味づけの更新が不安定な生活の維持につながっていると考えられた。そして，現実対応と関係性の領域だけで分析テーマを説明できるかどうかを考え概念をみていくと，「介護日課の構造化」と「改めて夫婦であること」の両方と関係するところに，夫婦のおかれた状況の不安定さがみえてきた。これは状況という領域の特性と位置づけられると考え，分析焦点者の視点から「砂時計の時間感覚」としてカテゴリー化した。

結果図をみると，3つのカテゴリーの構成はいびつである。これは，同じ抽象度での比較の結果である。「介護日課の構造化」の複雑さと比べると，「砂時計の時間感覚」は2つの概念だけでサブカテゴリーもない。極端な場合には，1つの概念がそのままカテゴリーになることも起こりうる。

例示研究でのカテゴリーの検討過程はごく概略的にはこのようになるが，詳細は文献で確認してもらいたい（木下, 2007 ; 2009）。カテゴリーの生成にはそのレベルでの相互の比較検討があるということで，そのためには概念の比較からカテゴリーの候補（“関係”と呼んでいるもの）ができていなければならない。換言すると，カテゴリーの生成であっても生成型思考が有効で，入れ子的に抽象度を上げた考え方をしていく。例えば，「介護日課の構造化」であれば，それを1つの具体例とするさらに抽象度を上げたカテゴリーを考えるということで，この場合には現実対応領域がそれにあたる。他の2つも同様である。

これは，分析結果の統合を論じるChapter 6での内容になるのだが，生成型思考は抽象度の高い理論をつくり出す原動力になる，あるいは，自ずとなってしまう。例示研究では3つのカテゴリーの関係でまとめているが，これをそのまま現実対応領域と関係性領域と状況領域の関係と位置づけることもできなくはない。グラウンデッド・セオリーを具体理論→領域密着型理論→フォーマル理論というように単線的に発展する理論と考えれば，抽象度を上げていくことには意味がある。

しかし，M-GTAはこの立場をとらず，具体理論から領域密着型理論までの間に分析結果であるグラウンデッド・セオリーをおいている。grounded-on-dataの原則により分析上歯止めをかけているからであり，分析テーマと分析焦点者の設定により拡張範囲を制御しているからである。具体理論を領域密着型理論に発展させる範囲であれば，実践的活用度の高いグラウンデッド・セオリーを提供することはできるが，それ以上に抽象度が高くなると，一般性は高くなっても実践との距離は遠のいてしまい，役に立たなくなる。

Chapter 6

結果図とストーリーラインの作成方法および執筆時の留意点

Chapter 6では，分析を理論（人間行動の説明モデル）へとまとめていく最終段階について，その考え方と具体的方法である結果図とストーリーラインの作成方法について説明する。また本Chapterでは，分析結果を論文で記述するときに留意すべき点についても述べる。

冒頭図（分析プロセスの全体像3）の上部，白抜きの部分がカテゴリーの生成からカテゴリー間の関係を見いだし，中心的（コア）カテゴリーに収束させていく作業である。明らかにしつつあるプロセスとは，問いとして分析テーマで設定したプロセスに対応している。問いに対して結論の関係になるので，分析の成否に直結する。データからの概念生成，概念の相互比較からのカテゴリー生成に多くの労力をかけ順調に進めてきても，ここでの作業如何で，分析の出来栄えは大きく左右されることになる。

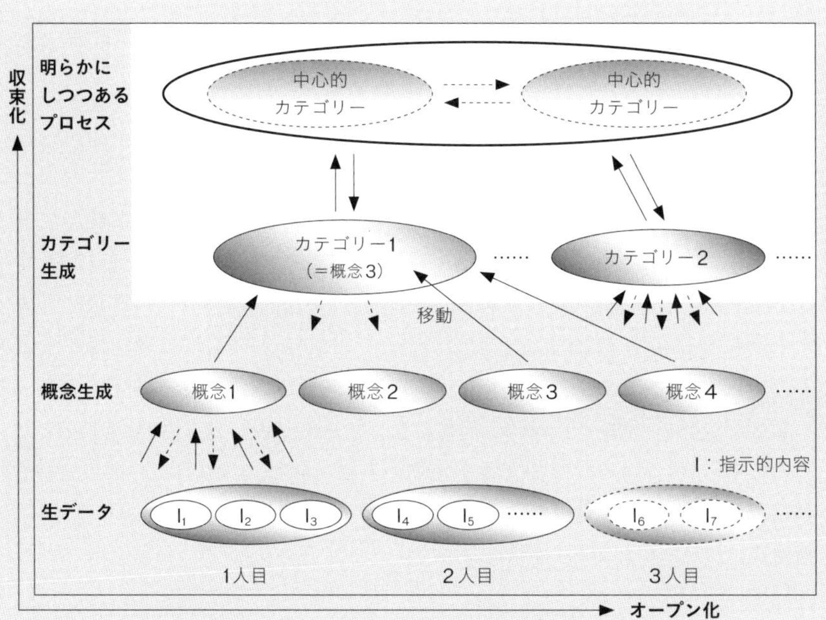

分析プロセスの全体像3
分析のまとめ方：カテゴリーから中心的カテゴリーの生成

ただ，これはここでの作業がむずかしいということではなく，考え方と方法を理解すれば，それまでの分析作業よりもやりやすいともいえる。なぜなら，カテゴリー間の関係の検討なので，絞られてきた数の中での大きな解釈となるが，その準備はすでにできているからである。分析テーマと分析焦点者の設定に始まり，データに密着した解釈による概念の生成からの一連の分析プロセスの延長線上での作業であり，解釈の潤滑油といえるメモ（理論的メモノート）が蓄積されているからである。図の全体像3ではカテゴリーと中心的（コア）カテゴリーの間に両方向の矢印があるが，これはChapter 4で説明した概念生成の場合，Chapter 5でのカテゴリーの生成の場合と同じ意味である。

6-1 なぜ，中心的（コア）カテゴリーとするか

オリジナル版以降，GTAが多様化する中においても分析結果の中核となる部分はコア・カテゴリーという名称で呼ばれてきた。コア概念と呼ばれる場合もある。M-GTAでは，概念とカテゴリーは分析の抽象度のレベルとして用語上分けているので，ここではカテゴリーのことである。Chapter 5で指摘したように，1つの概念であってもカテゴリーのレベルに移行する場合はカテゴリーの名称に変わるのでコア「概念」とは表記しない。また，次に述べる理由により，コア・カテゴリーよりも意味を明確にするために中心的（コア）カテゴリーの表記を推奨したい。中心的（コア）カテゴリーは複数のカテゴリー間の関係を指すが，1つのカテゴリーだけで成立することもある。

コア・カテゴリーは1つでなければならないのか？

コアは英語のcoreで，モノの芯，物事の中核，中心を意味し，最近では日本語でも日常的に使われるようになっているが，ニュアンスとしては複数ではなく単数である。図では2つの中心的（コア）カテゴリーを示しているが，M-GTAでは1つとは限定せず複数もありうるということである。これに対して，GTAを学んでいる人は，コア・カテゴリーは1つでなければならないと考えているかもしれない。

また，Chapter 10でM-GTAの場合と対比的に質的データの一般的コーディング方法について論じているが，その分析の論理は，多数のコードが1つのカテゴリーに収束する，させるということである。データの分析だけを目的とし，分類型思考の活用により整序された形を得るためである。オリジナル版GTAでは目的をデータ分析ではなく理論の生成におくが，分析方法は，客観主義的立場に立つ切片化によるコード化を採用している。Chapter 1で述べたように，GTAで提案されたコーディング方法は斬新な考え方を示したが，一方で，特に

インタビューデータの分析に関しては明確ではなく，課題として残された。したがって，コア・カテゴリーは1つに収束化しなければならないかどうかという問題は，理論生成とコーディング方法の関係にかかわることなので重要な意味をもっている。

オリジナル版以降のGTAではこの関係についての立場はあいまいなままか，なし崩し状態になっており，GTAの可能性の理解がむずかしくなっている。しかも，grounded-on-dataの分析を標榜しながら，オリジナル版自体も，また多様化したGTAにおいても，実際には違和感のあるコーディング方法が副次的に導入されているのである。これはすでに論じてあるのでここでは繰り返さないが（木下, 2014），コーディング・ファミリー，コーディング・パラダイム，コーディング・マトリックスなどと呼ばれている分析促進のための解釈枠組みのことである。

このことは，grounded-on-dataの原則によるコーディングのむずかしさを間接的に示している。データへの密着性だけがGTAの分析方法の特性として強調されているが，分析に影響を与える重要な方法論上の問題であるにもかかわらず，奇妙なことにGTAに関する議論の中でこの点はほとんど取り上げられることはなかった。あらかじめ用意しておいたこの種の枠組みを用いることはオープン化を促進するが，同時に制約することになり，いわばデータの解釈で篩(ふるい)をかけることになる。これは選択的コーディング，すなわちカテゴリーの生成を促進するためと理解できるが，違和感，異質感が否めない。詳しくは拙著を参照してもらいたいが（木下, 2014），M-GTAを開発するに至る動機の1つは，そうした解釈促進用の枠組みを使用せず，grounded-on-dataの原則に徹した分析方法の開発であった。

コア・カテゴリーが1つでなくてはならないのは，目的を理論生成とするとき統合された理論の形まで分析を進めるためには，切片化から始めたデータ分析を収束させるために不可欠の条件となるからである。GTAではデータの収集と分析を並行させながら継続的比較分析を進めるとされているが，実際にその手順を忠実に踏んで分析を行なおうとしても，どこまで行なえばよいかという判断，つまり，理論的飽和化の判断の根拠をどこにおいたらよいかという問題がある。

質的データの分析とは意味の解釈であるから，研究者の判断は相対的であり，その適切さを説得的に説明できなくてはならない。客観主義的立場に立ち，切片化，コード化による分析を行なうとき，継続的比較分析の終了の判断根拠はどこに求められるであろうか。オリジナル版をはじめGTAは，1つのコア・カテゴリーにまで収束させることで，分析結果全体の統合性を最終的に判断するという考え方である。つまり，この問題を分析方法の中で解決しようとしているわけで，そうしないと分析を制御できない。したがって，コア・カテゴリーを1つとするのは研究方法「論」上の問題であり，かつ実際の方法上の問題でもある。

M-GTA独自の判断基準

対照的に，M-GTAが複数の中心的（コア）カテゴリーをおくのは，理論的飽和化について独自の判断基準をおいているからである。冒頭図で中心的（コア）カテゴリーを2つ示しているのは，1つに限定する必要のないことを示すためである。つまり，これを分析方法の中の問題として対処する必要はないからである。

M-GTAは，意義の確認された分析テーマを問いとし，その結論を理論の形で得ることを目的とするから，この問いと結論の内容関係で分析を制御する。それにより，研究者に客観的分析の負荷を負わせるのではなく，逆に研究者を判断主体として方法論化する。つまり，方法論の中に研究者を組み込むことで，grounded-on-dataの原則に即したストレートな分析を提案するものである。質的研究であっても，客観主義に厳密さを求めなくても緻密な分析は可能という考えである。本書ではM-GTAについていろいろな特性を説明しているが，それらは主としてこの点を示すためである。

まとめると，冒頭図で示すように中心的（コア）カテゴリーは「明らかにしつつあるプロセス」のレベルに位置し，いくつかのカテゴリーを抽象化し1つの中心的（コア）カテゴリーとすることもあれば，カテゴリーの関係を中心的（コア）カテゴリーとすることもある。これをコア・カテゴリーと呼んでもよいのだが，中心的（コア）カテゴリーと呼ぶのは，分析方法論上の問題ではなく，分析内容上の判断であることを強調するためである。したがって，中心的（コア）

カテゴリーは1つであっても全く構わないが，1つでなければならないということではない。その判断は分析テーマに照らして最も適切であるかどうかで行なうが，この段階では継続的比較分析による収束化が進んできているから，中心的（コア）カテゴリーの数が多くなることはない。

繰り返すが，ポイントは1つであっても構わないが，1つでなければならないわけではないということである。この点は，次に述べる分析結果の確定と関係する。例示研究では，最終的な結果は，「介護日課の構造化」「改めて夫婦であること」「砂時計の時間感覚」の3つのカテゴリーの“関係”が中心的（コア）カテゴリーである。仮に，中心的（コア）カテゴリーは1つでなければならないとすると，この“関係”をさらに命名しなくてはならなくなる。抽象化してさらに上位カテゴリーをおくことはできるが，分析テーマとの関係では，例示研究の場合はこの形が適切という最終的な判断を下した。この適切さの判断が重要であり，屋上屋を架すようになると説明力もぼやけてしまい，複雑すぎて理解しづらく実践的活用にもつながらない。

6-2
分析結果を確定する

M-GTAでは分析結果の記述に入る前に，その内容の確定を結果図とストーリーラインの2つの方法で行なう。結果図は視覚的方法により結果の全体像を表現したもの，ストーリーラインは結果の骨子を簡潔に文章化したもので，性質の異なる方法によって同じ内容を表現する。結果の確定は論文の執筆に入る際に必要という一般的な意味だけでなく，質的研究，なかんずく理論の生成を目的とする場合にあっては，それだけではない重要な意味をもつ。自分にとって納得できる結果であるのか，確からしさの感覚はあるのかの確認が大事で，それが記述力，説得力のある説明につながる。質的データについて意味の解釈で得られた独自の結果については自分以上の理解者はいないのであり，分析結果の確定はこの点の確認である。あいまいな結果はあいまいな記述になりやすいし，自分が理解している以上には書けないものである。

本Chapterでは結果図とストーリーラインの作成方法を説明していくが，その前に，分析結果の確定の意味について説明しておきたい。

質的データについて，意味の解釈を継続的比較分析により行なう作業は，新たなデータの追加や新たな解釈上のアイデアの着想により，それまでの分析結果が動き出したり動き続けたりする。なぜなら分析結果は相互に関連づけられているからで，オープン化ではこうした動きが目まぐるしく起きるときがある。意味の解釈には正解があるわけではなく，最も適切と考えられる解釈を選択的に判断し，相互の関係を見いだしながらまとめていくので，新たな材料が加わると分析プロセスは常に動いていく。これは自然なことだが，逆にいうと，制御しないと自然運動のように動き続け，分析結果を確定するのが困難となる。オープン化は解釈可能性を幅広く検討していく作業だが，拡散化を加速させかねない。分析が進み結果の大枠は固まっていっても，部分は変動し続けるのである。

オリジナル版GTA以降，結果の確定は理論的飽和化の判断で行なうと説明されてきたが，この判断を自分が下すむずかしさがあった。M-GTAは，理論的飽和化を概念レベルでの小さな飽和化と結果全体に対しての大きな飽和化の2段階で判断することを提案しているが，ここで述べる結果の確定とは，後者をさらに具体的にしたものである。分析結果の完成度を判断するのが理論的飽和化だが，別の言い方をすると，分析プロセス全体を停止させ内容を確定するために行なうのが理論的飽和化の判断であり，これを結果図とストーリーラインの作成によって行なう。この点が他のGTAとも，質的データの分析だけを目的とする場合とも異なり，理論（人間行動の説明モデル）の生成を目的とするM-GTAの重要な特性である。質的データの分析だけであれば，収集したデータを分析すればよいので，この問題は発生しないのに対して，理論化を目的とする場合には説明力と予測力を中心に，分析結果の完成度が問われてくるためである。

分析結果を確定することのむずかしさ

分析結果の確定作業は，grounded-on-dataであるからデータとの関係が重要となる。オリジナル版GTAや他のGTAではデータの収集と分析を交互に，あるいは同時並行的に進め，理論的飽和化の判断により結果を確定するとされている。この場合の理論的飽和化とは，データをみていっても，すでに生成した概念の具体例として追加されてその概念の完成度の確認にはなるが，新たな概念の生成には至らない分析状態を指すとされる。

GTAはそもそもGlaserの立場を反映して，質的データの分析であっても数量的データと同等の厳密さを求め，かつ，数量的研究が十分な成果を出せない理論生成の課題に対する可能性を，質的データを活用した研究法に期待して提案されたものである。その分析上の原理的な点は，データ自体の文脈性に取り込まれないよう，研究者の独立的判断でデータを切片化し，継続的に比較しながら1つのコア・カテゴリーに収束するまで進めるということであった。

理論的飽和化の判断には外的な基準があるわけではなく，研究者が自身の分析結果に対して自分で判断しなくてはならない。そのためには，他のすべてと関係してくる1つのコア・カテゴリーまで分析を進めなくてはならないことになる。つまり，コア・カテゴリーを1つに収束させることによって，結果を構成するすべての要素を関連づけることができるからである。その理由は，分析結果の全体の統合性の判断で，1つに絞り切れない段階では論理的に結果の確定ができないことになり，データの追加収集が前提とされる中ではデータと解釈の相互作用が継続していくので，理論的飽和化の判断はいよいよむずかしいものとなる。

その上，分析の終盤になっても新たなデータの追加により，部分ごとには精緻化できるかもしれないが，連動して相互の関係性の検討が必要となり，さらには全体の統合性が影響を受け，分析結果が動いていってしまう。細部の精緻化は，全体の構成を複雑にしていく。そのほうが，より完成度の高い分析結果を得ることにつながるので望ましいという見方があるかもしれないが，部分と全体のバランスがあるから，単純にそうとはいえない。説明力と予測力に優れていること，理解しやすく実践的活用がしやすいこと，実践の場は調査が行なわれた場と同じではなく固有の要素をもち，また絶えず変化しているため，応用者は自身の場で活用しやすいように固有の要素を組み込み最適化する役割を担う。このような点を考慮すると，単純に複雑な分析結果であるほど優れているとはいえない。グラウンデッド・セオリーの評価基準として当初から指摘されている4条件のうちの1つ，理解しやすさ（understanding）の問題があるからである（Glaser, & Strauss, 1967／後藤，水野，大出訳，1996；1965／木下訳，1988）。

このように分析結果の確定はむずかしく，データの収集と分析を交互に進めながら理論的飽和化まで行なうのは非常に困難で，現実的でも教育的でもない。これがGTAの実践に混乱をもたらしてきた大きな一因であり，修士論文などで初めて本格的に研究活用する場合には，研究方法としての採用を躊躇させる非常に高いハードルになる。

オリジナル版のもとになった『死のアウェアネス理論と看護』（Glaser, & Strauss, 1965／木下訳，1988）は，フィールドワークであったからこうした進め方が自然であった。しかし，データがインタビュー記録中心になると，データの収集と分析の交互進行と，それに伴う理論的飽和化の判断がむずかしくなるにもかかわらず，分析方法が明確に示されなかった。フィールドワークでは，人を単位として行動の観察に焦点をおいて相互作用の特性を明らかにしていけるのに対して，インタビュー・データは詳細で複雑な語りであるため，意味の解釈の繊細な分析作業となるからである。そして，この点が重要なのだが，行動の観察はパターン化された社会的相互作用として理論的飽和化を確実にしやすいということである。

また，フィールドワークでは研究者が自分の言葉でフィールドノートをつけていくのに対して，インタビューでは話された内容，つまり，相手の言葉がデータになるという違いがある。フィールドノートは最初からすでに分析作業の一部となっているのであり，フィールドワークではデータの収集と分析は常に同時並行的に進められ，調査の初日から最終日まで続くとされている。これは研究方法上特別なことではなく，ごく自然なことである。

M-GTAが導入する「方法論的限定」

M-GTAは実践的活用に向けた理論生成を目的とし，方法論的限定という考え方を導入している。その大きな目的は，データの収集と分析の同時並行性の解除である。分析テーマへの結論を求めるために，研究者がさまざまな判断を意識的に行ない，分析を完了するところまで導くためである。方法論的限定には，分析対象とするデータ全体量の管理が主要なものとなるが，広く捉えると，分析テーマと分析焦点者の設定，分析ワークシートによる概念生成，2段階の理論的飽和化の判断（小さな飽和化と大きな飽和化），そして，分析結果の実践的活用などが挙げられる。それぞれ該当箇所で説明をしているので，ここでは特にデータ全体量の管理と，結果の実践的活用の2点について，分析結果の確定との関連で説明する。

• データ全体量の管理

M-GTAでは，分析対象としたデータ全体について論文で明示する。これは，インタビュー方法，人数，インタビュー時間だけでなく，逐語化したデータ量を含め，自分が分析に用いたデータ全体について情報提供することで，データと分析結果の大枠での対応関係を設定するためである。「これだけのデータに対しての分析結果がこれである」式の説明により，分析結果の適切さの確認と他者による評価が噛み合うようにするためである。理論的飽和化の判断についても，基本的にこの枠組みの中でのこととなる。M-GTAでは，分析方法を具体的に示すことで質的研究の課題である分析プロセスの明示化に対応しているが，データに関するこうした説明も，どのように分析が進められたかを示すことで分析プロセスをさらに明らかにする。

したがって，分析に用いられたデータが十分であったか，インタビュー協力者の数が十分であったか，個々のインタビュー内容が十分であったかなど，評価と質疑，議論が噛み合った形で具体的にしやすくなる。例えば，「インタビューの人数が少ないのではないか」という疑問に対しては，その理由を明示しやすくなり，自分の見解を答えやすくなる。人数の問題はそれだけで独立した判断基準になるわけではなく，その理由の説明ができるかどうかが問題であることが多い。質的研究一般の傾向として，特に，看護やソーシャルワークなどの臨床的ヒューマンサービス領域では，研究計画上調査協力の候補者が少ないことが多く，代表性のあるサンプリングとはならない場合が少なくない。しかし，人数は少なくても1人あたりのデータ量とデータの質である内容の詳しさなどのデータ特性がある。

まとめると，分析結果の確定と分析プロセスの明示化は分析の終了のためだけでなく，分析結果の適切な評価とも密接な関係にあるということである。ここではデータの全体量に言及したが，小さな理論的飽和化の判断である概念とデータの対応関係については分析ワークシートを提示することで，概念生成についてデータ面だけでなく解釈のプロセスをも示すことができる。

- 結果の実践的活用

結果の確定に有効なもう1つの重要な点は，実践的活用の視点から分析結果を確認することである。実際に行なってみるとすぐに理解できるように，分析結果の最終的な自己チェックの方法としても非常に効果的なのだが，この点は，結果の実践的活用の重要性がいわれているわりに，あまり理解されていないので強調しておきたい。

M-GTAでは，二重の理由からこの点を重視している。1つは，研究のあり方としての結果の実践的活用の重要性であり，もう1つは分析結果の確認という方法論からの理由である。通常，臨床的ヒューマンサービス領域では分析結果の実践的活用への示唆が求められ，論文の最後のほうで述べられるが，この作業が分析結果の確定の方法として重要な意味をもつということである。実際に，臨床的ヒューマンサービス領域の論文では，実践的活用の内容について結果との関係があいまいな，ごく薄い記述が多いという印象があり，そのことは実は分析結果が十分でない可能性を示している。ただデータを分析すれば十分なのではなく，その結果が実践にどのように具体的に活かせるかまで述べることによって結果の確認にもなる，ということが大切なのである。結果を現実世界に関連させていく，ギアを切り替える作業であるから簡単なことではないが，分析だけではなく理論生成まで行なったほうが，論文に対するさまざまな疑問や質問にも答えやすい。

そのための方法としては，概念やカテゴリーの生成の自己チェックの方法として述べた「反転確認」の作業を，分析結果である理論に対して行なうと考えればわかりやすいであろう。まず，説明と予測のために理論をどう使えば，何ができるかを検討してみる。そして，誰にとって，どのように活用できるかを具体的に理論的メモノートに書いてみる。

M-GTAでは，行為者としての分析焦点者の視点をもっている。また，実践的活用は三位相のインタラクティブ性における応用者との関係にあたる。この作業は，結果図とストーリーラインの作成がほぼ終わった頃の最終確認となり，分析結果の活用可能性は，分析した自分がいちばんわかるということを再認識する。実践的活用がはっきり示せない場合は，どの部分の分析が不十分か判断しやすいので，結果の確定のために対処できる。

最後に，分析結果の確定と，実践的活用においては理論の修正の余地を残していることとの関係について説明しておこう。理論の修正の余地を残しているのは，応用を試みる現場に理論が最適化するよう，その場に特有の事柄を取り入れるためである。理論の構成を幹と枝葉の関係に例えると，この場合の修正は枝葉のレベル，つまり，概念の新規生成や修正であり，幹となる中心部分にまでは及ばない。サブカテゴリーのレベルは含まれる可能性あるが，理論を最適化させるための調整は具体的事柄と概念の関係に基づくものであり，カテゴリーのレベルにまで修正が検討されるとすれば，現場での応用が別の新たな研究を喚起する場合となる。

この点については，Chapter 11で詳しく論じている。重要なことは，最適化のための修正をすることで応用者は研究に対し受動的なかかわり方ではなく，意識的に，予測的に自分が社会的相互作用に参加していく態勢になるということである。それがM-GTAの提唱する「応用が検証の立場」であり，クリエイティブな作業であると強調している点である。

ここまで，なぜ，分析結果の確定が必要であるのか，どのように行なうのかについて説明してきた。次に，その中心となる結果図とストーリーラインの作成について具体的に述べていく。

6-3
結果図の作成方法

分析結果は，全体像を視覚的に表わす結果図と，その骨子を簡潔に文章化したストーリーラインによって確定する。その順序としては，先に結果図の確定を行ない，それをもとにストーリーラインを書いていく。その際，結果図との照らし合わせを行なうので，結果図の部分を修正することもある。

ストーリーラインの作成は，段階的に作業を行なう。まず最初に，カテゴリーの関係だけで文章をつくり，これにより，分析結果の骨格をおさえる。次に，サブカテゴリーを使用していれば，それを含めて文章化する。ここまででも十分だが，これに代表的な概念を入れて文章化して，ストーリーラインを完成させる。

ストーリーラインは目安としてはA4判で半頁以下，文字数800字ほどの中に，カテゴリー，サブカテゴリー，概念，それぞれに定義の記述が入ってくるので，分析結果がある程度複雑な構成になるときには，概念までは含めないほうがよい場合もある。ここで注意することは，ストーリーラインは分析結果の要約で，この後，論文の中で結果を記述していくので，ここに概念をすべて，あるいは，多くを入れる必要はない。入れてしまうと重複が起きて，結果の記述がインパクトを失う危険性が出てくる。「要約」と「論文本体の記述」との違いを混同しないように気をつけたい。

インタビューで語られた内容の意味の解釈は微妙で繊細な作業であるから，結果の確定にあたり，結果図とストーリーラインは非常に効果的である。論文では記述が中心となるので，結果を凝縮した図は全体を理解しやすくするが，反面，失敗すると理解に混乱を招きかねない。

結果図の作業手順で重要なことは，結果の確定段階で作業を行なうのではなく，分析プロセス全体にわたって，とりわけ概念の相互比較とカテゴリーの生成のときに，関連する部分ごとに図にしていく点である。それによって，図の構成部分は準備されていき，最終的に1つにまとまるという流れになる。

分析プロセスでは，図式化することで視覚的に考えるという言い方をしているが，部分であっても全体のまとめの段階であっても，図が最終的な形に落ち着くまでには多くの試行錯誤があり，視覚的に考えるのは単純なことではない。しかし，逆にいうと，それにより自分の解釈が確認でき，分析結果を確定しやすくなる。図は複雑な内容を凝縮してシンプルに表現したものなので，解釈がブレないようフィックスできるからである。

結果図を作成する醍醐味は，何といっても，膨大な逐語化されたインタビュー・データが最終的に1枚の図にまとめられていくところにある。しかも，最初はどのような結果になるのかわからないところからの作業なので，自身にとっても発見の意味がある。自分が読み解いた1つの世界が，そこに表現されている。現場の実務専門職や当事者にとっては経験的には知っている事柄が，分析テーマと分析焦点者の視点から理論の形で再構成されて提示されると，部分的な経験的知識が統合的に理解でき，新たな認識をもたらす。

例示研究から考える

例示研究で示している結果図（図4-1, p.101）は，21名の高齢の夫たちへのインタビュー・データの分析結果である。結果図はいわば骨格図なわけだが，結果の記述内容（木下, 2009, 第一章）はそれを肉づけして述べたもので，夫たちの経験を詳細に提示しながら，分析焦点者の視点から1つの理論，説明モデルとして再構成したものである。結果図とストーリーラインで確定され，ていねいに記述された報告を読むと，論理的な構成から分析焦点者が動き出すというか，浮かび上がって感じられるものである。

結果図の特徴は，立体的な構造である分析結果全体を二次元の平面で表現する点である。3Dで表現できるかもしれないが，平面で表わす作業には分析上の意味があるように思われる。立体的な構造とは概念，サブカテゴリー，カテゴリーの抽象度のレベルに対応して構築されているものであり，それを1枚の平面な紙に表現するためには，試行錯誤が繰り返される。紙に書きながら自分の頭の中では立体的なイメージで考える。このようにすると，分析プロセスの部分の検討のときも結果全体の検討のときも，自分の解釈について選択的判断をしやすくなる。そして，判断がブレないように，検討したことを理論的メモノートに記入しておく。頭の中でイメージするというのは質的データの分析では有効な方法で，解釈の収束化につながり，継続的比較の発想の活性化を促す。Chapter 4で，生成する概念の数は頭の中で転がせる程度が目安と指摘したが，その経験はこうした検討の準備にもなっている。

例示研究の結果図をみると，楕円の網かけが概念，**[　]**がサブカテゴリー，中央の白抜き文字の囲みがカテゴリーで，矢印が影響関係を示している。また，

3つのカテゴリーは点線で囲んでいる。同様に，カテゴリー「改めて夫婦であること」も概念間の関係を示す意味で，点線で範囲を示しているが，「砂時計の時間感覚」は構成が小さいため，また，「介護日課の構造化」は大きいがその範囲は明確なので，点線で範囲を示すことはしていない。表記方法は定まったものがあるわけではなくいろいろあってよいが，意味がわかるようにするのが最低限の条件である。

矢印に関しても同様の考え方でよいが，影響関係を表わしていくので慎重な検討が必要となる。一方向か双方向かの影響の方向と強弱を矢印で示す場合，それぞれについて説明できなくてはならないが，それまでの分析プロセスで理論的メモノートに記録されているから，説明可能な状態になっているはずである。基本的な考え方としては，双方向の可能性を重点的に検討する。その理由は解釈に柔軟性を残せるからであり，対照的に，一方向の関係は明確さを強調できる。

ただ実際には，概念数が多いと矢印の関係が複雑になってしまい，何を，どのように説明しようとしているのかがはっきりしなくなったり，分類型思考から，関連する概念をひとまとめに箱に入れカテゴリーとし，その上でカテゴリー間の関係を矢印で示す場合などがみられる。結果図の作成段階では，部分ごとの関係だけでなく全体の統合性との関係で検討しなくてはならないので，すべてを入れ込むわけではない。概念の相互比較からの修正や統廃合が不十分であったと考えられるならば，そこに立ち返って作業をやり直す。影響関係の軽重，強弱の判断を含むこの検討により，結果図が複雑になりすぎるという問題に対処できる。むろん，このときの判断は分析テーマと分析焦点者の視点に基づく。

結果図の作成は，大きさ，複雑さをどう判断するかという問題でもある。継続的比較分析は抽象度に応じて水準化していくから，概念生成のレベルから順に分析プロセスとして説明してきた内容を振り返るとわかるように，この方法では全体を自分でコントロールできる範囲となるため，理論，すなわち結果図がそれほど複雑にはならない。しかも，grounded-on-dataの原則と分析焦点者の設定によって過度の抽象化には歯止めがかけられている。加えて，M-GTAで生成する理論は分析結果の実践的活用を促進するためにも，コンパクトでインパクトのある理論をめざしている。

例示研究に戻ろう。結果図は，データから生成した概念を最小単位として統合的に作成する。例示研究では，概念として生成されたが，結果図で表示の仕方が他の概念と異なっているものとして，「妻発病時の生活混乱」「直接的介護行為」「介護上の困難」の3つがある。最初のものを図の最下部で四角で囲っているのは，分析上の意味というより，介護の状態の起点を示す意図による。「直接的介護行為」と「介護上の困難」は，介護においてポジティブな意味とネガティブな意味の両面があることを意図して配置した。サブカテゴリーの「介護合わせの生活リズム」と「介護者スキルの蓄積」の間には，その両面を意味する諸概念を配置している。解釈によって位置づけは変わるが，この結果図では「直接的介護行為」と「介護上の困難」は包括的に多くの概念を関連性でまとめているが，分析上の意味は重視していない。つまり，分析上の意味はサブカテゴリー間で両方向に向かう太い矢印で示している。また，「直接的介護行為」と「介護上の困難」については，実際にはここで挙げられている以外の概念も挙がってくることが予想されるので，応用段階で修正や追加をする部分として活用しやすくなる。「サービス合わせの生活リズム」と「介護者スキルの蓄積」の間も同様であるが，こちらは概念の数が少ないので矢印で十分という判断である。いうまでもなく，これはこの分析の場合であって，同じ分析テーマと分析焦点者の研究であっても，研究者によって結果図は変わってくる。Chapter 4で分析が軌道に乗るまでのむずかしさについてのエピソードを紹介したが，「直接的介護行為」とそれに関連する「介護上の困難」を分析の中でどのように位置づけたらよいかという課題に直面したので，最終的にこのような配置に収まったという経緯がある。

加えて，カテゴリーの「砂時計の時間感覚」は他の2つのカテゴリーとの比較から導入されたもので，最初から概念として生成されたものではなかった。サブカテゴリー「介護者スキルの蓄積」の生成について説明したように，同じ抽象度のレベルでの相互比較から新たな存在が推定されたら，データとの確認をしていく。その結果，生成されたのがこのカテゴリーである。

Chapter 5で述べたように，例示研究における中心的（コア）カテゴリーには，現実対応領域と関係性領域とを比較すると，もう1つの領域として状況特性が浮上した（木下，2007, p. 50）。夫たちが「（自身も高齢であるため）近い将来の不安定さ」，不確実さを受け止め，他の2つのカテゴリーとの間に現実的時間感覚を持ち込むことで，三者のカテゴリーのバランスが保たれていると解釈された。分析焦点者からみた状況特性を限られていく時間と捉え，それを構成する概念として，「やり残し願望」と「施設入所へのためらい」の2つが確認された。もともと，「やり残し願望」は関係性領域のサブカテゴリー「愛情文脈化」の中に含まれていた概念で，「残された時間の短さは，いったん過去に向かいやり残したことをこれから行ないたいという時間志向」という定義をもち，実際にやり残しに終わらないように妻の状態をみながら，妻との約束であった旅行を実現するなどの具体例がみられた。1日1日の時間感覚の中で，4年間に16回も海外旅行をした例もあった。

一方，「施設入所へのためらい」という概念は，もともと，カテゴリー「介護日課の構造化」の中に含まれていた。これは，妻を介護施設に入所させるべきかどうかのためらいで，どうにか在宅生活を維持できていても，現実的にはいつ入所させざるを得なくなってもおかしくなく，また希望しても満床ですぐには入れない状況についての夫の受け止め方であり，先の「やり残し願望」と同様，1日1日の時間感覚に基づく状況特性をもつ概念と考えられた。したがって，高齢夫婦世帯を対象としていることとの関係で，カテゴリー間の比較から，新たな「砂時計の時間感覚」というカテゴリーを，関係性領域（「改めて夫婦であること」）と現実対応領域（「介護日課の構造化」）から1つずつ概念を移動させることで生成した。なお，この場合，すでに概念としているものがなければ，データに直接戻りワークシートの作業をして確認すればよく，その前に生成した概念群の中に該当する具体例があるかどうかをチェックすることもできる。1つの具体例を，重視する意味の部分が異なれば他の概念の具体例にも使用できるという考え方を思い起こそう。

結果図の作成は文字通り視覚的に考える作業であるから，分析結果を説明するために必要な概念の欠落があるかどうかの検討にもなるし，分析結果全体のチェックにもなる。

結果図作成の際に気をつける点

次に，結果図作成の重要な留意点として，分析結果の中心部分を図の中心に配置することがある。そのときの判断として，中心部分に対して横図であれば左右，縦図であれば上下の関係が軸になる。時系列分析ではないので実際の“うごき”の方向性を示すものではないが，結果の構成をより効果的に表わすとすればどちらがよいかを考える。手書きで配置をいろいろ試みながら確定していくのだが，この作業自体が分析結果の確認でもあり，落ち着くまでには時間がかかる。

もう1点，分析結果は立体的な構造となるので，その表わし方の問題がある。さらに，立体的な中に“うごき”を組み込んで表わすとなると一層複雑になり，例えば，らせん的な立体構造を平面の図でどのように描くかという悩ましい問題が出てくる。平面で立体は描けないので，太い矢印でレベルの高さを表わそうとしても一方向に向かうような図になったり，回転矢印を使うと図がイラスト的になったりして，伝わりにくい。

このようなときに，どうすればよいのか。重要な点なので再度強調すると，この作業自体が自分の解釈の確認になっているということである。図示には限界があり，表現しきれない部分は当然残るので，それはもう1つの方法であるストーリーラインで対応する。それによって，何を重視して文章化するかが確認しやすくなる。

この点とも関連するが，結果図で注意しなくてはならないのは図示が逆効果にならないようにも気をつけたい。視覚的説明は，失敗すれば分析結果をひどく平板なもの，あるいは，ごちゃごちゃしていてまとまりがないものにしてしまい，どこがポイントなのかが判然としないといった印象を与えかねない。ストーリーラインで説明しても，図の与える印象は予想以上に強い。単に，結果図は描けばよいという理解ではなく，自分の労苦がそこに凝縮されるわけだからこそ，慎重さが求められる。先に指摘したように図示の作業は，概念間の比較からカテゴリー生成のプロセスで部分ごとにメモに残され，その全体のまとめが結果図となっていくので，分析の緻密さは一定の程度で保たれている。つまり，概念，カテゴリーなどの構成要素の論理的な関係はそれぞれすでに確認されているので，結果図の作成作業では，その分析プロセスをていねいにたどることが最良の方法であり，それによって確定の判断を下しやすくする。

もう1つの注意点は，結果図の構成が複雑すぎる場合である。これは生成した概念の数が多すぎるときに起きやすい。概念の相互比較からの修正や統廃合が十分検討されておらず，また，いくつかのプロセスは検討されていても相互に関連づけられていないため，分析テーマに対する結論としてプロセスが明確になっていない場合などがある。自分の分析結果を1枚に収めたことにはなっても，それが他の人からみるとどのように理解できるかという視点が希薄で，完成度に課題が残っていることになる。

これは分析結果の自己チェックにもなるが，例えばグラウンデッド・セオリーの評価規準4項目（Glaser, & Strauss, 1967／後藤, 水野, 大出訳, 1996；1965／木下訳, 1988），すなわち，「現実への適合性（fitness）」「理解しやすさ（understanding）」「一般性（generality）」「コントロール（control）」に照らしてみるだけでも，結果図の出来栄えについて確認しやすい。結果図の目的は分析結果の全体を視覚的に示すことにあるから，全体としての統合性，主要な部分つまりカテゴリー間の関係，そして，概念によるカテゴリーの構成の意味が明確で，つながりがわかりやすくなくてはならない。

結果図は概念，サブカテゴリー，カテゴリーによる論理的な構成の図であり，絵でもイラストでもない。パソコンの作図機能の普及が影響していると思われるが，先に指摘したように立体的構成で，しかもそこにうごきを表わそうとすると絵のようなものになりやすい。パソコンでの作図は便利であるが，その機能を十分使えるかどうかが重要である。逆に，分析結果を適切に表現できないリスクがある。むしろ手書きで行なうほうが，視覚的に考えることを実践しやすいであろう。

結果図とプロセスを明らかにする分析目的との関係

次に，結果図の作成とプロセスを明らかにするという分析目的との関係について述べる。M-GTAは，時系列分析ではない。時系列ほど厳格でなくても，ステージ理論のように段階区分で構成されるわけでもない。分析テーマによって明らかにしようとするプロセスが設定され，分析焦点者を通しての重要な質的変化を捉えようとする場合もあれば，ある状態がどのようにして成り立っているのかを捉えようとする場合もある。どちらも“うごき”という表現で述べていることになるが，どちらであっても分析結果の中心部分は結果図で明確に示す必要がある。例示研究は後者のタイプで，介護状況には始まりがあり，その後の紆余曲折の展開があってインタビュー時点に至っているので，個々の調査協力者にとっては時間的な変化での経験となっている。一方，分析テーマは「夫による妻の介護プロセスの研究」であり，分析焦点者を夫とし，目的は理論の生成である。「妻発病時の生活困難」を起点としてピン止めしているが，そこからの展開を明らかにしようとするのではない。現状がどのように成り立っているのか，そこにどのようなうごきがあるのかを説明しようとしているので，介護の期間や要介護の程度の変化ではなく，高齢夫婦世帯で夫が妻を介護している状況にあるどのようなケースに対しても，夫の視点から彼らの生活を全体的に理解できるものとしてモデル化されている。

その意味でも，時系列分析は時間的であるのに対して，M-GTAの分析は非時間的である。したがって，例示研究の結果図は時間軸では構成されていない。仮に，分析焦点者の変化を明らかにするのであれば，その点を中心においた図になるが，その場合であっても，時間的な流れになるのではない。

時系列や段階区分での分析のまとめは一見魅力的にみえるのだが，事例研究のように1人の人の理解には有効であっても実践的活用には向かない。その大きな理由の1つは，他の人には同じようにはあてはまらないからである。それ以上に重要なことは，時系列分析は，データに密着した分析から継続的比較で進める分析方法とは別次元の分析軸なため，両者を統合化できない点である。時系列分析の陥穽についてはChapter 7で述べるが，M-GTAでは分析結果の中心的部分を結果図の中心に配置することで，この問題を回避できる。

分析結果を図示する効用

オリジナル版GTAとの関連では，Strauss（1987）が，分析をまとめていく作業で図の活用を例示的に提案している。分析結果全体を図示するためのシステマティックな方法としてではなく，解釈を深める方法として，視覚的表現の有効性に力点があると思われる。最後に，議論の幅を広げるために，KJ法での図解とアクション・リサーチの方法であるソフトシステムズ方法論（soft systems method : SSM）におけるリッチ・ピクチャー（rich picture）をみておこう。

川喜田二郎の『発想法－創造性開発のために』(1967) の中の「発想をうながすKJ法」と題する章では，グループがブレーンストーミングで書き出した多くの紙片を分析していくときの方法が紹介されている。最初に図解でまとめるKJ法A型，紙片を直接文章化していくKJ法B型を基本に，その上で図解化と文章化を組み合わせ図解化から文章化を行なうタイプをKJ法AB型，逆に文章化から図解化するタイプをKJ法BA型としている。そして，「ここに，経験的におもしろい問題が登場する。すなわち，どういうわけか知らないがBA型よりもAB型のほうがはるかに効率がよいということだ」(川喜田, 1967, p. 83) と述べている。

川喜田は，紙片やそのまとまりの紙束を，広いところで見比べながら並べて関係を考えていくことが発想を活性化させることを発見している。図解ができれば論理的関係は確認されているから，その文章化はしやすくなるという。結果図を先に作成し，その後にストーリーラインで骨子を記述するといったM-GTAの方法と通ずるところがあり，視覚的に考えることの有効性が示されているといえよう。

一方，イギリスのマネジメント研究者でランカスター大学経営学大学院において長く教鞭をとったP. Checklandが開発したSSMは，rich pictureと呼ぶ絵の活用により，解決すべき問題の明確化や，問題の共有に始まる7段階のプロセスを導いていく点に特徴がある。絵といっても絵画ではなく，基本的に人間を入れたイラスト入りのもので，Checklandら曰く，

> 人間のなすことは種々の関係が織り成す，壮大華麗な野外劇を構成している。そして，こうした関係やつながりを表すには，言語による直線的な表現よりも，図のほうが記録手段として優れているのである。
>
> (Checkland, & Sholes, 1990／妹尾訳, 1994, p. 61)。

SSMは工場や企業など組織管理の分野で問題解決型研究の方法として開発されたものであり，rich pictureによって，グループによる実際の問題解決作業の課題とコースの設定を行なう。詳しい説明は省くが，取り組む課題をグループの話し合いで決めていくのだが，それをイラストで表現するプロセスに重要な意味があると考えられる。目標の共通認識には視覚表現が有効であり，rich pictureと呼ぶ所以であろう。

6-4 ストーリーラインの作成方法

結果図の完成を待って，カテゴリー，サブカテゴリー(必要に応じて導入)を使って，分析結果を簡潔に短く文章化するのがストーリーラインである。結果図の作成と比べると簡単にできそうに思えるが，そうではない。これは文章で結果を確定するための作業であり，結果図の表現上の限界を補完する役割があるから，ていねいに行なう必要がある。結果図と対の関係で，ストーリーラインを明確にしておくことで，論文での結果の記述が緻密になる。

1. 分析テーマに対する結論を凝縮した内容を心がける

ストーリーラインは，短くても考慮すべき重要な点がいくつかある。第1に，分析テーマに対する結論を凝縮した内容であること。やはり，ここは強調すべき点である。基本的な考え方は，「(分析テーマ)とは，……である」式の一文でどう書いたらよいか検討し，実際に何回か文章化してみる。一文章形式は1つの中心的(コア)カテゴリーに収束した場合にはストレートにできるが，複数のカテゴリー間の関係でまとめたときには，一文章で表現できればそれでよいが，意味を明確にするためには文章を分けたほうがよいと判断される場合には，無理に一文章にしなくても構わない。何度か書いてみると，この判断はしやすくなる。

まず第1次作業として，カテゴリーのみを使って結果を記述してみる。次に，サブカテゴリーがあれば加えて，さらに重要な概念があればそれを含めて，第2次作業として記述してみる。この2段階で書いてみると，結果図の中心部分に対応する文章化なので分析結果の骨格を確認しやすくなる。例示研究の場合は，第1次作業では次のようにしている。

> 高齢夫婦世帯において夫が要介護状態にある妻を，介護保険を利用しながら介護している日常は，介護行為や家事を行いサービスを利用しながら現実を切り盛りしていく【介護日課の構造化】と，介護状況において妻との関係に意味づけを更新していく【改めて夫婦であること】のバランスによって安定がはかられている。しかし，現実対応領域と関係性領域からなるこのバランスは，一般に思われている以上に複雑にして複合的な役割を果たしている老夫によって支えられているが，介護者もまた高齢であるため近い将来の不安定さを内包する【砂時計の時間感覚】との相互作用となっている。図が示すように，老夫による妻の介護プロセスはこの三者の関係が中核をなしている。 （木下，2009，p. 48）

この内容が，結果図の中心にある3つのカテゴリーとその関係の要約である。はじめに，三者の中でも中心になる「介護日課の構造化」と「改めて夫婦であること」の関係を記述している。これは分析焦点者である夫を主語とした最も重要となる部分なので，その状況的要因である「砂時計の時間感覚」とは分けて文章化するという判断による。また，図では3つのカテゴリーの関係をそれぞれ両方向の矢印で表わしているところを，ストーリーラインでは三者が相互作用の関係であると文章化している。

なお，投稿論文の場合では先の第1次作業の程度の内容でよいが，修士論文や博士論文，あるいは書籍では，サブカテゴリーまで含めてストーリーラインとすることもできる。例示研究では，「介護日課の構造化」と「改めて夫婦であること」にサブカテゴリーがおかれているので，第2次作業として，以下のように記述した。

> その中でもっとも大きな比重を占めているのが【介護日課の構造化】であり，これは，一日の夫の行動が妻の介護を中心に規定されてくる＜介護合わせの生活リズム＞と，ホームヘルプや訪問看護，デイサービスなどサービスを利用するための生活リズムの調整である＜サービス合わせの生活リズム＞という性質の異なる生活リズムのバランスで構成され，そのために重要となるのが，介護生活が展開する中で必要となる介護行為や家事を行いながら同時にサービス利用に伴う種々の調整作業をしていく＜介護者スキルの

蓄積>である。単に介護スキルではなく介護「者」スキルであり，後述するように方向性が異なる動きを特徴とする二つのタイプの生活リズムを“合わせていける”介護者としての力量とその経験的蓄積を意味する。

【改めて夫婦であること】は，介護者である老夫が介護状況を受け止め，妻の介護を担うことの意味づけを日常的に行っていく作業であり，愛情をキーワードとする<愛情文脈化>を中心に構成される。また，【砂時計の時間感覚】とは近い将来の不確実さとその不安に耐え，【介護日課の構造化】と【改めて夫婦であること】との間に現実的時間意識を持ち込むことを意味する。

（木下, 2009, p. 50）

この2つの作業の目的は，分析結果を自分が確定するためである。第2次作業まで行なうと，カテゴリーやサブカテゴリーの関係を“うごき”として表現できるから，分析の結果である理論を構成する文脈が確認できる。

質的研究全般についてもいえることだが，M-GTAのように理論の形にまで分析を統合していく場合には，結果の記述が詳細にわたるので，部分と全体の関係がわかりにくくなるという問題が生じやすい。ストーリーラインにおいても，書く側の自分がそのことに注意していないと，読む側は読んでいて論文のどの部分を指しているのかがたどりにくくなる。結果図の該当箇所に言及しながら記述を進めるなど，工夫はできるのだが，ここでのポイントは，ストーリーラインはただ書けばよいのではなく，分析結果を確定するための自分にとっての作業であること，そして，結果図との対応を確かめてから執筆に入るということである。

2．論文の結果の記述とのバランスを心がけること

ストーリーラインの作成において，第2に留意が必要なのは，ストーリーラインは論文の結果本体の記述とバランスがとれなくてはならないということである。第1次作業案と第2次作業案のどちらを使うかの判断である。論文では，ストーリーラインの後に結果の詳しい内容が続いて記述されることになるから，ストーリーラインが詳しいとその段階ではわかりやすくはなるが，読み進むにつれ読者に重複感をもたせてしまう。

また，分析結果の主要な部分がストーリーラインで示され，同じカテゴリー

やサブカテゴリーがその後の記述にも出てくることになる。概念やその具体例などの記述が細かくなることも，新鮮味が薄らぐ印象を与えかねない。「結果」のほうの記述をより緻密にすることで対応できることではあるが，慣れないうちはこのバランスは慎重に検討し，論文の執筆後も推敲しながら判断する。

M-GTAがめざすのはコンパクトでインパクトのある理論であるから，重複感をもたれるような記述は避けるよう意識する。

3. 結果を記述する順序を考える

第3に，ストーリーラインには，結果を記述するときの順序の確認という面がある。結果図は全体をみることもできるし，部分からみていくこともできるが，記述の順序は示していない。当然，中心的（コア）カテゴリーからとなるが，それを複数のカテゴリー間の関係で位置づけている場合，そのうちのどれから述べていくのかの判断をストーリーラインで行なう。例示研究では最も大きな構成でかつ重要度の高い「介護日課の構造化」を最初に説明し，次いで「改めて夫婦であること」，そして「砂時計の時間感覚」の順としている。

4. 現在形で書く

第4として，ストーリーラインは現在形で書く。目的が理論生成であることを思い浮かべれば気づくことであるが，実際には過去形のものが少なくないようである。データの分析をしただけであれば自分1人にとっての作業であるから，過去形のほうが結果の表現としてはしっくりくると感じるであろう。しかし，それと理論の記述とは異なる。論文の目的は理論生成であり，「応用が検証の立場」として，論文と類似する状況の現場での活用可能性をもつものとして発表するので，ストーリーラインは過去形にはならないのである。ストーリーラインを現在形とすることで，論文が理論の提示であることを担保する。

6-5 論文執筆での留意点

論文での執筆の仕方に関してはすでに拙著（木下, 2003）で説明しているが, 補足としていくつか述べておきたい。

第1に, 論文の最後で記述を求められる「研究の限界」や「今後の課題」の書き方である。ここはあまり重視されていないようだが, 筆者には気になるところがある。記述に自己減点の傾向が強く, 極端な場合には自分から論文を台無しにしてしまいかねない場合がある。例えば, 「調査協力者が少数で結果の一般化ができないため, さらに多くの対象者への研究が必要である」といった記述である。一般に理解が得られやすい表現ではあるが, それでは自分の分析結果について, どのような評価を求めていることになるのだろうか。

「限界」とは, 目的を達成する点からみた課題点であるのに, 自ら求めて数の論理に回収される記述をすることで足元を崩しかねないのであれば, なぜそうした記述をするのか, その理由を確認するほうがよいだろう。逆に, 自身の研究でわかったことを前提に, それをさらに確たる知識としていくために, 研究方法や分析方法で必要と考えられる事柄が述べられると生産的である。加えて, 分析結果からさらに新たな問いとしてチャレンジできることへの言及があれば, 一層望ましい。

M-GTAで「限界」の記述に該当するものがあるとすれば, 生成した理論の実践的活用までは進めなかったこと, あるいは, その前段階として, メンバーチェッキングの形で結果図やストーリーラインへの反応, 分析結果全体の記述内容への反応を確かめることができなかったことなどが考えられる。また, 方法論的限定としてデータに一定の位置づけをするが, データの質の点で課題はなかったかどうかについても含まれるだろう。要するに, こうした場合でも, ネガティブな内容の記載が求められているのではなく, その内容を発展させる, つまり, ポジティブな文脈で考えればよい。

第2に, 「実践への示唆」「提言の書き方」である。研究目的の認識と連動する意味で上記の問題と密接に関係するのだが, これも実際にはあまり重視されていないように思われる。いうまでもなく, 分析結果である理論の実践的活用の観点からは具体的な記述が可能であるにもかかわらず，「現場での活用が期待される」といった内容にとどまり，ありきたりの感じを与えかねない。誰に対して，どのような意味であるかを明確にすれば，具体的な内容になりやすい。Chapter 11で実践と理論の関係について考察し，研究の発展形をタイプで示しているので参考になるだろう。

最後に，M-GTAで生成した理論の記述の仕方には，概念記述型と現象記述型のタイプがある。前者では論理的な意味を重視し，具体例の引用を活用したとしても淡泊な記述になりやすく，後者はデータの引用を豊富にし，対象者の実際の“うごき”が理解しやすいように配慮した記述である。例示研究は書籍ということもあり後者を取り込んだ記述となっているが，研究論文のように分量制限があると，どうしても概念記述型にならざるを得ない。実際の兼ね合いはむずかしいが，考え方としては，読み手に分析焦点者が「うごき出す」感じを与えられるかどうかであり，これは概念記述型であっても可能である。この点はChapter 10でも述べる。

Chapter 7

なぜ，プロセスなのか

プロセスという用語は，M-GTAにおいては分析テーマにおける表現，分析結果であるグラウンデッド・セオリー(理論，説明モデル)の特性，分析結果の実践的活用(プロセスとしての理論)，そして，分析プロセスの明示化など，多様な文脈で関連があり，非常に重要な意味をもっている。それぞれの箇所で説明しているが，本Chapterではその重要性に鑑み，統一的な視点からプロセスの意味を説明していく。

7-1 分析テーマに「プロセス」の表現を入れる意味

ここで最も重要なのが，M-GTAは分析テーマの表現を「○○に関するプロセスの研究」とするよう推奨する点である。M-GTAでは，分析テーマと分析焦点者の2点に集中してデータの意味の解釈を行なう。その目的は理論の生成であり，具体的には分析テーマで設定したプロセスを明らかにすることである。分析テーマは問いにあたり，その結論が説明と予測に有効な理論という関係で，内容は問いで設定したプロセスを明らかにしたものである。また，分析テーマとセットで活用するのが，分析焦点者の視点である。したがって，この「プロセス」とは，分析焦点者を行為者としたときの他者との社会的相互作用と，それに関係する重要な事柄を継続的比較分析により相互に関連づけて統合的に示されるものであり，特徴的な“うごき”を捉えたものである。この点を強調して，動態的説明理論と表現している。

人と人とが直接的にかかわり合う社会的相互作用は，複雑で常に変化しているプロセスである。シンボリック相互作用論からみると，常に変化していくことによって人々は共有できる意味を見いだし，関係を安定化させて，複雑にして高度なコミュニケーションの世界をつくっている。単に常時変化しているという状態面だけでなく，一定の方向性，文脈性をめぐる変化なので，その点をプロセスという用語で捉えている。

M-GTAで生成するグラウンデッド・セオリーとは，理論を標榜するからといってもすべてを説明するものではなく，また，どこでも同じように適用できるものでもなく，分析テーマで設定した問いに対する説明モデルのことである。分析焦点者の視点から統合的にまとめられたもので，なおかつ，2つとして同じ社会的場はないので，三位相のインターラクティブ性に基づく応用者に，構築した理論の修正による最適化活用の役割を託している。その意味では羅針盤のようなもので，使う人間とセットで説明と予測に有効性を発揮することをめざす。プロセスとしての理論については，後述する。

分析テーマにプロセスという言葉を入れるのは，上述のように設定した問いに対する変化，すなわち“うごき”のメカニズム，骨格を理解するためであり，単に現象を記述することと区別するためでもある（→Chapter 10の「記述による研究」と「概念化の研究」の比較）。「プロセス」の研究とすることで，分析の目的が何であるのかを自分の中で明確に意識化し，分析の方向性を確保する。なぜなら，この点があいまいになるとデータ分析だけに傾斜していくからである。

例示研究の「老夫，老妻ヲ介護ス」では，分析テーマは「高齢夫婦世帯における夫による妻の介護プロセスの研究」とした。当初は，家事・介護プロセスとしていたが，最終的には介護プロセスとなった。分析テーマの設定と調整の方法についてはChapter 3で説明しているが，プロセスの視点は一貫しているので消えることはない。

分析テーマとプロセスの関係は，どのような“うごき”を明らかにしたいのかがカギとなる。例示研究では，夫による妻の介護が日常的にどのように成り立っているのかを明らかにしようとすることが，プロセスの意味であった。これは，現状の理解に焦点をおいたテーマ設定である。他には，分析焦点者の経験における重要な質的変化を捉えようとするテーマ設定もあり，その場合は，何から何への変化という方向性が組み込まれる。

分析テーマで表現するプロセスと，実際に調査に協力してくれる人たちが経験するプロセスに分けて考えることが分析上非常に重要となり，前者は研究者の問題意識に基づいて設定される理論的課題を“うごき”や変化として捉えようとするのに対して，後者はその人たちが経験した流れ，つまり，時間的にはすでに経験したことが中心になる。M-GTAは時系列分析ではないので，経験の流れをプロセスとして理解するのではなく，分析テーマに対する結論を，“うごき”，変化を捉えるプロセスとして明らかにしようとする。

例示研究でいえば，夫たちは一定の経緯で妻の介護を経験してきているが，分析テーマは介護の日常がどのように成り立っているのかを問いにすることもあれば，彼らがどのようにして妻の介護者となっていくのかを問いにすることもある。あるいは，ある特定の病をどのように管理して生活しているのかを問いとする場合もあれば，それをどのように受け入れていくのかを問いとすることもあろう。このように，分析テーマは研究の目的によって設定される。ここでのポイントは，問いにおけるプロセスと調査協力者が実際に経験するプロセスとの違いである。これは，生成する理論はなぜ現在形で記述するのかと関係する点でもある。

7-2
分析結果としてのグラウンデッド・セオリーとプロセスの関係

分析テーマは問いにあたり，分析結果はそれに対する結論という関係になる。M-GTAに限らず研究論文一般にいえることだが，問いと結論の対応関係の重要性をここで改めて強調しておきたい。なぜなら，この点があいまいな論文が少なくなく，特に質的研究の場合は，問いと結論を対応させるむずかしさと関係するからである。

分析テーマで設定したプロセスを説明するのが結果としてのグラウンデッド・セオリーで，それは分析焦点者の“うごき”を説明する動態的説明理論であると述べた。この理論はすべてを説明する責任を負うわけではなく――自然科学と違いそもそも社会科学，人間科学においては，それは不可能なことである――，理論を構成する各部分，部分と部分の“関係”，そして全体としての統合性からプロセスを説明しようとするものであり，その理解と評価が適切に行なわれるためには，問いと結論の対応関係は通常以上に重要となる。

読者，評価者の側が，プロセスを説明するのがグラウンデッド・セオリーであることを理解していないと，次のような反応が起きやすい。つまり，理論は概念とカテゴリー，必要に応じてサブカテゴリーの相互の関係で構成されるが，そのある部分に関して，「そうでない場合もあるのではないか」「そうでない人もいるのではないか」といった疑問が出されることである。

論文を読む側は，自身の知識や経験に照らして疑問や違和感をもった部分に反応する。それ自体は自然なことだが，研究者はそうした疑問などのすべてを説明できないと，分析が不十分，不徹底であり結果も不完全ではないかという否定的な評価を招きかねない。また，読者や評価者にGTAやM-GTAについて知識があれば，理論的飽和化まで行なえているのかという疑問が生まれるかもしれない。このような場合は，M-GTAにおけるプロセスの意味を説明するのが効果的である。

グラウンデッド・セオリーの理論特性の1つは，社会的相互作用に関係していること，そして設定したテーマについての説明と予測に有効な内容をもち，分析焦点者の視点に基づく限定された範囲内において一般化可能性を有するということである。論文では，概念など特定の構成部分への疑問の前にまず論文全体の理解を求めることが肝要で，先に指摘した問いと結論の大枠の関係，つまり分析テーマ，そして，分析方法と分析プロセスの説明を行ない，評価を受けるための土俵に乗ることが求められる。M-GTAは継続的比較分析，概念の生成，カテゴリーの生成，理論的サンプリング，理論的飽和化など主要な方法について説明しているので，自分の判断に関しても評価者からの疑問に対しても，解釈上の判断の根拠とすべき部分は整理されている。部分だけではなく全体の理解が重要で，自己チェックでも他者の評価でもここがブレないように注意する。

例示研究から考えてみよう。研究の分析結果は，夫による妻の介護プロセスを説明しようとするものである。しかし，それだけでなく，夫が介護者である他の類似状況にまで一般化でき，かつ，例示研究以外の介護状況において変動するリスクへの予測的対応に活用できる分析結果として位置づけられる。結果図は概念，サブカテゴリー，カテゴリーの関係で介護プロセスを説明している。みる人によっては，分析の基本単位である概念に関して結果図にあるもの以外のものが想起されることもあるだろう。これは，分析結果の中に入って理解し始めていることを意味している。実践的活用の際に，応用者がその現場での最適化のために修正，追加を行なうときにもいえることである。一方，サブカテゴリーやカテゴリーについては，概念の比較検討から生成され抽象度も高く設定しているものなので，これらのレベルで「そうではない」という否定的な反応は少ない。データに基づいて概念を生成し，概念の相互比較からサブカテゴリーやカテゴリーをつくり，さらにカテゴリー間の関係から分析テーマで設定したプロセスを説明するのがグラウンデッド・セオリーである。ゆえに，抽象度を上げたレベル，特に分析結果を構成する主要な柱であるカテゴリーのレベルでそうした疑問が出されることは少なくなるはずだが，逆にいえば，このレベルで疑問が提起された場合には，果たして分析は十分であるか，慎重に再検討すべきである。このレベルで疑問をもたれると，おそらく実践への活用にはつながらないであろう。

つまり，結果に対して「そうでない場合もあるのではないか」「他にもあるのではないか」という疑問が出されやすいのは，主として概念のレベルと考えられる。概念はデータの中の具体例をもとに生成されるだけに，データにない具体的な事柄が経験から想起されやすい。

分析結果であるグラウンデッド・セオリーには経験的に内容に詳しい人たち，特に専門職にとってはすでに知られている事柄がさまざまに盛り込まれている。しかし，それは単に既知の事柄を寄せ集めたのではなく，ある一定の視点から体系立った分析方法により，そうした経験的知識を抽象化，つまり，説明概念化して再編成したものになっている。この「ある一定の視点」が，分析テーマで設定したプロセスである。しかし，経験的知識が豊富だと既知の事柄について自分の考え，見方が反応しやすくなるため，分析結果に対する理解や評価がズレてしまうことがある。

重要なのは，理論としての全体の評価が優先されることであり，部分への疑問が結果に対する“拒否権”にならないということと，適切な評価を得るためには，問いと結論の関係，具体的には分析テーマと提示する理論との関係を読み手と共有できるよう，記述において明確にすることである。というのは，問いが共有されないと“拒否権”反応が起こりやすく，読む側は，どの程度意識化しているかはともかく，自身の関心から理解しようとするからである。

ディテールの豊富な内容である質的データの意味の解釈とは，相対的な判断作業を継続していくことなので，自分の解釈とは異なる解釈はいつでもどこでも可能だが，解釈を出し合うだけでは競合するだけで，決着は困難になる。こうした状況を回避するためにも，分析テーマを共有，確認し，それに照らしての判断となるよう研究者の側が留意する。

解釈をめぐる微妙さは，例えば，ある概念の具体例の場合に最も遠い類似例とみるか，逆に対極例として新たに概念化するかといった場合のように，解釈による意味の範囲には幅があり，その判断は分析者によって異なる性質のものであるところに由来する。このように，分析結果に対してはいろいろなところから疑問が提起されるので，評価と議論が噛み合う必要がある（→Chapter 1）。

以上は分析テーマとプロセスについての疑問であるが，別の視点から，「そうでない人もいるのではないか」という疑問が出されることも考えられる。これは，生成する理論と分析焦点者の関係から対応する。先に，グラウンデッド・セオリーはすべてを説明する理論ではないと述べた。例示研究は21名の夫たちの協力で得られたデータを分析したものであるが，分析結果が21名全員にそのままあてはまるのではない。分析焦点者の視点，この場合は，高齢夫婦世帯で妻を介護している夫の視点から分析テーマのプロセスを理論化したものなので，人によってあてはまる部分もあれば，あてはまらない部分もある。分析焦点者という人間は具体的には存在せず，実際にはその立場にある個々の人たちだからである。

理論に求められるのは，重要な事柄が関連づけられて統合された内容となっているかどうかであって，それを説明モデルとして個々のケースに用いて，彼らのおかれた介護の現状を問題点を含めて効果的に理解できるかどうかである。同じ目的のために他の方法があれば，それらとの比較でどちらが有効かを判断できるし，それを評価の判断根拠とすることもできる。だから，「愛情文脈化」というサブカテゴリーがあてはまらない人がいるとすれば，妻の介護の受け止め方に精神的な余裕がなくなっている可能性があることを想定し，その原因をともに考え，もしそうであれば,さらにどういう問題が起きかねないかを予測する。

「そうでない人もいるのではないか」という指摘には，分析テーマと分析焦点者の枠組みに戻して，その意味を具体的に確認することで対応する。要するに，あてはまる，あてはまらないの問題が浮上したら，理論生成の分析プロセスと分析結果の評価とに分けて，どちらのことをいっているのかを整理する。前者はデータとの関係の話であるし，後者は結果の実践的活用から検討することができる。

7-3
現象のもつプロセス性と M-GTAは時系列分析ではないことの意味

プロセスが関係してくるもう1つの点が，研究で取り上げる現象の実際のプロセス性との関係である。M-GTAが適しているとする重要な理由の1つは，研究対象とする現象がプロセス性をもっていることである。それを明確にするために，研究において取り上げるプロセスの始まりと終わりをどこまでとするのかを確認しておく。始まりはわかりやすいが，終点の判断はむずかしいことが多い。例えば，ある手術を受けるまでとか，ある治療法を打ち切るまでという場合のように，研究対象として取り上げる現象の終わりが事実的に明確で，研究計画上もその設定が必要であれば判断しやすい。しかし，人間の経験は複雑で継続的である。むしろ，終わりに関する部分はオープンにしておき，分析結果である理論によって終わりを示唆することもできる。その場合は，操作的に判断すればよく，実際には「調査時点」とするのが妥当である。「調査時点」という区切りを入れ，同時に，調査協力者の選定に関する記述と連動させる。これは研究対象とする現象の位置づけのことで，分析テーマで設定するプロセスの意味と対応する。何を明らかにしようとするのかと，それには現象面のプロセスをどこまで対象とするかの判断で，この関係は社会的相互作用の視点から考える。

一般に社会的相互作用にはプロセス性が組み込まれており，とりわけ看護やソーシャルワークなどヒューマンサービス領域の場合には，研究で取り上げる現象は特有のプロセス性をもっているものである。したがって，現象にプロセス性があるかどうかに関して判断に迷うことはまずない。ではなぜ，この点の確認を求めるかというと，先に指摘したように，分析によって明らかにするのは実際の現象のプロセス性ではなく，データの解釈により抽象化してまとめられる分析テーマのプロセスなので，この2つの意味を混同しないためである。現象のプロセス性は研究に協力してくれる人たちの現実の経験の変化を指すのに対して，分析結果は分析テーマの結論としてまとめられたプロセスである。質的研究での記述型と概念分析型のタイプの違いとして理解することもできる（→Chatper 10）。

現実のプロセスと分析のプロセスとの違い

例示研究では，ある出来事によって妻を介護する生活が始まり，紆余曲折を経ながら困難な日常生活を継続し，調査時点の状況に至っているのであり，これが研究協力者である夫たちの実際の現象面のプロセスがあるのに対して，介護プロセスの研究として結果図に示されているのは，どのように経験してきたかのプロセスではなく，現在，それがどのように成り立っているのかを説明するプロセスとなっている。前者は具体的な内容の世界であり，後者は分析テーマと分析焦点者からその内容を解釈し抽象化して再構成したものである。したがって，fit and work（現実との適合性と有効性），すなわち，分析結果であるグラウンデッド・セオリーは研究協力者のデータから導かれたのでそれを説明できるだけでなく，他の類似状況にもあてはまるのである。

理解しづらいかもしれないが，重要な点なのでもう少し説明しよう。これは時間性の違い，双方における時間の意味の違いである。M-GTAの分析は，時系列の分析ではないことを理解すればよい。プロセスという言葉には状態や状況の変化という意味だけでなく，すでに起きたことという時間的な変化の意味も含まれている。この2つを切り離して考えるということである。分析テーマのプロセスのほうは，分析焦点者の変化（うごき）を説明するが，時間によって拘束されないという意味で非時間的なのである。

また，M-GTAの目的を思い起こせば理解しやすい。データの分析だけが目的ではなく，実践に活用できるよう理論（説明モデル）の形にまでまとめることが目的で，時間的順序性を組み込んだ理論化は不可能と考えられるからである。分析結果の一般化可能性を担保するには，時間的順序性は切り離す必要がある。時間的順序性を組み込んだグラウンデッド・セオリーの生成が不可能とは断言できないかもしれないが，分析焦点者である人たちを含め，現実には研究対象とする社会的世界は複雑で多様な構成で絶えず変化しており，2つとして同じでないし人間もまた同様であるから，時間的順序性という厳密な枠組みは，複雑さや多様性に柔軟に対応できる理論の生成を非常に困難にする。

時間軸の分析と継続的比較分析は異質な方法であり，両者は相容れないからである。この両方を使って分析しようとすると，どういう問題が起きるであろうか。時間の流れで説明しようとすると，つまり，流れを追うため説明すべき内容が順序性の枠組みにおかれることになるから，解釈が深まるのではなく分析がごく表面的なレベルにとどまってしまう。優れた概念を生成し始めても時間の区切りが入ってくるため，継続的な比較が寸断されて概念が十分に完成できなくなり，比較による抽象化も中途半端に終わる。

もっとも，M-GTAとは異なるが，時系列分析が有効ではないということではない。研究目的によって，事例研究を使用するのが適した場合も考えられるし，個別に時系列で分析することでその人にとっての経験の意味を深く探求することは可能である。また，個別分析を複数の対象者について行ない，その比較から共通のパターンを検討することもできよう。

なお，M-GTAの分析でデータを理解するためのあくまで補助作業として，インタビュー内容を年表風にまとめてみることができる。半構成的面接法で得られるデータは，多様性や複雑さをできるだけそのままに語られたディテールの豊富な内容に特徴があるといえる。それゆえに，さまざまな出来事や経験がその時期とともに語られる。年月，月日がはっきり出てくることもあれば大まかな時期として語られることもあり，時間的には前後が入り組んだりする。データの分析に入る際には，いつ何が起きていたのかを年表風にまとめ，そこから浮かぶアイデアを理論的メモノートに記録する。概念生成の詳細な分析に入る前に，データを全体として理解する上で参考になる。

ただ，注意が必要なのは，必ずしも時間的な順序で語られず，実際には時間は錯綜し，文脈の中で入り組んでいることも珍しくはない。重要な出来事は正確に記憶しているとしても，全体としてこれは記憶の正確さの問題ではなく，その人のインタビュー時における語りとして受け止める。そうすると，語りの中の時間性からさまざまな疑問が浮かんでくるが，分析テーマとの関連性を意識し，分析焦点者の視点から，そうした疑問に対する解釈上のアイデアをメモノートに記録しておく。これは，ナラティブ・アプローチを活かした，M-GTAでの分析のための下作業である。

年表整理をすべての人のデータで行なう必要はなく，データに馴染むための補助的作業と捉える。全部に対して整理をすると，それ自体が分析になってしまうからである。むしろこの作業の目的は，理論的センシティビティの感度を上げるためである。

別の言い方をすると，分析テーマの設定によっては，分析焦点者における重要な変化を明らかにしようとする場合もある。現象のプロセス性に対して，分析焦点者における質的変化を転換点として捉えようとするということである。変化を時間性から切り離し，時間的順序性での説明ではなく，転換点を中心においた理論化であることによって，実践的活用につながる。したがって，この場合も理論は非時間的性格をもつ。

例示研究の結果図では，時間に関する変化は介護状況の起点を示す概念（「妻発病時の生活混乱」）を除き，直接には表われておらず，サブカテゴリーとカテゴリーの関係の中に意味として組み込まれている。相互の影響関係と変化の方向は示しているが，この分析結果に時間的順序性はない。例えば，主要カテゴリーである「介護日課の構造化」は，サブカテゴリーである「介護合わせの生活リズム」と「サービス合わせの生活リズム」，それに「介護者スキルの蓄積」の三者関係を双方向の矢印で表わしている。介護で新たに習得することや失敗から学ぶことも含め，経験的プロセスは「介護者スキルの蓄積」に含意されている。「サービス合わせの生活リズム」も同様である。妻を介護している夫がどの状況にあっても，あるいは，そうした状況にある夫が突然ケアの対象として現われても，この図を用いることで，多様で複雑な日常の現状と今後の展開，つまり，アセスメントとリスク発生のレベル（概念・サブカテゴリー・カテゴリーのどこか，どの関係か）やその緊急性の程度が，全体として理解できるであろう。こうした説明と予測のためのプロセスを示すのが，M-GTAがめざす理論（モデル）であり，非時間性をもつことによって一般化可能な範囲を確保できるのである。

7-4 プロセスとしての理論

プロセスは分析結果が応用される文脈において，もう1つの重要な意味をもつ。分析結果のプロセス性はいわば骨格図にあたり，構成要素間の相互の動きを表わす。応用者は自分の現場に特有の事柄をその分析結果に組み込み，部分修正により最適化して活用することになる。だから，応用といっても理論をそのままあてはめるのではなく，必要な修正を施しながらベストフィットさせるのである。この意味で，応用者は創造的な役割を果たす。この作業により，応用者はコントロール感をもつことができる。「コントロール感」とは，オリジナル版GTAにおいて，実践的活用のためのグラウンデッド・セオリーの理論特性として挙げられた4項目の1つである。

グラウンデッド・セオリーがプロセスとしての理論であるとする意味は，常に作業仮説的なレベルにあり完成することのない理論であることと，否定されることもない理論であることに存する。オリジナル版GTAは究極的に一般理論の構築を目標に掲げ，その長い道のりの始点を具体的領域における小さな理論生成においたが，M-GTAは理論発展についてのこの立場はとらず，オリジナル版に内蔵されているもう1つの特性である「応用が検証の立場」——分析結果の実践的活用の考え方を取り入れ，その点を強調してプロセスとしての理論としている。

では，「完成することもなければ否定されることもない」とは，どういう意味であろうか。グラウンデッド・セオリーとは，grounded-on-dataの原則に基づいた分析結果であり，そのデータはディテールの豊富な内容であることによって，現実をできるだけ忠実に反映したものである。それゆえに，グラウンデッド・セオリーは類似の現実状況において応用・活用の有効性をもちうる。しかし，どれほど優れた理論であっても，理論はそれだけで機能するのではなく，応用する人間によって意識的に用いられることで，有効性を発揮できるものである。三位相のインターラクティブ性でも論じたように，人とセットでの理論である。そのために，グラウンデッド・セオリーには継続的に修正されていくオープンさがあり，その余地を常に残している。これは，理論が不完全だからではなく，理論は常に不完全なものであるとする考え方である。これは分析方法からも理解できることであるが，より本質的には研究観，理論観にかかわることでもある。

他方，否定されることがないという意味は，grounded-on-dataの原則を考えると理解しやすく，現実に密着したデータの特性にある。分析テーマと分析焦点者の設定が否定されない限り，そして，その可能性はよほどの倫理的問題がなければ想定する必要はないし，分析方法上，分析結果が否定されることはない。データが現実をかなり反映しており，そうしたデータの分析で生成される概念，サブカテゴリー，カテゴリー，そして，統合された理論は，それゆえに部分的には修正の余地を残しても，全体が否定されることにはならない。

プロセスとしての理論とは実践主義のことであり，完成することも否定されることもないというのはネガティブな意味ではなく，理論の可能性を担保するものである。

7-5 分析プロセスの明示化

質的研究に対しては当初から分析プロセスの不透明さ，あいまいさへの疑問が提起され，結果への信頼性に課題を残していた。どのような分析によりその結果となったのかがわからないと，結果自体も評価しようがないという受け止め方は今でも変わっていないだろう。それによって，分析プロセスはブラックボックスで一種の職人芸の世界であるといった，質的研究に対するステレオタイプな言及が生まれてきたともいえよう。以前は否定的な面が強調されたが，質的研究が認知され普及，定着してきた現在，このステレオタイプな言及は両価性をもつようになり，問題はかえって複雑になってきたようである。質的研究の存立可能性の議論は残り続けるであろうし，残り続けなくてはならないのだが，現時点ではそうした議論よりも一歩進んで，優れた分析結果に思えてもそれを導いた分析方法とプロセスがわからないので評価しにくいという面と，ありきたりの結果に思えるが分析方法とプロセスがしっかり踏まえられているのであれば論文として改善方法も考えられるかもしれないという面からの，分析方法の明確化と分析プロセスの明示化の要請という2つの課題に関する議論となっている。

この課題が喫緊のものとなっているのは，「再ブラックボックス化」とでも呼べる傾向がみられるからである。初期の「ブラックボックス」は，特別な訓練や経験を得た質的研究者に独自に従属するものとしての“秘儀的ニュアンス”が感じられた。その後，質的研究が普及，定着し，質的データの分析方法を明確化する試みがなされる中で，分析作業を示すことが増えてきた。ただ，そこでは，コード化，カテゴリー化，継続的比較分析などのキーワードが並ぶが，それらをつなぐ思考の流れ，つまり，どのような解釈プロセスを経て結果に至ったのかはわからず，論文を読んで推測するしかない。つまり，職人芸の世界から解放され大学院生のレベルまで一般化したようにみえる一方，分析プロセスは「ブラックボックス」のまま，別様の装いになっただけで，あまり変わっていないのではないかということである。

分析方法とその一部である分析作業に分けて考えると，分析の説明が，方法から作業へとシフトしているといえるのではないだろうか。方法は，一定の体系性で構成されているから一種のマシーンのようなものであり，それゆえに有効性を発揮できる。一方，分析の作業は，不可欠ではあるがあくまで部分的な行為である。GTAがたどってきた軌跡が象徴的に示すように（木下, 2014），方法の理解は学習の労苦が多く，理論的飽和化など重要とされる点の不確かな理解は自分に跳ね返り，立往生することになりかねなかった。そういう状況の中で，必要不可欠で，かつ，無難である分析「作業」を「方法」として説明するようになってきたのであろう。学びの成果が身についていかなければ，質的研究の可能性が活かされているとはいえない。この課題状況は，質的研究の評価方法（→Chapter 12），大学院を中心とした学習の機会の有無などと関係した複合的な要因が背景にあるが，ここでは分析プロセスの明示化に絞って考える。改善に向けた戦略的ポイントがここにあるからである。

質的研究における分析プロセスの明示化は，研究の基盤をなしている自然科学的研究観から，具体的には客観主義に基づく数量的研究の立場から求められる。客観主義的な考え方は一般にも広く共有されているので，意味の解釈という研究者の主観的判断に依存する研究方法には違和感がもたれるためである。

数量的研究では分析方法によって結果の評価がなされるので，その点から質的研究を理解しようとすると，「ブラックボックス」に戸惑うのである。オリジナル版GTAが画期的であったのは，数量的研究と認識論を共有しつつ，数量的研究の課題であった理論の生成に対して質的データの活用による独自の分析方法を提案したからである。しかも，1960年代という社会調査の全盛期において批判的な立場を鮮明にした画期的な提案であった。

すでに述べたように，GlaserとStraussは質的研究の開発自体を目的としたのではなかったが，結果的には数量的研究と橋渡しができ，人間をデータ化するのではなく，直接的に理解することを求めるアメリカ看護界を中心とする時代の要請に応える形で，質的研究の開拓者となったのである。意図せざる結果とまではいえないが，彼らが当初からそこまでの展開を見通していたとも思えない。ただ，開拓者は同時に分析プロセスの明示化という課題をも背負ったのであり，斬新なコーディング方法の提案はしたが，未完成のままに2人の対立に至ったというのが筆者の解釈である。

したがって，分析プロセスの明示化という課題は，質的データのコーディング方法の確立をめざす形で解決が図られることになるのだが，1980年代から90年代にかけて質的研究が領域化したことで状況が変わり，新たな橋渡しを必要とする難題が生じた。質的データのコーディング方法としてだけでは十分な対応にはならなくなり，分析プロセスの明示化の課題は，同時に，それまで独自に存在していた主要な質的研究の側に対しても質的研究法としての共通性，なかんずく分析の方法の明確化とプロセスについての明示化が期待されるようになった。数量的研究の世界とはいわば棲み分ける形で展開してきた個別性の強い質的研究法は，元来データ処理的な分析という発想ではなく，研究者による解釈を重視する。質的研究が領域横断的に拡がり，研究領域化したことで広く関心をもたれるようになった。この過程で，それまで重視してこなかった，分析の方法とプロセスの示す必要性が生じたと考えられる。

換言すると，分析プロセスの明示化によって，数量的研究と質的研究の関係，および，質的研究とされる側の内部での関係が同時に論じられる土俵が視野に入ってきたということであり，これは大きな可能性である。とりわけ，ヒューマンサービス領域，特に看護領域が象徴的に示しているように，もはや質的研究と数量的研究とが棲み分けている時代ではなく，協力・協働の現実的関係が期待されており，問いの共有による研究結果の評価とその実践的活用に向けた質的研究の次のステージへの挑戦となる。M-GTAは1つの試みではあるが，オリジナル版の可能性を読み解きながら，今日的状況を踏まえて，分析方法としての体系化と実践の分析プロセスの明示化に取り組んだものである。その意味でも，質的研究の新たな未来に向けて大きな可能性をもつものと考えている。

7-6
プロセスについての補足

最後に，プロセスの意味について2点補足しておこう。

社会学においてプロセスは，社会的相互作用の動的側面を指す概念である。社会過程（social process）の訳語になるが，「社会システムの静態的側面が社会構造であり巨視的にみた動態的側面が社会変動である。これに対して社会的相互行為に焦点をあてていわば微視的にみた動態的側面が社会過程である」（宮島編, 2003, p. 103）。マクロとミクロに対比させた明解な説明で，両者間の関係について視野を開かせてくれる。なお，社会的相互作用と社会的相互行為はどちらもsocial interactionの訳語である。M-GTAは，社会的相互作用に関係し，分析焦点者を中心に“うごき”を説明する動態的説明理論の生成を目的としている。

もう1点はGlaserが述べている基本的社会プロセス（basic social process : BSP）についてである（Glaser, 1978 ; 木下, 2014, pp. 68-79）。基本的社会プロセスは，分析のまとめ方と関連して提唱されている。Glaserは「グラウンデッド・セオリーの目的は，研究対象となる人々に関連し問題性を含んでいる行動のパターンを説明する理論を生成することである」（Glaser, 1978, p.93）と述べており，コア・カテゴリーを中心に，「基本的社会プロセス」と呼ぶ形に分析結果をまとめることを提案する。

Glaser版のコーディング方法は，具体的／実質的コーディング（substantive coding）と理論的コーディング（theoretical coding）の関係に加え，1つのコア・カテゴリーを中心に他のカテゴリーとプロパティの関係から基本的社会プロセスの形に理論化していくとされる。なお，Strauss（1978）の著作にはプロセスの概念についての記述はみられない。

Part 3
M-GTAのグループワークでの学習方法

Chapter 8

グループワークでの学習の進め方

本Chapterでは，自主ゼミのようにグループをつくって，M-GTAを学習する場合の方法について提案する。内容的には授業の一部に組み込んでもよいし，目的に応じて一部分に絞って深く学ぶなど，工夫しやすいようになっている。ポイントをまとめると**図8-1**のようになるが，これは確認のために項目別に学習課題を挙げたもので，実際には分析は多重的同時並行で進められるから，オーバーラップしながらの展開となる。機能としてのスーパービジョンとして一般化した形でまとめているが，指導者との個別的スーパービジョンにも選択的に使え，また，グループ学習の機会がもてず1人で学ぶときにも参考になると考えている。

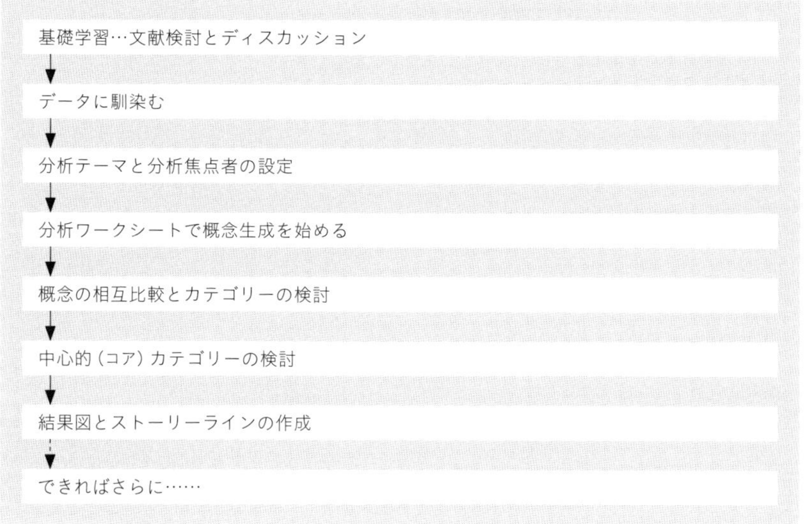

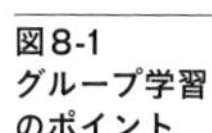
図8-1 グループ学習のポイント

8-1 グループの編成と学習期間

グループワークの目的は，思考の言語化の練習である。メモのように文章化することや結果図の作図のように視覚的に考えるという方法があるが，ここでは「話す」ことで考える。思考の言語化はそれが表現されて他者に理解される必要があり，そのためにディスカッションをするので，話すこと，話し合うことは「考える」ことになる。こうしたやりとりが効果的に行なえるグループのサイズは，全員が積極的に関与できる5人程度である。人数が多ければ，グループの数で調整する。

自発的グループは途中でペースが乱れやすくもなるから，参加動機の確認と学習期間を最初に決めておく。場所や回数も確定しておき，各回の目的と発表する担当者も決めておく。いわば自主ゼミ形式でよいのだが，インフォーマルな形式であっても一定の活動枠組みをはじめに設定する。期間は半期（セメスター）あたりが現実的で，必要があれば再度編成して継続する。ここではM-GTAが中心であるが，質的研究法の授業があれば並行して設定し，授業内容との関連で取り上げてもよいし，次に述べる文献検討をメインにすることもできる。

ここでは全員が初学者の場合を前提にしているが，学習経験者がファシリテーターで参加できると，グループにとってもその人にとっても効果的な学習になる。教える役割によって学びを深めるパターンの実践である。また，グループ学習と並行してM-GTA研究会（https://m-gta.jp/）など，関連する研究会への参加も検討するとよいだろう。学習には高い意欲や強い動機だけでなく，いくつかの方法や機会を組み合わせて学ぶ環境づくりや，学ばざるを得ない環境づくりが大切になる。また，大学院生のように同じ立場で課題を共有する仲間の存在も刺激し合えるので重要である。

グループのメンバーは上記のように初学者を想定するが，看護師のように同じ専門職の集まりもあれば，看護師，医療関連職（PT，OT，薬剤師，鍼灸師など），ソーシャルワーカー（社会福祉士），介護福祉士，ケアマネジャー，臨床心理士，教師など，専門が異なる人たちで構成する場合もある。関心のもち方，データへの反応の仕方には個人差もあるし，専門性の反映もあるので，自分とは異なる見方を学ぶ姿勢で参加する。

8-2 基礎学習：ウォーミングアップ編

学習の基礎として，グラウンデッド・セオリー的発想法の練習を行なう。例えば，毎回最初に発表し合うとよいだろう。いきなりデータの解釈に進むのではなく，日常的に比較の発想に慣れていくために身近な事柄から抽象化する練習を行なう。始めは類似比較より対極比較で考えるとやりやすい。ある現象に着目し，それと反対の例は何かを考え，両者を比較する点は何かを考えたり，あるいは，ある現象に着目し，それは何のことかを考え，対極の現象を考えたりする練習である。

発想の仕方に馴染むためであるが，例えば，公共交通機関である電車では，一部の車両を女性専用車両として時間でアクセス制限をしているが，その意味を考えてみよう。現実的な理由はあるが，空間をそのように“仕切る”ことの意味は何であろうか。よく説明を聞くと，専用車両の利用者は女性だけでなく障害者や同行者，子どもも含まれている。“仕切る”ことの類似例で考えると車両の場合だけでなく，ゆるやかな区分のプライオリティシート（以前は，シルバーシート）も浮かぶ。このとき，若者と高齢者の比較であればまだわかりやすいが，どちらも高齢者であるときを想像すると，区分の微妙さに気づくことができる。

つまり，空間をどう定義するかで，そこにアクセスできる人を条件化し，それが人々の意識に「常識」として浸透し，女性，子ども，障害者（障害者は性的存在ではないのだろうか？），高齢者，若者といった見方を形成していく。ダイバーシティ（多様性）が指摘されるようになっているが，当事者はいろいろな社会的文脈でこうした常識や，そこに潜む微妙さを日常的に経験しているのではないかと，考えることができる。

まずは発想の練習の例として，具体例と概念化（抽象化）について学んできたことを言葉によって外在化する意味で，ウォーミングアップとしてグループワークの始めに紹介し合うとよい。社会的な問題についてでなくても構わないので，俳句を持ち寄るような趣味感覚のつもりで試してみよう。

もう1つの方法として，辞書を使って楽しむ手がある。通常は言葉を調べるときに開くものだが，言葉の使い方に馴染むために，必要のないときにもパラパラみてみる。そして，この言葉について担当者はどう考えたのか，自分ならこの言葉をどのように説明するだろうかをつらつら考えてみる。辞書をいつでも手に取れるところに置き，みるともなくみる感じに慣れると，言葉と意味のつながりや両者がフィットする感覚を養うことができる。英語に関心があれば英語辞書も同じように使えるし，日本語辞書よりも面白さがある。英語は1つの単語で日常的な意味から抽象的な意味までを表わす球体のイメージで文脈に応じてどの意味かが決まってくるのに対して，日本語だと文脈に応じて日常的な言葉にしたり専門的な言葉にしたりと，それぞれに訳出することになる。そのため，日本語辞書と同じ見方では意味の一端だけを理解することになりかねず，その単語のそもそもの意味を理解しないと使いにくい。その意味では，英語のほうが概念－指示モデルに合致するようにも思える。ささやかな方法ではあるが，こうしたことも学習環境づくりの1つである。

8-3 基礎学習：文献検討

グループワークの主たる目的はデータの分析実習であっても，参加者の基礎知識の共有は必要である。知識と理解には人による差があるので，事前に基礎知識の状況について，文献を用いて互いに確認しておく。文献の使い方はM-GTAに直接関連するものと，質的研究法として理解を深めるものとに分けて述べるので，後者は目的と事情に応じて参考にしてもらいたい。

M-GTAの関連文献の検討

1. テキストを決める

M-GTAについては，網羅的に論じている本書が基本書籍になる。グループワークの最初の段階での最大の目的は，基本用語の理解である。本書は分析を進めていく中で必要に応じて内容の確認がしやすいよう配慮した構成を意図しているが，基礎学習は基礎学習として目的を絞る。すぐに分析に入りたいときには分析の手順と方法に関心が向けられるが，基本用語の理解があいまいなまま進めてしまうと上滑りになる危険がある。分析では，これでよいのかどうかの判断を早々にしなくてはならないから，理解の誤差は分析プロセスをあいまいにし，分析と結果の深さと緻密さに影響を及ぼす。また用語は暗記すれば十分なのではなく，それぞれの独自の考え方を理解しないと使えない。

これまでの拙著への感想として「何度も読んだ」とか，「隅から隅までよく読んだ」という声が聞かれるのだが，これには「でも，よくわからない」という下の句が続く。こうしたときにはいったん立ち止まり，どういう読み方をしたのか，例えばメモやノートにとりながら振り返って考えてみる。漠然とした印象ではなくていねいに確認してみないと，その先も同じように理解が深まらないであろう。一方，「本だけではわからなかったことが，データ分析の経験をしてみて，ワクワク感を含め実感できた」という反応も多いので，書籍での理解と実習経験との組み合わせが重要なことは確かである。

まずは，読み方を工夫することで基本用語の理解を徹底したい。例えばグループでの読み合わせにより，レジュメを使って発表し，疑問点を出し，他のメンバーと話し合うことで，理解についてかなり共有が図れる。書いてあることと同じ内容であっても，それを自分が直接説明するのとでは意味が異なるので，こうした機会を重ねることで，意識的に基本用語に慣れていく。

2. M-GTAを用いた研究例の検討

M-GTAに限ったことではないが，質的研究法の学習には方法の理解だけでなく，それを用いた研究例を比較検討することが有効である。形式と内容の最終的な形をイメージしておくためであり，代表的作品例や古典として評価の確立しているものが最適である。

ただ，M-GTAのように新しい研究法ではこうした水準の研究はないので，本書では「老夫，老妻ヲ介護ス」(木下, 2009) という筆者の研究を分析方法の説明の例示用に使用している。オリジナル版GTAでは『死のアウェアネス理論と看護』(Glaser, & Strauss, 1965／木下訳, 1988) があるが，すでに述べたように，これはフィールドワーク型の研究報告（モノグラフ）であり，GTAの提案のもとになった研究なので，報告の形式というよりも内容のエッセンスを理解するのによい。

M-GTAによる研究例には書籍や論文があり，CiNiiやPubMedなど主要なデータベースで簡単に検索できる。書籍は博士論文に基づくものが多く，論文は数が非常に多いので，検討対象の選択方法を考える必要がある。また，M-GTA自体が長い間に形づくられてきたこともあり，考え方を中心に基本的な点は変わっていないものの，具体的な点で統一感を欠いたものもある。加えて，M-GTAの名称は使用していないが，コード化とカテゴリー化，継続的比較分析といった作業的には類似した用語による研究も多くみられる。比較しながら批評（クリティーク）する。

文献検討は検索キーワードにM-GTAを入れ，絞り込み方としては次に自分の研究領域を入れる。また，現象記述型の研究であれば書籍が参考になり，投稿論文を目的とする場合には字数制限への対応の仕方から概念記述型である論文形式を参考にする（木下, 2003）。研究例に関して一定の多様性があれば比較検討がしやすいので，類似性と差異性の観点から自分にとって参考になる点を確認しやすい。理論化までまとめられている論文を参考にすると，例えば精神保健福祉士を対象とする研究が看護職である自分の経験に関連したり，看護学でも専門が異なる分野の研究が自身の研究にも関連したり，専門領域を横断して読む側に伝わってくるものがある。

したがって，上記の“形式と内容”の観点からいえば，内容の評価に比重をおき，自分が共感し説得力を感じた研究例，手元に置きたい研究例，自分はこういう研究をしたいと思えるものを見つけられるかどうかが検討作業のポイントである。必ずしも同じ専門領域でなくても，人間を理解するという点では，自分につながる共通点を見いだせる。

なお筆者は，困難な状況の中での人間の変化を捉えた“うごき”を説明する動態理論であるかどうか，共感的，ケア的であるかどうか，人間に本来的に備わっているものとしての可能性を社会的相互作用において実現しようとしているかどうかを，M-GTAを用いた研究を検討する際の判断基準としている。つまり，M-GTAを用いた優れた研究とは，人間の理解の深い探求になっているもの，理論を通して人間（分析焦点者）の姿が浮かび上がってくるだけでなく，動き出してくるものである。

M-GTAは研究方法であるから文献検討は具体的な方法の観点から行なわれ，それはそれで間違いではないが，この方法が研究者を内部に組み込んでいること，つまり，研究者とセットで位置づけられている点からいえば，個々の研究の内容の評価を必ず含めなくてはならない。どのような問いを立て，結果で何が明らかにできたのか，それを導く過程でM-GTAがどのように用いられたのかを確認する。

内容面の検討は文献以外にも方法はあり，例えば本書の例示研究（「老夫，老妻を介護ス」）を読み，フランス映画『愛，アムール』（2012）や城山三郎の随筆『そうか，もう君はいないのか』（2008）と比較関連させて，高齢夫婦における夫の立場からの愛情をテーマに話し合えば，M-GTA の研究例について一層理解が深まるであろう。前者の，ミヒャエル・ハネケが脚本と監督をつとめたこの映画は音楽家夫婦の人生の最後を描いた作品で，カンヌ映画祭のパルムドールなどいくつかの賞に輝いた。また，城山の作品は妻を失ってから執筆した彼の遺稿で，死後，娘に発見されたものである。表現形態は異なるが同じテーマをめぐっての作品の比較により，理論モデルにまでまとめられた深い解釈と厚い記述の実践例は質的研究法の可能性の理解につながるであろう。理論的センシティビティを鍛えることにもなり，グループワークで行なうと一層効果的である。

3.　M-GTA の形成史

M-GTA 自体を研究対象とするときや質的研究方法について研究するときは，M-GTA に関するこれまでの文献を批判的に検討することになるだろうから，筆者による一連の著作群が対象となる（木下, 1999 ; 2003 ; 2005 ; 2007 ; 2009 ; 2014）。加えて，批判的な立場からのものを取り上げよう。

質的研究法の場合には，それにかかわる研究者の個人史的な部分を切り離せない面があり，筆者の場合にも，それはあてはまる。また，研究者は特定の研究法だけが専門ということもないので，その人間が他にどのような研究方法を用いて，どんな研究をしているのかも，先述した内容の評価の視点を参考に検討する。筆者を例にすれば，フィールドワーク・エスノグラフィー（木下, 1992 ; 2007 ; Kinoshita, & Kiefer, 1992），高齢者ケアの実務研究（木下, 1989 ; 1993 ; 1997），フィールドワークとナラティブ・アプローチ（木下, 2018）などがあり，事例研究もこれらの中で用いられている。

加えて，質的研究法ではなぜ研究者の個人史との関係が切り離せないのか，グループで議論してもよいだろう。個別の方法によっても違いがあるのか，自分の場合には，これまで歩んできた自身の個人史との関係上，どう位置づけられるのかなどについて話し合うと，自分の問題意識の源点を振り返ることができる。

他の質的研究法と研究例の文献検討

M-GTA以外の質的研究法や質的データの分析法，そしてそれらの代表的な研究例についての文献検討も，グループワークによって学習の幅が広がる。質的研究法に関しては，翻訳を含めすでに十分書籍が刊行されているので，選択しやすい。質的研究の領域化のおかげであるが，豊富な分，逆にどれを選んだらよいか迷うかもしれない。ここでは基本的に書名を挙げないが，1点だけ，エスノグラフィーの作品例として筆者自身の授業でも使用している文献を紹介したい。エスノグラフィーは，一定の完結性をもつ社会空間に外部者としての研究者が参加し，自らがリサーチ・インスツルメンツとなって，そこにいる人々の視点からルーティンな日常の世界を理解していく研究方法である。その報告（モノグラフ）が，作品としてのエスノグラフィーとなる。研究的訓練を受けた外部者が，フィールドの人々に受け入れられていくプロセスで内部者の視点を獲得し，それまで十分に理解されていなかったひとつの世界を表現していく。紹介する作品は，『私のように黒い夜（原題Black Like Me））』（Griffin, 1960／平井訳, 2006）で，著者はジャーナリストである。したがって，ノンフィクションで，研究として行なわれたものではない。厳密にはエスノグラフィーとはいえないのだが，エスノグラフィーとは何かを理解するために，非常に優れた内容である。黒人に対する社会的差別が深く根づいていた1950年代に，白人ジャーナリストが肌の色を変え，「黒人」となって特に差別の激しいディープサウス（アメリカ南部）に入り込み，自身の経験を詳細な日記にまとめたもので，差別の深層構造を具体的な経験を通して記述している。

通常，エスノグラフィーでは，外部者である研究者が徐々に内部者の視点を獲得していくプロセスをたどるが，この場合には皮膚を焼いていきなり黒人，つまり内部者となって参加していく。差別と貧困の日常が黒人の視点からさまざまに描き出されていて，1960年代の公民権運動がなぜ必要であったのかを理解するには不可欠といってよい内容である。興味深いのは筆者のGriffin自身の変化で，科学的立場に立ち，感情に流されないように客観的な観察をしようとした姿勢が崩れていく。黒人に偽装した白人ジャーナリストが第三者の目で実態を客観的に観察しようとしながら，自分が内側から黒人化していく。

例えば，黒人の男性は，ポスターであっても白人の女性をみてはならない。

まして直接顔をみたりすることは性的メッセージの表出とみなされる。黒人は常にそういう視線にさらされていて，それは白人男性が黒人女性を性的にみる見方と表裏関係になっていることを可視化する。つまり，黒人であることによって関係の中で一方の当事者になり，黒人や白人との相互作用において，この調査方法以外では，そうしたことはおそらく直接知りえないことがわかっていく。そして，いつしかGriffinは，白人の妻のことを思い浮かべることができなくなるのである。

8-4
データに馴染む

さて，グループ学習の中心的目的となるデータを使っての分析に話を進めよう。グループ学習では，データは模擬データか，参加メンバーの誰かに提供してもらう。分析が終了したものでも分析中のものでもよいが，所定の手続きを経て実習用に加工したものでなくてはならない。また，使用条件について最初にメンバー間で確認しておく。いうまでもないが，模擬データよりも実際に分析中のデータのほうが，データ提供者にとっても他のメンバーにとっても実践感覚をもちやすい。

準備するのは1人分のデータとし，半構成的インタビューにより収集され逐語化されたものである。ここで重要なのはデータの質，つまり，内容と分量の検討である。質的データを，複雑で多様な経験をできるだけそのままに自由に語ってもらったディテールの豊富な内容と規定する立場から，データ内容がそれにどの程度合致するかを判断する。そのためにも，ある程度インタビュー時間が確保されたデータが必要である。すでにあるデータではなく，新たにインタビューを行なってデータを提供する場合には，協力者への手続きと趣旨を理解してもらい，落ち着いて話しやすい雰囲気を醸成する準備もあるので，目安としては1時間程度となろう。インタビューでは経験を振り返ってもらう場合が多く，話しやすい内容とも限らないから所要時間についても検討する。

ただ，看護や医療の研究では協力者への負担からインタビュー時間が十分とれない場合が少なくないので，データの内容と分量の検討は必要である。例えば，30分ぐらいで半構成的インタビューを考えているなら，M-GTA以外の分析方法が適していることもある。グループ学習での話し合いで，データから方法を検討し，他の方法を1つでも具体的に挙げて比較してみる。また，漠然と半構成的インタビューを前提とするのではなく，短い時間にならざるを得ないとすれば，いかにして求めるデータを得られるかについても議論する。

データには頁ごとに行番号をつける。いつでもデータの特定箇所に立ち返られるようにしておくためである。分析ワークシートを使った概念生成ではカット＆ペーストの作業を数多く行なうので，Wordなどの形でデータ提供するほうが作業をしやすい。

可能であれば，複数人のデータがあったほうが継続的比較を行ないやすいのだが，分析テーマと分析焦点者の設定，概念生成の基礎的作業だけでもかなりの時間を要するので，現実的には1人のデータを用いる。データの分量にもよるが，分析の様子を発表し合いながらメンバーの理解をていねいに確認していくと，実際には1人分のデータを分析しきるのもむずかしい。

このときに留意したいことは，「1人」のデータではなく「1人目」のデータとして分析するということである。つまり，分析焦点者の視点から具体的な誰かのデータを分析するという枠組みを全員で確認しておかないと，解釈の視点が混線しかねない。抽象化して理論にまとめていくための視点と，個別の特定の人についての視点という二重の視点を往復するということである。1人のデータだけを扱う場合には，グループの誰かがこの点の意識化を促す役割をとる必要がある。

データが用意されたら分析作業に入る前に，まずはデータに馴染む。自分のデータであればすでに十分馴染んでいると思っていたとしても，グループで検討してみると意外とそうでもないことに気づく。概して，他の人のデータのほうが新鮮で興味深く思えるものだが，これは自分のデータではすでにデータとの距離感ができているからである。データに即して分析していくためにはいろいろな見方に接してセンシティビティを高めておきたいので，初めてデータをみることになる他のメンバーの反応は参考になる。また，使用したインタビューガイドをみて，何を聞こうとして行なわれたインタビューであるのかを，項目に照らして皆で確認する。

データに馴染むとは，データのもつ内容に詳しくなるという意味以上に，データ全体としてのまとまりを理解することである。ナラティブの視点からみると，半構成的インタビューで得られた質的データは全体としてのまとまり，独自の文脈性を特徴とする。磁場に例えると，意味の解釈とは磁場の中に入り，そして出てくる動きとイメージできるのであり，決して外側から眺めてできることではない。磁場に入るためには，分析方法が必要となるのである。したがって，分析に入る前にデータ全体についての見方をもつようにすることが重要で，それが，データに馴染むという意味である。

実際の作業としては，データを何度か通して読む。データについての説明は提供者からある程度は受けていても，読んでみると理解が違ってくるものである。しかも，最初と2回目では印象が違ってくる。最初に感じた内容を踏まえて，別のところに気づくからである。むろん人によっても異なるが，何度か読むのはデータに馴染むために必要である。ただ，まだ分析に入る前であるから，何度読めばよいかということではない。読むごとに自分の着眼点が変わることと，データ全体についてのイメージがもてればよい。

以上の作業で得た印象や考えは，理論的メモノートに記録していくことで，自分の関心の傾向に気づくことができる。ここが，理論的メモノートをつけるスタートとなる。このメモノートをもとにグループで話し合うことが効果的で，分析に入る前の作業であるから，分析を意識せずにオープンに感想を出し合うことができる。

通常は，研究計画やインタビューガイドなどからデータを理解する視点は提供されるので，グループ参加者はそういうものと理解する。一方，データに馴染むとは，データを何度か読むことで，データの側から理解する方向に自分の基本的な視点を設定することである。grounded-on-data の原則に基づき，分析をしていくためのウォーミングアップである。データがあるとすぐに分析に入りたくなるが，「馴染む」というワンステップの重要性を強調しておきたい。

8-5
分析を始める：
分析テーマと分析焦点者

分析を始める最初の作業は，分析テーマと分析焦点者の設定である。使用するのが模擬データかメンバーの提供データかによって，検討の仕方が変わってくる。どういう研究で得られたデータであるかはすでに提供者より説明されているから，前者ではデータをみて分析焦点者を確認し，分析テーマを検討する。後者の場合には，提供者がすでに考えているので報告してもらう。

例示研究を題材とした場合，在宅で妻を介護している夫が分析焦点者であり，その立場にある人たちがインタビュー協力者なので，どちらであっても分析焦点者についてグループ内で食い違いが起きることは，この段階ではない。グループ学習ではなく実際の分析では，進行過程において分析焦点者の設定に条件を加えて限定化する場合がある。しかし，まずは中心となる定義で規定する。「妻の介護者」が，中心となる定義である。例えばその後，協力者を確保する過程で訪問看護ステーションの協力を得たため医療ニーズや介護度が高めの傾向がみられたときに，それを条件に追加するかどうかという判断が必要になることもある。ただ，グループワークで検討する場合，まずは1人分のデータを題材とするので，今後の分析過程によってはそうした調整の可能性のあることをおさえておくだけでよい。

分析焦点者の設定よりも，明らかにすべき問いにあたる分析テーマの検討のほうが，グループでの活発な議論を必要とする。検討の方向は，模擬データではディスカッションを行ない，グループとしての案を直接設定する。複数のグループのときは統一してもよいし，グループごとに設定してもよい。別々にすれば比較ができるので，自由度は高い。

対照的に，提供データでは基本的スタンスは提供者の考えを尊重し，提供者から説明される分析テーマに対して，グループとして思考の言語化を実践する。つまり，提供者が考えている分析テーマが適切であるかどうかを検討する。一般に，自分が思っているほど考えは明確ではないもので，人に説明したり質問を受けたりする中ではっきりしてくる。そこには，参加する側も説明者の考えを理解しながら自分の考えをもてるという，コミュニケーションのダイナミズムがある。

提供者の考えを理解しながら意見を出し合い修正の方向を示し，提供者はそれらを参考に分析テーマを決め，グループはそれに従って先に進む。重要な判断を提供者に任せるのはデータ提供者を混乱させないためで，特に初学者の自発的なグループ学習ではこの点に配慮する。指導者やファシリテーターが参加していれば，データ提供者が混乱しないよう配慮して，グループの中で異なる分析テーマとすることもできる。

分析テーマの重要性はこれまで何度も指摘してきたが，基本的な考え方としては，研究目的からの分析テーマとデータからの分析テーマの両方向のバランスを考慮することと，分析テーマの表現に「○○のプロセス」と入れることである。このとき，分析テーマのプロセスは分析により最終的に明らかにするプロセス，つまり，結果として生成される理論を指すのに対して，その研究が現象面で取り上げるもう1つのプロセスがあることをはっきりと確認しなくてはならない。

例示研究では，夫による妻の介護プロセスが分析テーマであり，インタビューで語ってもらったのは妻を介護するようになってからの経験であり，後者が現象としてのプロセスである。これは比較的ゆるやかな設定であるが，研究によっては厳密な場合もある。この2つのプロセスの関係は，現実に分析焦点者が経験する現象のプロセスの限定によって，分析テーマのプロセスが問いとしてはっきりできるところにある。つまり，インタビューに協力してくれた人たちには研究が設定する時期以前からの生活があり，調査後もその生活は続くのである。研究でそのすべてをカバーするのは不可能なので，ある部分を現象として取り上げ，そこに分析テーマを設定する。傾向としては，分析テーマだけを一生懸命考えるあまり，例えば，あいまいさを指摘されたり，関心はどこにあるのか，何を知りたいのかと問われたりすると，何をどうしたら明確にできるのかがわからなくなることがある。分析テーマを分析テーマとしてだけで考えるにはむずかしさがあるので，ここで述べている現象面のプロセスを絞り込むことで，それに対応して探求できる問いは何かが考えやすくなる。こうした検討をグループで行なうと，いろいろな意見が出てくるので，自分1人で行なうときに比べ，具体的に検討しやすくなる。

修士論文や博士論文の研究計画には，調査対象者（協力者）の選定基準や除外基準が記載されているが，通常，この部分が現象面のプロセスにあたる。ある病棟や外来に患者が運ばれてきてから退室するまでの間における看護師と患者の相互作用とか，ある特定の手術後，一定時間を経過した患者の生活とか，退院後再入院せずに一定期間，地域生活を送ることができていることなど，個々の研究によって条件設定されているので，わかっているつもりであってもこうした条件設定を明確にしておく。グループ内でも共有を確認する。しかし，条件を設定したことの狙いは，必ずしも十分に理解されていないことが多い。したがって，分析テーマの明確化のためには現象面で取り上げるプロセスの確認が有効で，逆に分析テーマを検討することで現象面をも明確化できるという相互規定的な関係をもっている。

分析テーマの設定には，データ全体の内容とマッチしていることも重要な要件であるが，この点は，ここでいう現象面のプロセスに関する内容になっているかという視点から理解することもできる。

分析テーマの表現方法はすでに説明してあるように平易な表現とし，問いとして限定しすぎないようオープンな設定とする。短文にまとめ，いろいろな意味を検討した上で，そうした視点ができるだけ組み込まれた表現が求められるので，最初はむずかしく感ずるものである。ただ，ここをあいまいにしておくのではなく，必ず「○○のプロセスに関する研究」という表現にしておく。最初の案が確定版になることは稀で，分析テーマはいくつかのバージョンを経てしっくりしたものになっていくが，表現としては最初は必ず「○○のプロセスに関する研究」とし，短文を心がける。なぜなら，この時点ですでに意味を凝縮する作業を始めているためである。平易な表現での分析テーマが自分にとって納得いくものになったとき，「データが目に飛び込んでくるような感じになった」といった感想が語られたりする。分析テーマで何を明らかにしようとするかが確定でき，データをみていく自分の視点が複眼化してきているからである。ただ，表現だけの問題ではないのである。

この作業をグループで行なうと，参加者は分析テーマ案を出し合い，話し合っていくので，全員がデータに向かい合える態勢になれる。逆にいうと，ここでの検討を不十分なままにしないことである。

8-6 分析ワークシートを使った概念生成

M-GTAでは分析の最小単位を概念としているので，データからの概念生成は基本中の基本である。また，この作業には重要な考え方が組み込まれているので，単なる手順だけで理解することはできない。概念生成で分析の緻密度が決まってくるため，その後の比較とカテゴリーの統合化の作業にも影響を及ぼす。まず，ここをしっかりと固めておきたい。グループ学習でも参加者の主たる目的はここなので，時間と進め方にかなりの工夫が求められる。

下記のこれまでに示した図で，学習のポイントを復習しておこう。グループ内で担当者を決めてそれぞれの図について説明（講義）すると復習になる。

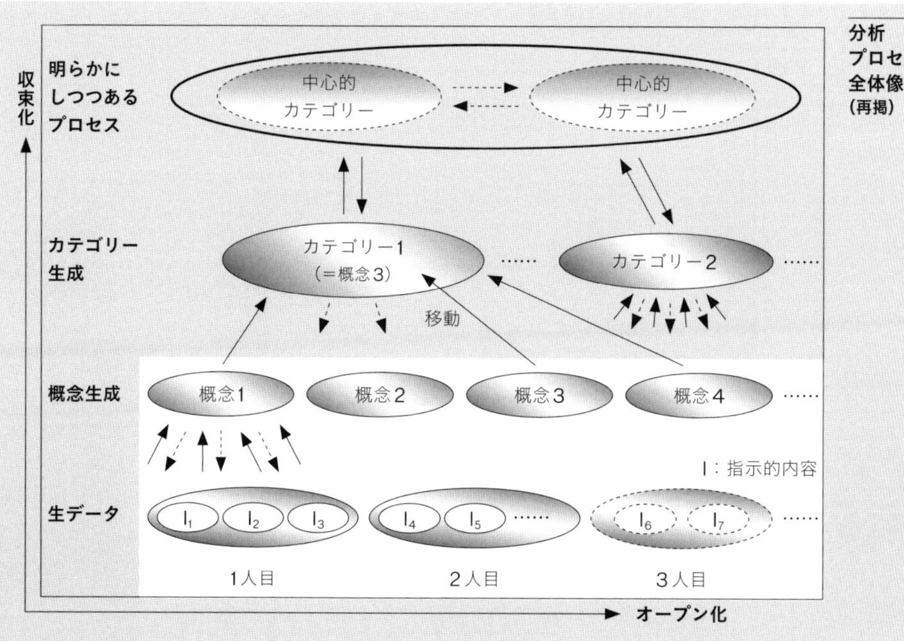

分析プロセスの全体像1（再掲）

図4-2
概念ー指示モデル（再掲）

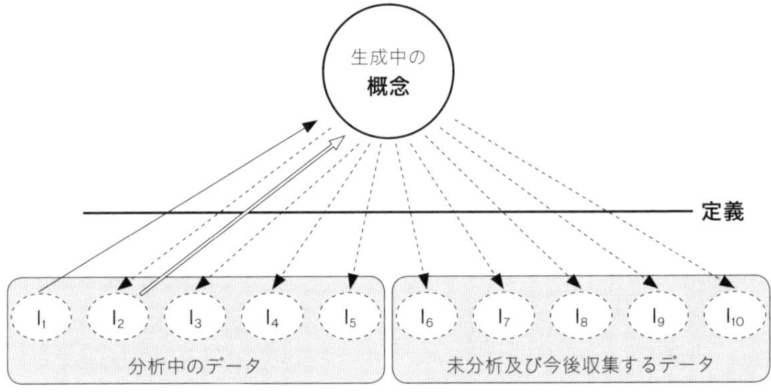

図4-3
分析ワークシート1（再掲）

ワークシート1

分析テーマ：

分析焦点者：

概念名1	
定義	
バリエーション（具体例）	• 〜〜〜〜〜〜〜〜〜〜 （A氏 X頁 Y行） 誰のどのデータかがわかるよう逐語録の情報も明記しておく（協力者の番号やページ，行番号など） • 〜〜〜〜〜〜〜〜〜〜 ⋮ 適宜データから抜き出し追加記入していく
理論的メモ	• 〜〜〜〜〜〜〜〜〜〜

事前準備

まずは概念生成の事前準備である。使用するデータの長さにもよるが，A4判で逐語化したデータのはじめの3頁程度の短い範囲について，分析ワークシートを使って概念を3～5個生成してみよう。それを最初のセッションに持ち寄る。概念の数は目安だが，グループ内で同じ条件にしておく。解釈と作業の仕方の確認が目的なので，たくさんつくる必要はない。そしてこれまで説明してきたように，分析テーマと分析焦点者の視点からデータをみていき，関連すると思われる具体例の箇所に着目し，ワークシートを立ち上げる。疑問点，よく理解できない点はグループで確認するようメモにしておく。

事前準備は，自分1人でまず始めてみる。最も重要な点は，データとの最初の接点を経験することである。データを短い範囲で区切る意味は，広い範囲に設定して肝心な部分をあいまいにしてたくさん概念をつくってしまうことがあると，分析の緻密さに寄与しないばかりか，かえって分析の水準全体をあいまいにしてしまいかねないので，そのような危険を防ぐためである。

データの関連箇所に着目するといっても，最初はどこが，どの程度の意味で“関連”しているのか判断に迷うものである。この「迷う」経験をしっかりとしておく。関連がありそうだが，具体例として抜き出すべきか判断しかねるのである。そうすると，最初から何もできないまま数頁進んでしまうことも起きてくる。grounded-on-dataの考え方に立つと，データは最初からローラーをかけるようにみながら，気になったところはできるだけ拾い上げていくほうが理にかなっている。しかも，データの傾向として，最初の部分にはインタビュー目的に関連した内容が語られていることが多いからである。細かくみすぎてしまうのではないかと思うかもしれないが，具体例も概念も，後に相互比較の段階で一定の水準化が図られていくので気にすることはない。あまり大雑把に始めてしまうと，相互比較による調整も大雑把になりやすいが，基本的に最初の段階では，たくさんの具体例をキャッチし，概念を多めにつくり始めても気にする必要はない。

ちなみに，学習の事前準備としてはそれでよいが，実際の研究例をみていると，最後までたくさんの概念を残したまま研究を終えている場合が少なくない。これは，相互比較による調整が不十分で，理論生成に至るまでの抽象化ができていないためである。

この段階はグループでの発表に向けた事前準備であるから，ワークシートを立ち上げても定義や概念名は仮置きでよい。むしろ大事な点は，ワークシートの理論的メモ欄に，自分の解釈についてていねいに記入しておくことである。

グループでの発表の際にも役立つし，思考の言語化の練習にもなるからである。

セッション（グループ発表）の進め方

メンバー個々がワークシートを準備し終えたら，次はそれを発表する。その際は，自分のワークシートとデータを手元におき，発表するのはどれか1つだけとして各自が選ぶ。最初の発表者には，ワークシートを説明するときに，実際の作業の流れも報告してもらう。その手順が内容の質を担保するわけではないが，解釈の考え方を反映しているので，手順は手順として確認するためである。その上で，ワークシートの最初の具体例について説明してもらう。「データとの最初の接点」の説明である。そこでいったん区切り，同じ箇所に着目して具体例とした人が他にいないか確認する。具体例はあるまとまりで選択されているので，全く同じでなくてもかまわない。そのような人がいたら，その人にも説明してもらう。これにより，データの同じ箇所についてのそれぞれの解釈を出し合う。分析テーマと分析焦点者は共同設定しているので，これは，同じ視点からデータをみたときの共通性と違いに関するディスカッションになる。このとき，理論的メモ欄の内容を共有しながら，着目した具体例に関して，類似例と対極例についてもお互いに考えを出し合いながらやりとりを行なう。

ワークシートの2つ目以降の具体例についても，同様に進める。データの分量を限定しているため，具体例の数はそれほど多くにはならず，比較検討はしやすいはずだ。もし，時間がかかりすぎるようであれば，ここでの作業目的に照らして進行を調整する。

一通りワークシートの発表を終えたら，発表者はメンバーとのやりとりを踏まえて，自分の解釈についてコメントする。

以降，同じ方式でメンバー全員が行なう。グループの人数が多いと，ここまでの作業に時間がかかる。しかし，5人ぐらいならば，報告をすることと，聞いて理解することの両方を経験でき，ワークシートによる概念生成について具体的に理解できるようになる。疑問点，確認したい点は残さないで終わるようにする。

発表するのは1つのワークシートなので，終了後には手元に残る。全員が同じように参加するための時間的な制約があるからだが，発表用に1つだけを選ぶのには意味がある。それは，セッション後に，残ったワークシートを自分で見直すことができるからである。

- グループで共有する概念を1つ生成する

各自が1つずつ概念候補を出し合い検討したら，グループで共有できる概念を1つ生成し，この先の分析で参照するモデルにして最初のグループセッションを終える。データの最初の部分しか検討していないのでモデルとなる概念が成立するかどうかは未確定であるが，今後，自分にとっての概念生成の考え方と作業方法の確認になるので，その意味でモデルにするということである。

これには，分析全体の緻密さを維持する狙いもある。分析テーマ・分析焦点者・モデルとする概念の連結を，グループとして共有し確認するためである。先に，分析テーマは実際の分析作業に入ってから，特にその初期段階で修正することが珍しくないという説明をした。分析テーマは慎重に検討して設定し分析に入るので，この連結ができることによって一層の安定化が図られるのである。

グループ学習では，分析テーマの設定や分析焦点者の確認，そして，共有できる概念の生成までを一緒に進めるので，この連結感を共有でき，そこから先の1人での分析を進めやすくなる。ここでは，参加者1人ひとりが自分の判断で分析をできるだけ進めるのが目的であり，これにより全員が同じ習熟度になりやすい。しかも，この後述べるように，その後も進捗状況の報告と検討を重ねていくから，他のメンバーの様子と比較していくことができる。

- 次回以降のセッションへの準備

最初のセッションが終わったら，次はデータ全体の分析に進む。ここから先は個人作業である。グループワークは，進捗状況を報告し合い，ディスカッションを深めていく場となる。個人作業としては，ワークシートによる概念生成と並行して概念相互の比較を始めていくので，カテゴリーの検討，中心となるカテゴリーの検討，結果図の検討という一連のプロセスを歩む。この間，グループによる途中経過の報告は，内容的にはまとまった時間を割く必要があり，質疑が重要となるから，1人あたり40分程度はみたほうがよいであろう。

メンバーにより進捗に差が出てきやすいので，順番は相談して決めればよい。ただ，報告の機会は2回をメドとし，最初は概念生成を中心に，次は概念の相互比較から結果図，ストーリーラインまでを予定する。先行する人がいたら，その人の発表を参考にすると自分の進め方をイメージでき，グループ全体の進行のペースにリズムがつきやすくなる。この中で，グループでの学習の終了時期のメドも，参加者間で相談するとよいだろう。

8-7 概念の相互比較からカテゴリー生成とその先の分析へ

ここでも分析プロセスの全体像2と3を再掲する。1人分のデータではあるが，結果をまとめるまで，すなわち，結果図とストーリーラインまで一通りの分析を進める。グループでの報告内容の比重は，ワークシートの詳しい説明をすべての概念について行なうレベルから，概念間の比較の仕方，複数の概念の関係，さらに複雑な構成となるカテゴリーの候補とその部分の図示，サブカテゴリーの必要性など，抽象度を上げたレベルにシフトしていく。ワークシートについてわからない点があればグループで確認していくが，それによって報告内容が変わってくることもある。発表の順番が遅くなれば作業する時間も長くもてるから，後になるほど一定の完成度で報告することができる。その場合は作業中の結果図の提示，できればストーリーライン案から説明し，分析テーマの結論がどのようなプロセスとなるかの見通しまでカバーして報告するようにしたい。

ちなみに，図は複雑な内容をシンプルに表現する方法であるから，パソコンに習熟していなければ，手描きのほうがリスクは少ない。作図では何度も試行錯誤をし，作業しながら考えるためその分緻密さが増してくる。

また，1人のデータだけでは継続的比較分析には限界があるため，特に理論

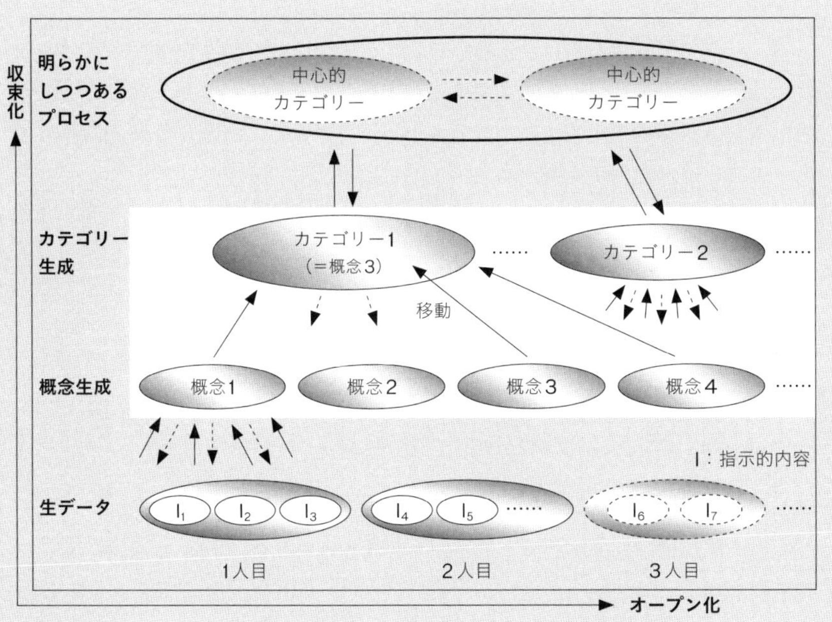

分析プロセスの全体像2（再掲）

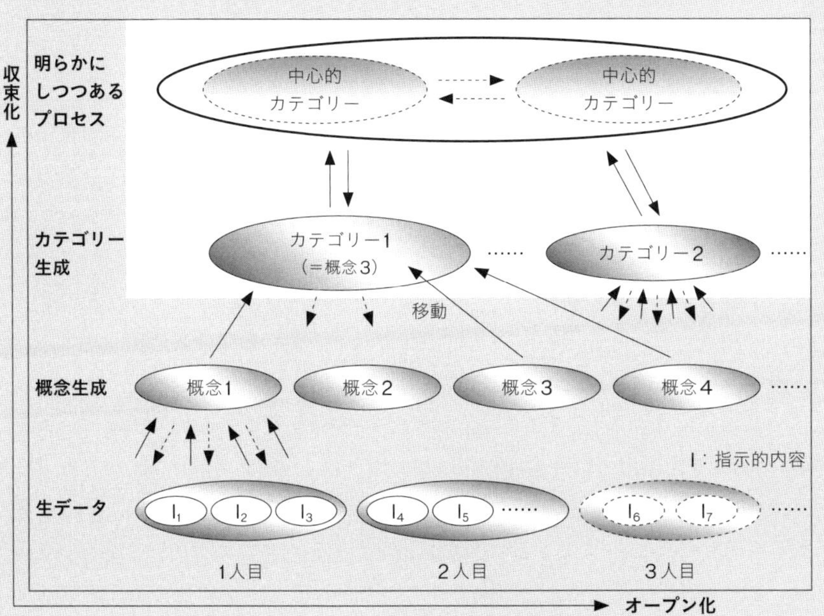

分析プロセスの全体像3（再掲）

的飽和化の検討まではできない。このことはあらかじめ留意しておく。

グループで検討するのは，これらのレベルについての個々の報告内容だけでなく，判断結果を自己チェックする視点の確認である。つまり，継続的比較分析の考え方が適切に実践されているかと，分類型思考ではなく生成型思考が試みられているかどうかを確かめる。

8-8
「1人」のデータではなく，「1人分」のデータの分析であること

実際の分析では，最初にディテールの豊富な内容と思われる人のデータを分析し終わると，その段階で得られた分析ワークシートと理論的メモノートをもって2人目のデータの分析に進む。最終的にすべてのデータを分析し，そして分析焦点者の視点から，分析テーマに対する結論を理論モデルの形で提示する。

例示研究の場合であれば，妻を介護する夫が分析焦点者で，高齢夫婦世帯における夫による妻の介護プロセスが分析テーマであった。インタビュー協力者全員のデータが分析されたが，2人目，3人目と進めるうちに，ワークシートの具体例のレベルでも，概念の関係についても比較がしやすくなった。特に抽象度を上げていくときの解釈がそうである。つまり，分析焦点者→Aさんのデータ，分析焦点者→Bさんのデータというように，順に全員分まで分析をする。

対照的に，グループでの分析実習は1人のデータだけであるから，抽象的設定である分析焦点者と，具体的なAさんとの関係が重なるので，混線しかねない。つまり，Aさんのデータの分析として取り組み，解釈の際に「他の人のデータではどうだろうか」という比較の発想が出にくくなるが，できるだけこの発想を入れていく。そして，その内容をメモに記録していく。この問題は，2人ないし3人のデータを使えば解決できるのだが，グループ学習でそこまで行なうのは時間的にもむずかしく現実的ではない。そこで，1人分のデータを縮小

することで，複数人分のデータを検討するのも，1つの対処方法である。ただし，1人のデータのまとまりを重視する場合には，簡単に縮小することはできない。この対処方法はあくまで，抽象的視点（分析焦点者）と具体的視点（特定の誰か）の二重の視点を意識して分析を練習する場合に有効なものとして説明している。

また，これはM-GTAに習熟し，一度は論文作成までしたことのある人への補足になるが，分析焦点者＝Aさんという形で，分析焦点者と具体的人物と同一に設定すれば，M-GTAによる事例分析ができる。その理由を考えてみると，M-GTAの応用性を理解できる。

8-9 グループワークが短期の場合の方法

ここまでは，半期（セメスター）を学習期間のメドにしたグループ学習について述べてきた。実際にはそこまでの余裕がなく，数回，あるいは，半日程度の時間で学びたいという希望もあるだろう。その場合，学習目的を絞って，短縮版のプログラムとし，分析の基礎作業であるワークシートを使った概念生成を中心にするとよい。そのための事前学習として，テキストを読んでおくこと，ならびに事前に模擬データを参加者に送って概念生成の課題を与えておいて，各自が当日課題を持ち寄り，これまで述べてきたような方式で進める。

それ以外にも，課題として与えていた概念を出し合い，概念が成立するであろうとの前提で，概念の相互の比較を具体的に検討するという，さらに一歩進んだ方法も考えられる。この場合には，概念名と定義が記入できる大きめのふせんなどを使い，卓上に配置しながら概念間の関係を一緒に検討する。

いずれにしても，グループ学習は入門的な機会であって，実際に分析に用いるには，個々人の学習の継続が必要である。ここで述べたようなグループ学習の経験があると，考え方，判断のポイントを学べるので自己チェックしやすくなり，自分での学習を続けやすくなる。

8-10 分析実習の経験から得られるもの：グループ学習参加者の声より

では，参加者はグループ学習で具体的に何を学ぶのであろうか。ここでは，グループ学習参加者の声の中から，気づいたことや感想のいくつかを要約して紹介しよう。これらは，筆者がかかわった初学者対象の活動例から得られたものである。グループ学習をイメージするときの参考になるだろう。

- 質的研究は分析が主観的になり不安定ではないかと思っていたが，同じデータを複数で分析した結果，同じ結果にはならないが全く別になるのでもないことがわかった。特に，自分よりも理解が深い参加者もいて解釈についての複雑さが感じられた。
- データを用いて実際に分析し，ディスカッションをし，分析を継続するという進行で，抽象概念を具体的に理解するのに役立った。質的研究は非科学的で恣意的な分析だという印象が強かったが，質的研究の印象が変わった。分析ワークシートを使い文脈の中で理解していく方法は，量的研究よりも確かに人間の本質に迫ることが可能な方法であり，そこに客観性があると理解した。

分析をグループで行なうことで，他の人の意見から気づいたり，学ぶ経験となっていることがわかる。

- 他の人の着眼点を知ることができて，参考になった。
- データの具体的部分への着眼は似ているが，その中のどの部分を重要と捉えるかは人によって幅があり興味深かった。

- 模擬データで分析テーマを独自に設定したが，その検討過程で参加者の問題意識の専門分野による多様性に気づくことができた。
- 自分以外の人の考え方，解釈の仕方を聞くことができ，彼らの経験を参考にすることで，自分の概念生成をさらに洗練させることができたことはとても勉強になった。
- ある人の発表を聞いて強烈な納得感を得た。迷いながらも自分で同じ分析をしたから感じられたことで，忘れられない。この感じが，一般化できる理論のことではないかと思った。

以下は，自分の経験を振り返っての感想の例である。

- 研究者としての態度を学んだ。意味にこだわり緻密な解釈，再解釈をしていく過程を経験して，どの方法を使ったとしても大事な点であったと考えている。
- 概念や定義を生成していく際の言葉の選択に予想以上に時間を要し，より的確な言葉を選び出すことのむずかしさを感じる機会となった。言葉に対してこだわりをもって議論できること自体も大変興味深く，非日常的な経験であった。
- 短い期間であったが，人間の複雑さを理解する有効な研究法であると思った。データ分析を実際にやってみることで，M-GTAのむずかしさと同時に奥深さを感じさせられた。
- 1つの事柄について，これほど深く考えることが今までなかったため，とても興味深く悩むことができた。言葉の意味，捉え方，使い方，1つひとつに自分の意味を見いだし，説明できることが重要であった。
- 1つひとつの判断について，なぜ，そうしたのか，思考の根拠を書き出すという作業の効果を体験することができた。その思考の根拠は，分析を進めるときの筋道となった。
- 常にデータと概念を行き来し，分析を続けていくことで研究者としての自分の視点とともに分析焦点者を介して，その人の生活を生きているような感覚となった。それがリアリティ感を生み出すことに関係しているのではないかと思った。

- M-GTAは面白いが，習得にはやはり時間がかかることがよくわかった。

肯定的な内容に偏っていると思われるかもしれないが，学習動機が明確な参加者たちの振り返りなので，積極的な意味を見いだすのは自然である。むずかしさをさまざまに経験してのまとめとなっているので，これからグループ学習を始めようとするときには参考になるであろう。実際，ここに挙げたのは要約であり，参加者の感想には，データを分析するときに直面したさまざまな困難とグループでのディスカッションの経緯が具体的に述べられている。集約すると，解釈と判断について自己チェックができる力を学んでいくことについてであった。

8-11
ファシリテーターとして参加する場合

最後に，ファシリテーターとしてグループ学習に参加するときの留意点をみておこう。本Chapterでは，大学院生の自主ゼミをイメージし，初学者を前提として説明してきたが，実際にはある程度学習している人が，指導者あるいはファシリテーターとして参加するグループ学習の場合もある。教えることは学びを深める方法になるから，ファシリテーターとして参加することは，自身にとっての継続的学習にもなる。**表8-1**では，ファシリテーターとして参加する場合のポイントを大きく4点にまとめている。

まず第1に，自分自身の理解を確かなものにするために，メンバー間のやりとりをM-GTAの基本用語を使って行なう。自身の理解のズレにも気づきやすいので，その都度確認していける。

2点目は，問いかけ役をすることでメンバーに思考の言語化を促す。解釈や判断について説明できるよう働きかけることで，口頭であれ記述であれ，メンバー各自による説明が求められていく。ファシリテーターは共同研究者ではな

表8-1 ファシリテーターとして参加する場合

1.	**自分の理解を確かなものにする** ➡基本用語を正しく使ったコミュニケーション
2.	**思考の言語化を促す** ➡判断について説明できるように働きかける ➡共同研究者ではない（限定役割……何について，どこまで責任を負うか）
3.	**審査や査読の外部的評価の視点をもつ** ➡自己チェックができるよう判断根拠を示す ➡審査委員や査読者がM-GTAを理解しているとは限らない
4.	**個別学習とグループ学習の形態特性の違いを把握する** ➡個別ではていねいな対応ができるが，学習者が依存的になりやすい ➡グループでは相互作用での学び合いを活性化する（ファシリテーター役割）

いので，模擬データであれ実施中の研究から提供されたデータであれ，分析に同じ立場で参加するわけではなく，グループとして作業に取り組めるよう助言する役割を担う。例えば分析テーマの設定なら，テーマ案を出すのではなく，グループ自身の力で分析テーマを決められるようにかかわり，作業のスムーズな進行をサポートする。ただ，グループとして共有できる概念を生成するときは，自らの学習経験を活かして，作業をリードすることが求められよう。

第3は，審査や査読などの外部的評価に関する視点をもってかかわることができると，自身にとっての学びが深められるだけでなく，グループ学習の場を，データ分析を学ぶだけではないもう1つの大きな枠組みに位置づけることができる。学位論文にしろ投稿論文にしろ，論文を評価する立場の人たちが必ずしもM-GTAを理解しているとは限らない。自分自身がデータを分析した根拠をきちんと説明できるということは，自身の判断の適切さを自己チェックすることと一体であることをグループメンバーに伝えることができると，参加者たちも外部の評価の視点を意識しながら，作業を進めやすくなる。

第4は，個別学習の場合とグループ学習の違いを示したもので，グループ学習のような場では，メンバーとファシリテーターとの個別的関係よりも，メンバー同士が相互に学び合う形に大きな意味があるので，そうした相互作用が生まれるような役割をもつのがファシリテーターであるということを確認するためである。

Chapter 9

グループワークと機能としてのスーパービジョン

数量的，質的を問わず，研究法の学習には，知識だけでなく経験的な学習が重要であることは言を俟たないが，直接指導を受ける機会は限られているので工夫が求められる。数量的方法のように学ぶべき内容が体系的に構成されていれば，誰が教えても水準を保ちやすく，授業科目としての開講もしやすい。しかし，意味の解釈を分析とする質的研究は，方法だけでなく考え方も関係しているため，個別の方法や指導者により多様で，学習内容の統一を図ることがむずかしく，学ぶ機会自体も限定されている。こうしたことから，「質的研究は職人芸的だ」「どうしてその結果になったのか，分析プロセスがわからない」といった受け止め方をされ，学習者を悩ませる状況が続いてきた。

本Chapterでは，主にグループによる経験的学習をどのように進めればよいかについて提案する。ただ，手っ取り早く便利な方法があるわけではなく，質的研究法の学習方法として開発する必要がある。指導者が増えることも重要ではあるが，それだけで対応できるわけではなく，それ以上に学習の形態としてそれが望ましいのかという問題もあるように思われる。つまり，指導者にも使いやすく，同時に，指導者がいなくても効果的な学習のできる方法を工夫したいと考えており，これがうまくいくと，学習プロセスを通して指導者の養成にもなっていくはずである。その糸口として，「なぜ，“実際にやってみないとよくわからない”という感想になるのか」を考えてみよう。逆にいえば，何をどうすれば，「よくわかるようになるのか」である。

9-1 経験的学習の必要性と基本的考え方

「よくわからない」とはどういう意味なのか

筆者はこれまで数多くの研修会や研究会などで，M-GTA について説明してきたが，参加者や拙著の読者から，「何度読んでもよくわからない」という反応に数多く接してきた。

もちろんこちらの説明にも一因があるとは感じているが，同時に，なぜそこまで理解しにくいのかを考えさせられることになった。

問題はこの「よくわからない」という反応が，「理解しようと一生懸命努力したが，それでもよくわからない」という漠然とした不確か感を示していることにある。実際に，自分のデータで分析を始めてみて戸惑い，拙著を参照してもその戸惑いを払拭できず，それどころか袋小路に入ってしまい，出口がみえなくなったという感じである。これは，分析が軌道に乗るまでの初期段階に特徴的な反応なので，ここを突破できないと不確か感を引きずることになる。講義や講演で学習者の個別の状況に応えるのはむずかしいので，対処できる学習方法の開発が課題となる。

この「よくわからない」という反応には，「研究方法としては関心があるのだが，本の内容のよくわからない点について，それを確認する機会がない」という意味と，「自分なりに試みても，これでよいのかどうか迷って停滞してしまう」という意味が込められているように思われる。つまり，知識と技法が結びつかない状態である。「他の人はどのようにしているのか知りたい」という声も聞かれるが，これも，自分のやり方に自信がもてないからである。発言者は気づいていないが，Chapter 8で述べたように，他の人の研究とデータ分析に触れることには自分のデータ分析では経験できないメリットがあり，学習方法として重要な効果がある。

一般に，学習者の関心は分析技法の習得にあり，そのためにどうすれば分析できるのかを経験的に学びたいというのは理解できる。しかし，技法だけを学ぶのでなく，その背景や意味，考え方の理解が求められる。拠って立つ考え方と分析技法が切り離されてしまうと，浅い解釈に流れる危険がある。悩ましいのは，技法はそれだけで1人歩きを始めかねないし，分析プロセスの明示化はその危険と常に表裏関係にある。

また，Chapter 12で論じるように，査読などでも分析の内容よりも技法面の手順に比重をおいて，その適切さを評価する傾向がみられる。考え方がどのように実践されたかは分析結果から判断するしかないのだが，その経験的プロセスがみえてこないからである。

考え方の理解が必要であることは学習者もわかっているのだが，具体的な作業である技法面に比べると自分の理解度を確かめる方法がむずかしいため，結果としてあいまいなままに進んでしまうことになりやすい。つまり，学習者の問題というよりも，学習方法としてこの課題にどう取り組めるかということである。データの分析で戸惑ったり自信がもてないときに，自分の解釈の適切さを自分で判断するときの拠りどころは，技法だけでなく考え方のほうにもあるからである。

したがって，経験的学習ではこの一体性を理解するのが目的となる。本書では「形態としてのグループワークと機能としてのスーパービジョン」という考え方を軸に，具体的な学び方を提案している。

まず，考え方の理解が簡単ではない理由から考えていく必要があるだろう。本人がどの程度自覚しているかはともかく，誰にでも一定のものの見方や関心のもち方があり，そこから内容を理解していく。つまり，誰でも自分にとっての見方の枠組みを形成している。新しい考え方を学ぶときもその枠組みの中に調和する形で取り入れていくので，必ずしも著者の思う通りに理解するわけではない。それぞれのフィルターを通してみたような形になる。

例えば，看護師などヒューマンサービス領域の専門職はそうした枠組みを強固に形成しているが，質的データの解釈にあたっては，少なくともそれを柔軟にすることが望ましい。意味の深い解釈，継続的比較分析の有効な実践には，この自分の枠組みを意識してゆるめることでのオープンさの確保が重要となるからである。M-GTAはこの課題に対して，専門的関心を分析テーマに反映させて，研究者に対する他者として分析焦点者を設定している。データのオープン・コーディング，オープン化といっても，この点を意識していないと，解釈が技法に流されやすくなる。つまり，分析焦点者の視点からの解釈ではなく，自分を対象化するための関係的視点である分析焦点者をも「分析」してしまうからである。

グループによる経験的学習方法の検討

では，どのような学習方法が考えられるだろうか。これには，筆者のこれまでの個別指導（スーパービジョン）で気づいてきたことを取り入れていきたい。

一言でいえば，思考の言語化を徹底して促し，それを分析プロセス全体にわたって行なうことである。これを1人で行なうのはむずかしいが，しかし特別な指導者がいなければできないことでもなく，目的を理解した問いかけ役がいればよい。学習者個々の解釈内容についてできるだけ逐一，「なぜ，そう考えるのか」と，判断の理由について説明を促していく。答える側は概念生成であれば分析ワークシートの理論的メモ欄の内容があり，それ以外は理論的メモノートの内容があるから，分析プロセスの中で説明すべき内容はすでに用意されている。それを他者に実際に説明することで，自分の解釈を振り返り，確認することになる。

要は「なぜ？」の問いかけを続けることである。指摘されて気づくよりも，解釈した人間自らが説明を続ける中で，自分から気づくほうが学習としての意味は深い。

例えば，概念－指示モデルを思い浮かべるとわかりやすい。「なぜ，その定義になるのか」「なぜ，その概念名となるのか」といった抽象化のレベルでの問いかけに対して，具体的な内容で答えが返ってくることがある。経験的知識が豊富だと概念化，抽象化への切り替えがむずかしい。そのような場合は，「なぜ？」と問いかけつつ，類似例や対極例との比較をしてみることを学習者に提案するのも有効である。

M-GTA の分析プロセスでいえば，メモによる文章化や口頭で説明できる状態にしていくのが思考の言語化，外在化である。それによって，解釈の緻密化，関係についての論理化が図られる。指導する側に求められるのは，指導を受ける者が自分の解釈の傾向を意識化し，明らかにすべき問い，分析テーマを確認できるように働きかけていくことである。

ある程度指導経験を積むと，それぞれの人の課題点がわかるようになるので，そこに焦点化した指導ができるし，それぞれの分析プロセスがたどっていく軌跡を予想できるようになる。しかし，先回りするのではなく気づくまで待つ，気づけるように働きかけるのが基本で，そのためには本人以上に研究についての理解とデータ分析に見通しをもっている必要がある。つまり，共同分析者以上でありながら共同研究者にはならないという関係性が求められる。これを分析プロセスにわたって継続するのでかなりの負担になる。しかし，指導を受けるほうにはそのことはわからないものである。また，指導とは本来そういうものなので，それでよいといえる。個別のスーパービジョンのポイントは，このようにまとめられる。

ここまでの議論を踏まえると，個別指導の内容を機能化することで，グループの形態で経験的学習の方法を考えていくことができるだろう〔スーパーバイザーの養成と研究会での実践については，M-GTA 研究会が積極的に行なっている（https://m-gta.jp/）〕。

「機能としてのスーパービジョン」とは

次に，自発的な学習グループでの学び方について検討する。筆者が掲げている「機能としてのスーパービジョン」とは，指導者がいなくても学習が成り立つアクティブラーニングの面を強調して，グループワークでの相互作用のダイナミズムがもつ学習効果を組み込む方法である。例えば，グループのメンバーが上記の問いかけ役を担えば，相手の思考の言語化を促し，問いと答えの関係に敏感になるから自分の学びにもなるという相互的プロセスがある。グループ内での役割互換を経ながら理解を深めていけるので，指導者やファシリテーターの役割を理解できるようにもなる。

筆者はグループワークやスーパービジョンについて専門的に学んだわけではなく，M-GTAの学習方法を検討する中で，1人での学習よりも小グループの形態が効果的なことを認識し，「機能としてのスーパービジョン」という考え方に立つと理解しやすいのではないかと考えるに至った。スーパービジョンとは，対人援助領域において，専門的力量形成のために経験豊かな指導者から直接，個別的に教育指導を受ける方法で，その関係性を前提とした密度の濃いコミュニケーションを特徴とする。そのため，M-GTAだけでなく，質的研究法の学習にはスーパービジョンを受けることが望ましいと考えられていて，特にデータの分析に関して強調されている。意味の解釈という作業の複雑さとむずかしさがあるため，知識だけでなく実際の自分のデータ分析の仕方や疑問，知識と方法の理解が不十分な部分について，直接指導を仰ぐ。個別指導の方法で知識や方法を取り入れ，他者を理解する力を，援助者としての自分自身をも理解することで身につけるのが目的である。このような，個人的関係におけるスーパービジョンを，グループ形態における「機能としてのスーパービジョン」に置き換えてみようという試みである。

したがって，「機能としてのスーパービジョン」とは経験的学習であること，知識と方法を自分の解釈傾向の気づきと一体で身につけること，そして，基本的に同学者による横の関係で学ぶ方法であることが要件となる。自発的に実施できることを前提にするので，関心があればどこでもできるものである。

データの解釈における自分の判断に確からしさの感覚，リアリティ感を経験し，他のメンバーもディスカッションによりその経験に参加する。これを両立させるのが，グループワークのダイナミズムと考えられる。発表し話し合うプロセスが重要なのであり，シンボリック相互作用論の実践である。だから，単に分析を経験してみるだけではなく，感覚的理解を共同で経験することが目的である。この観点から，進行に応じて学習の振り返りや評価を行なっていく。

9-2 グループワークによる学びの3ステップ

図9-1は，M-GTAを念頭におき，学びのプロセスを3つのレベルに分けて理解しようとするもので，グループワークの場合にも参考になるだろう。どこまで，どのように学んでいけばよいのか，最初に学びの行程の全体像をつかむことには意味がある。自分の位置確認をしやすいため，グループであれば，それを互いにしていくことができる。

M-GTAは，学びにもプロセスの考え方を導入している。質的研究法としての理解だけでなく，その実践によって言葉の使い方にセンシティブになり，日常においてもていねいなコミュニケーションができるよう，研究者をエンパワーしていく可能性を組み込んでいる。この点は，質的研究法の特性である。

図9-1に示すように，最初は誰でも知識として学ぶところから始め，知識を理解し使い方に慣れていかなくてはならない。本来，実際に「使う」までには長い時間がかかるが，現状では種々の事情により速成志向がみられる。だが，

図9-1
質的研究法習得の3ステップ
—
M-GTAを例に

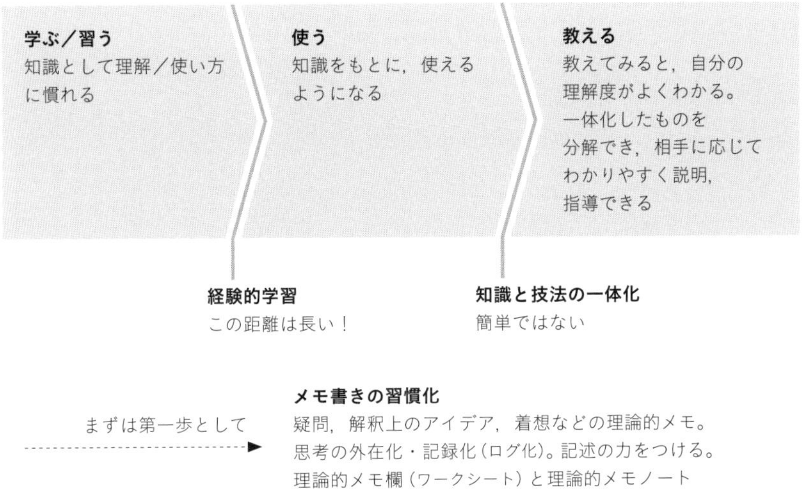

学ぶ／習う
知識として理解／使い方に慣れる

使う
知識をもとに，使えるようになる

教える
教えてみると，自分の理解度がよくわかる。一体化したものを分解でき，相手に応じてわかりやすく説明，指導できる

経験的学習
この距離は長い！

知識と技法の一体化
簡単ではない

まずは第一歩として ⇢

メモ書きの習慣化
疑問，解釈上のアイデア，着想などの理論的メモ。
思考の外在化・記録化（ログ化）。記述の力をつける。
理論的メモ欄（ワークシート）と理論的メモノート

この志向での習得には無理がある。なぜなら,「使える」とはどの状態のことかを明確に示すことは困難だからである。現実的な前提条件を整理し，その上でどのような学習が可能かを考えてみたい。

学習者は質的研究法への関心から入るのが一般的で，その方法が提案されるに至った社会学や哲学の知識を先に学んでいるわけではない。社会学と異なりヒューマンサービス領域の場合，素地となる知識をほとんどもたないところからの学習となり，方法の理解を軸に関連する知識を身につけていくという方向になる。学習者は，質的研究やその方法の専門家になろうとするわけではないが，知識が不十分で方法に偏ってしまうと，意味の解釈は深みを欠いた平板な作業になりやすい。ゆえに，知識と方法（技法）を統合する学び方が必要である。これは「学ぶ」と「習う」の組み合わせで，習うの最初は真似るところからでよい。技法は，実際にやりながら理解するのが自然だからである。大学院生であれば，テキストを参照しながらグループで確認していくことができる。授業で知識を得たり分析実習があればなおよいし，並行して自主ゼミ的にグループ学習を行なうのが効果的である。誰でも最初は，見様見真似で始めるものである。基本的用語の確認をしつつ，分析テーマや分析焦点者の設定，分析ワークシートの作業手順，具体例の着目などについて，実際にデータを使いながら確かめていく。徐々に使い方に慣れていき，手順の確認から個々の作業の内容について検討することになる。

「使う」ことを初めて経験するのは，通常自分の研究で分析を行なうときである。知識と技法が一体的に機能するのが「使える」ということである。経験的蓄積を経て自分のものになっていくので,「使う」ことでプロセスの1つの区切りと位置づける。グループ学習であれば，模擬データを使って分析実習をする場合もあれば，自分がデータ提供者となる場合もある。

このレベルでいちばん重要なことは，時間の管理である。分析に着手するまでには研究計画の策定に始まり，倫理審査を経て，調査を行なうという一連のプロセスがあるから，データ分析に取り掛かるのは論文提出の締め切りまでの限られた時間になってからとなる。分析の後には論文の執筆が控えているので，カウントダウンの中でのアクロバティックな作業のような感じになる。これは当然予想できることなので，全体の流れをあらかじめ意識しておく。研究デザイン，データ収集の面接方法，インタビューガイドの作成など，それぞれの作業が分析につながる準備であることを意識して，アクロバティックな作業にならないようにする。理論的メモノートの内容が準備状況の記録になっているので，これを積極的に活用していく。逐語化したデータを前に，いきなり分析するわけではないからである。図9-1でも，学びの第一歩としてメモ書きの習慣化を強調している。それは，知識と技法を一体的に身につけるための基本的スキルが，メモをつけることだからである。

論文を完成させれば，あるいは，論文が掲載されれば，M-GTAを用いて分析を行なったことが実績として経験となる。しかし，これで「使える」ようになったわけではない。区切りなので達成感と解放感を味わうのは大事な経験であり，一度離れる時間をおいても構わないが，学習のプロセスからみると，その後どのように学びを続けるかという課題がある。つまりこれは，継続学習の道筋がまだ整備されていないということである。

その上で学習者は，次に「教える」立場に立つ。自分の経験を資源として提供し，学ぶ側からの役割シフトで参加する。指導者として教えるというよりは，ファシリテーターと考えたほうが無理がない。ファシリテーターとして教えることで，自分の理解をさらに深められる。学ぶ側と教える側の役割を行き来しながら自分の経験を振り返り，学習者が理解できるように説明していくこと自体が学習となる。博士号取得者であれば，フォーマル，インフォーマル両面でこのレベルの役割が期待される。

9-3 研究方法の3つの方向性

図9-2が示すように，研究方法は数量的研究，質的研究，実践研究の3つの方向性に大別でき，研究者の作業でみるとそれぞれ“測る”“わかる”“変える”と言い換えられよう。

数量的データを用いて多くの変数の関係を統計的に分析する数量的研究で

測る（測定）	わかる（解釈）	変える（実践）
数量的方法（数量的データ） 多変量を統計的に処理： 客観性重視	**質的方法（質的データ）** 研究する人間が意味と その関係を読み取る： 論理的合理性 人間のやりとりは， “意味のクモの巣”	**現状批判／改革的方法** 明確な価値観的立場や 参加者による課題設定に 基づく研究アプローチ： 質的方法と連動しやすい。 アクション・リサーチは このタイプ

M-GTAは，「研究する人間」を核に，「わかる→変える」をめざすヒューマンサービス領域における結果の実践的活用を主目的とする，**行為文脈設定型実装研究**

図9-2
研究方法の3つの方向性

は，客観性が重視される。測定には尺度研究から実態調査を目的とする社会調査などまで，さまざまな分析方法が用いられるが，これはデータと分析法の関係で理解することができる。

質的研究では，質的データを用いて意味の解釈を行なうことを分析とする。性質上，正解があるわけではなく，いくつかの解釈可能性の中からの選択的判断で進められ，わかる，理解する，確からしさの感覚（本書では「リアリティ感」とも表現している）などのような，感覚的理解を特徴とする。しかしこれは，その人がそうだと思えばそうである，ということではない。主観的ではあるが恣意的ではない。明確な分析方法と分析プロセスの明示化，そして，問い（分析テーマ）と結果（理論モデル）が一体となる質的データの分析作業だからである。

両者はともに先行研究の検討を踏まえて設定された問いに対するアプローチなので，数量的研究と質的研究はこの点で同じ位置づけとなる。方法は異なるが，“測る”も“わかる”も問いに導かれた理解の方法であり，結果を比較すれば，双方の特性に気づくことができる。にもかかわらず，実際には両者が排他的関係とみられやすいのは，数量的研究では科学的認識論から方法が評価の中心におかれるので，質的研究は厳密さに欠けると評価されるからである。したがって，両者が同じ土俵に乗るためには，数量的研究の側は，厳密に設定された分析結果であってもその結果を，自分の属する研究者コミュニティの外の人にも理解できるように示すことが必要である。質的研究の側は，分析プロセスの明確化により，内容を裏打ちする方法と結果の関係を，質的研究に馴染みがなく，懐疑的な人にも理解しやすいように提示することが求められよう。そのとき，問題への関心，問いが共有されることが前提となる。その前提が成立しないときは，その理由を考えてみる。

図9-2にあるように，質的研究では理解の対象を“意味のクモの巣”と表現することがある。個人や個人間のミクロなレベルでの意味の分析になるが，クモの巣とは，社会的背景のあることを示している。社会的行為の視点から主観的，合理的解釈の分析方法を確立した社会学者M. Weberが最初に用いた表現だが，厚い記述を提唱したC. Geertzなどにも継承され（1973／吉田，中牧，柳川，板橋訳，1987），質的研究がミクロなレベルに閉じているのではなく，社会全体の理解に通ずることを強調するものである。

つまり，社会は意味のクモの巣に例えられ，社会的相互作用を介して共有できる意味の体系の中で社会生活は営まれ，人は先行して存在しているクモの巣の中に生まれ，それを自分の中に取り入れていく。それだけではなく，意味のほころびがあれば修復し，補強し，必要に応じて新たな意味を創出し，更新していくというように，受動的な面と能動的な面をあわせもつプロセスと考えられる。

3つ目の“変える”は，アクション・リサーチに代表されるアプローチで，“変える”ことを最初から目的とする研究方法である。前の二者が価値の問題や価値の判断に対してはそれぞれの分析方法によって制御し，その上で新たな知見の獲得を目的とするのとは対照的に，このタイプでは価値的な立場と変える対象の設定自体に研究参加し，対象における現状の問題点を明確化し，その改善，解決に取り組むところに特徴がある。すぐれて実践的な研究で，ビジネス管理，工場生産，サービス関係などの実務領域で活用される傾向にある。また，ヒューマンサービス領域の看護現場でも，現場の改善や看護実践の質向上などを目的に取り入れられることも少なくない。工場における生産性向上を目的とする場合や，ヒヤリハットの問題解決を目的とする場合などがわかりやすい例となろう。

これら三者の関係は，“測る”も“わかる”も，最終的な目的は現実の何かを“変える”ことにつながるので，この三者は全く別々ということではない。研究が社会的活動である以上，研究者の自己満足で研究が成り立つことはない。前の二者は価値判断を最初から持ち込むのではなく，研究として論理的な問いを立て，結論を導いた上で“変える”対象に取り組むというワンステップがある。

数量的研究と比べると，質的研究のほうが問いの性質上広く共有しやすいこともあり，“変える”と連動しやすい面はある。

M-GTA は理論生成を目的とし，結果の実践的活用を重視する質的研究法なので，“わかる”から“変える”までをめざす。分析により，それ自体でも成立する理論をまず生成して，それを実践に応用することで“変える”の達成をめざす。つまり，変える対象をあらかじめ設定するのではなく，理論を参照して，どこに，どのように働きかけたらよいかを判断することは現場の応用者に委ねる。主体は理論を修正し，現場でその最適化を図って応用する人であり，“わかる”から“変える”へ架橋する枠組みが，研究者と応用者の間における分析テーマの共有となる。

したがって，M-GTA における分析結果の実践的活用は，質的研究での実装研究と位置づけることができるだろう。生成する理論は応用者の行為文脈を設定するので，行為文脈設定型実装研究と呼べるかもしれない。この点は，Chapter 11 で再度検討する。

Part 4

質的研究とM-GTA

Chapter 10

質的データのコーディングと記述のスタイル

Chapter 10では，質的データのコーディングについて，一般的な方法と比較しながら，M-GTAの考え方と方法を説明する。コーディング（coding）とは「コード化」の意味で，元来は質問紙調査で使用されているデータの分析方法である。最近では，質的研究のテキストなどで逐語化したインタビューデータの欄外に，たくさんのコードが記入されているものを目にすることがあるだろう。質的研究の普及，定着の流れの中で，特に質的データの分析方法でこの用語は馴染み深いものになっている。

10-1 GTAのコーディング方法の特性

質問紙調査では一般的に，設問への回答方法をいくつかの選択肢であらかじめ設定しており，すでにコード化されている。調査票回収後に行なうコード化は，「その他」項目や自由回答設問についてである。内容分析などを行なう場合は，回答内容をみて，分類的なカテゴリーを設定して数量的なデータに変換する。この作業を，「事後コード化（post-coding）」と呼ぶ。ただ，コード化は質的データの分析方法として理解されるようになってきた。

質的データの分析にコーディングの方法が体系的に導入されたのは，理論生成を目的に掲げるオリジナル版GTAの功績であることは記憶にとどめておくべきである。オープン・コーディング（open coding）から選択的コーディング（selective coding）への方向性が示され（Glaser, & Strauss, 1967／後藤, 水野, 大出訳, 1996），これにより，数量的研究である社会調査の側と，質的データを本体とする分析，すなわち，質的研究とが架橋される。

GTAへの関心は当初からこの点に向けられたのだが，質的データの分析方法としてのコーディングの面が強調され，その目的である理論生成についての関心が希薄になるという変化がみられてきた。提唱者の意図を踏まえると，目的によって方法を制御する議論が必要で，数量的研究と異なり，質的研究ではこの課題にはむしろ取り組みやすい。なぜなら，分析技法がそれだけで成り立つのではなく，その作業を行なう人間，研究者という存在を俎上にのせられるから，あるいは，のせざるを得ないからである。研究者がどこに位置し，分析する自分自身をどのようにみているのかを言語化することで，自動的に目的と方法の関係が確認できるのである。この関係を明確に設定でき，それが分析を成功に導く点に質的研究の独自の特性がある。M-GTAでは，【研究する人間】の概念がここに対応する。

残念なことに，GTAが多様化していく中で目的と方法との関係が，後述するGTA第二世代においても崩れていき，質的データの分析方法に傾斜していく（木下, 2014）。その結果，理論生成という目的が議論から脱落していく。

コーディングの4概念

オリジナル版が示したオープン・コーディングと選択的コーディングに対して，Strauss と Corbin（1990／南監訳，操，森岡，志自岐，竹崎訳，1999）はその間に軸足コーディング（axial coding）なるコーディング段階を提案するのだが，内容的には選択的コーディングの初期段階での分析作業と理解できるので，あえて独立して位置づけるほどの必要性はないと考えられる（木下，2014）。むしろ，軸足コーディングよりも重要なのは，Glaser（1978）の提案する具体的出来事や内容のコーディングである具体的／実質的コーディング（substantive coding）と，それらの抽象的意味を抽出していく理論的コーディング（theoretical coding）である。どちらも，データの具体的内容とその理論的解釈を相互に関連させて進めていくが，理論生成に大きく影響してくるのは理論的コーディングのほうで，アイデアが浮かんだら分析を中断してもメモで記録すべきであると彼は強調している。至極もっともなことで，このときのメモは選択的コーディングを稼働させるための不可欠な作業になる。

したがって，GTA のコーディングに関しては，4つの基本概念の組み合わせで理解することができる。分析全体のプロセスにおけるコード化ではオープン・コーディングから選択的コーディング，内容面のコード化では具体的／実質的コーディングと理論的コーディングである。

M-GTA は，半構成的面接法によるディテールの豊富なインタビューデータの場合を前提に，オリジナル版のコーディング方法が残していた課題への取り組みから独自に体系化したものである。「分析プロセスの全体像」で図示したように，分析のレベルを抽象度と作業目的別に分け，継続的比較分析によりオープン化と収束化の関係から，分析テーマで設定した問いに対する結論である理論生成，説明モデルの形へと統合していく。

オープン・コーディングというのは，GTA に唯一のものと考えるよりも，質的データの分析における共通した基礎作業とみるのが自然である。オープンから選択的へという GTA のコーディングの方向性をいったん切り離した上で，それぞれの位置づけを行なう。M-GTA でのオープン化と収束化の相互関係の考え方と実際の方法はこうした理解に基づいている。そのほうが継続的比較分析を抽象度に応じて行ないやすいからである。

また，分析の内容面に関してGlaserは具体的／実質的コーディングと理論的コーディングを別々に分けて，メモでその関係を解釈していくように述べている。これに対して，M-GTAでは両者を分けるのではなく，両者一体での解釈の仕方を検討した。その結果が分析ワークシートであり，具体的内容と理論的解釈とを統合することで，概念生成を行なうという方式を開発している。

なおM-GTAは「コード」という用語は使用せず，分析の最小単位をデータから解釈的に生成する「概念」と位置づけ，概念－指示モデル（→Chapter 4）を踏まえて分析方法を考案した。そして，分析作業全体を制御するために設定しているのが，分析テーマと分析焦点者である。

Glaserの「6Cモデル」

次に，GTAのコーディングに関して，上記のコーディングの4概念とは性格の異なるコーディング方法が提案されている。これらはあまり理解されていないので，簡単に説明しておこう。それは，分析の促進を意図すると思われる解釈枠組みのことである。まず，Glaserの6Cモデルである（Glaser, 1978, p.74；木下, 2014, p.75）。6Cモデルとは，あるプロパティ（特性）の説明を，「原因（causes）」「文脈（contexts）」「偶発性（contingencies）」「帰結（consequences）」「共変性（covariances）」，そして「条件（conditions）」から構成されるものとし，すべて英語の頭文字がCなのでこのように呼ばれている。**図10-1**で示すと，次のようになる。

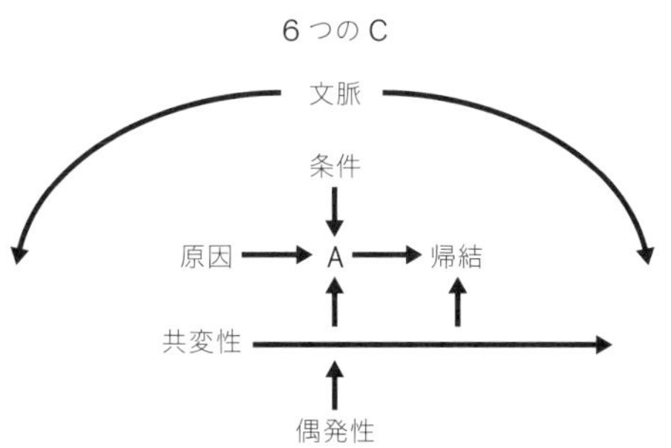

Glaser（1978, p.74）より筆者訳

図10-1
Glaserの6Cモデル

プロパティは社会的相互作用における「行為」とみると理解しやすいが，このモデルの特徴は，社会的文脈における原因→帰結の因果関係の解明が中心におかれ，関係する主要要件を配置したところにある。Glaserは6Cモデルを理論的コーディングの方法として18項目からなるコーディング系（coding families）の1つとして提案した。これは非常に複雑な構成で現実的には活用しにくいものなのだが，逆にいえば，コーディングにあたり考慮すべき全体像といえるものである（木下, 2014）。その中で最も具体的なのが，この6Cモデルである。

6Cモデルはその後Straussに継承され，「条件，行為者間の相互作用，戦略や戦術，帰結」の4条件で構成され，コーディング・パラダイムと呼ばれる（Strauss, 1987）。さらに，Strauss・Corbin版（1990，初版のみ）で軸足コーディングの説明として修正され，「原因となる条件→現象→文脈→介在条件→行為・相互行為の戦略と戦術→帰結」からなるパラダイム・モデルとして提案される。ここまでは，6Cモデルを原型とする社会的相互作用の因果分析を目的とするものとなっているが，同時にStrauss・Corbin版では，Corbinの判断によるものと考えられる全く別の同心円系のモデルが提案される。Strauss・Corbin版は理論生成の目的を放棄し，分析モデルとしてもなし崩しになり，最後にはオリジナル版が掲げた客観主義的認識論から社会構成主義に立場を変えていくので，すでにGTAに関する歴史的な考察対象となっているとみるべきであろう（木下, 2014）。

ここで私たちが考えるべきことは，因果関係を中心におき，パターン化された社会的相互作用を明らかにする分析モデルはそれ自体としては有効なので，目的に応じて活用できるのだが，それがどのような意味においてgrounded-on-dataの原則にかなうものであるのかという問題である。原因と帰結の枠組みは解釈を後押ししてくれるが，その視点からデータをみていくことがgroundedであるといえるのだろうか。その場合のデータとは，何を指すのだろうか。すでに指摘したように，オリジナル版はその開発の経緯から，フィールドワークを前提にして提案された。インタビューも含まれるが観察データが中心で，基本的には「行為」に焦点化した社会的相互作用の分析である。その意味では，分析の促進を目的とするこれらのモデルは有効である。だが，そうするともう1つの疑問として，なぜこの種のモデルが必要なのか，因果関係以外の視点からみた分析はどう行なわれるべきなのかなどの疑問が生まれ，データに密着するというGTAの大原則との関係に違和感が残るのである。

groundedさせるデータは，研究者による一次的解釈の結果なのでフィールドワークでは理解できるが，grounded-on-dataの原則と一定の分析促進用モデルとの関係でみると，オリジナル版の提唱者たちもgroundedであることとデータとの関係は，一筋縄ではいかないことを示していたとも考えられる。この点は，半構成的面接法に代表されるインタビュー調査で得られるデータの場合には，抜本的な検討が必要となる。ゆえに，M-GTAはこの問題への対処として独自にコーディング方法を提案している。やはり，データの理解が重要であり，その上で分析促進用の枠組みを，その必要性も含めて考慮しながら，grounded-on-dataの原則を実践するための方法を考案しなくてはならなかったのである。ちなみに，現象学やナラティブ・アプローチなど他の主要な質的研究法は，データのシステマティックな扱いには欠けても，groundedにこだわらず，分析のための独自の解釈的方法をもっている。

つまり，オリジナル版のコーディング方法のわかりにくさは，フィールドワークを前提に考案された点にあり，インタビューデータを中心とする後の質的データの分析に対応できるだけの肌理(きめ)の細かさを欠いていたというのが，筆者の理解である。継続的比較分析，理論的サンプリング，理論的飽和化などのGTA特有の斬新な分析的概念は，フィールドワークであれば，社会的相互作用における反復頻度の高い，パターン化した内容で理論化を可能とする。その原型となる研究例が『死のアウェアネス理論と看護』(Glaser, & Strauss, 1965／木下訳, 1988)である。だから，フィールドワークとインタビューの調査の方法の違いと，それによるデータの性格の違いを明確に理解する必要がある。調査者が観察内容と解釈を自身の言葉でフィールドノートに記録していくデータと，調査協力者が自身の経験を自らの言葉で調査者に対して語るデータでは，データと解釈の関係が異なってくる。前者はフィールドノートがすでに解釈を含んだ内容をもち，それに基づいて調査者が比較的自由に行動しながら調査を進めることができる。一方，後者では分析対象とするデータがはっきりと存在しており，それに対するgrounded-on-dataの原則による分析を行なう。前者はエスノグラフィーの方法で，M-GTAは後者に位置づけられるが，両者を組み合わせた研究を考えるときには，それぞれの違いを踏まえ，目的を明確にすることで両者の強みを活かし，弱点を補い合う。

10-2
インタビューデータの一般的なコーディング

次に2つの図を使って，インタビューデータの一般的なコーディングの方法と，M-GTAでのコーディング方法を比較しながら考えていきたい。まず本節では一般的な方法について説明する。データを直接分析する基礎的作業である。

これまでも述べているように，「分析者とデータとの最初の接点を見逃さない」ことが第1に重要である。コードとして書かれた内容ではなく，なぜ，そのデータ部分に着目したのかという分析者の思考がどのように働いているのかを理解するのである。最初の接点を強調するのは，分析の緻密度，意味の深い解釈がそこに集約されていて，分析プロセスの水準が規定されることになるからである。分析結果がどのようになるのかがまだわからない最初の最初であるから，解釈内容，コードの出来栄えよりも，解釈の仕方を理解することが狙いである。コードを乱発し，データから離れてしまい，リアリティ感のない分析に入る危険を回避する目的もある。

メモをつけることがまだ十分できていなければ，遅くともこの段階までに本格的につけるようにする。自分の解釈を記録することで解釈の流れを継続的にフォローでき，また，他の人に対しての説明がしやすくなる。M-GTAの用語では思考の言語化であり，概念生成に関してであれば，分析ワークシートの理論的メモ欄，分析全体については理論的メモ・ノートの活用となる。

図10-2は，インタビューデータを例に質的データのシステマティックな分析方法としての一般的なコーディングのイメージである。図にもあるように，M-GTAではこの方式は採用しないのだが，どちらにも一長一短があるので，対比的に検討することで理解を深められる。

なお，本Chapterの冒頭で指摘したように，コーディングはシステマティックなデータの分析方法であり，それが質的データに対しても用いられるようになってきた。他方，そうしたデータ分析方法としてではなく，研究者による意味の解釈，文脈性を重視する解釈学的な質的研究法もあり，代表的なものとしては現象学的アプローチ，ナラティブ・アプローチ，ライフストーリーなどが

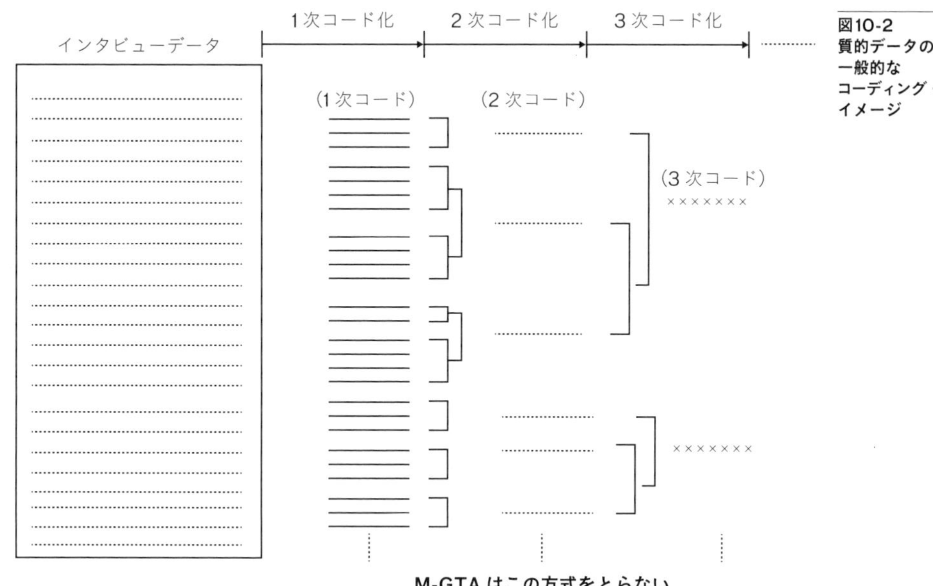

図10-2 質的データの一般的なコーディング・イメージ

挙げられる。これは科学的認識論の違いをベースにおく分析と方法についての考え方の違いであり，質的研究の二極化とも考えられる。しかしながら他方では，「コード」という言葉を用いるかどうかは別としても，データの扱い方でみると実は両者には共通性がみてとれる。なお，これらの主要な質的研究法とデータの扱い方に関しては，本Chapterの後半でも検討する。

図10-2の左側は，所定の手続きを経て行なわれたインタビュー内容を逐語化したもので，これが分析対象のデータである。これはイメージ図で，1人目のデータの1頁目ということではなく，データ全体を示している。オープン・コーディングの共通性として指摘したように，作業の仕方や程度は違っていても，逐語化したデータに対する分析ではほとんどの場合，データの欄外に解釈を書き出していくこの形式がとられている。なぜ，似通った作業になるのかは考察に値する興味深い問題である。

図の右側はデータからの最初のコーディングである1次コード化で，順次，その内容を関連性でまとめたものが2次コード化，それらをさらに包括性で集約したものである3次コード化と続き，最終的にまとまりのある結果を得ていく流れを示している。イメージ図であるから，抽象度に対応した階層的な表現としているが，実際にはもっと柔軟で，相互の比較検討も行なわれるかもしれないし，結果を得るためにどの階層まで進むかもあらかじめ決まっているわけではない。

1次コードはデータの解釈から直接的に導かれたもの，それらの比較から類似性，共通性で分類されたレベルが2次コード，さらに2次コードの比較検討から3次コードを導き，包括的な意味で解釈されていく。この一連の作業は，論文中で「類似性と差異性を継続的に比較した」「何度もデータに戻りつつ解釈を検討した」とされていることが多い。実際にはかなりの時間と労力がかけられているのであろうが，分析方法についてのこうした簡単な記述では実際にどのように行なわれたのか，思考と解釈のプロセスがわからないので，論文を読んで解釈の緻密さや論理的表現，目的と結論の対応関係などから推測せざるを得ない。また，切片化のように徹底してシステマティックに行なうと，データ全体では1次コードが膨大な数になり，2次コード化も複雑になっていく。1次コードとはデータを置き換えたものであるから，ここでのコード化の内容によっては，査読者や評価者に，「それはそうかもしれないが，それ以上に何を明らかにしているのか」といった疑問を抱かせてしまうような説明力の乏しい結果になる危険がある。

以上から，図の要点をまとめると，大きくは次の2点となる。

第1に，M-GTAはこのコーディング方法はとらない。これには2つの関連した理由があり，1つは1次コード化のレベルでデータとの最初の接点があいまいになり簡単にデータから離れてしまうため，もう1つは，2次コード化以降で解釈を深めることがむずかしくなり分類型思考に陥りやすいためである。そのため，データの分析にはなっても，統合力が求められる理論生成の目的達成には効果的ではない。分類型思考とは今あるものをまとめていく考え方であり，1次コードから2次コード，3次コードと進め方がはっきりしているから安定感がある。一方，作業内容がそれで担保されるわけではなく，分析が進むにつれてコード名が一般的な言葉になっていきやすく，解釈の独自性がわかりにくくなる。質的データの分析では，「このデータだからこの解釈になる」という密着性が最初のコード化で重要となるのだが，仮にそれができていたとしても，抽象度を上げていくその後のコード化で分類し包括的にまとめようとすると，一般的な言葉になりやすく独自の意味を伝えにくくなるという問題が起きかねない。質的データの分析の課題なのだが，角の取れた丸い意味の言葉よりも，尖った意味をもつ言葉のほうが解釈の深さと独自性を示しやすい。自分では分析を進めていると思っていても，理解する側は論文中でその結果の中心をなす包括的言葉から入っていくので，そこで一般的な意味と重なる言葉に出くわすと平板な印象を受けかねないからである。

つまり，独自的意味をもつものとして理解するのではなく，その言葉の一般的な意味に引っ張られてしまい，深みのない分析結果にみえてしまうという問題がある。データに最も近い，1次コード化で独自的解釈の魅力的なものがあっても，こうした形で分析が進んでしまうと，それらは途中で埋没してしまうからである。

こうした傾向はどの分析方法でも起こりうるので，論文の論理的な構成や記述の緻密さで対応する。分析を完了することと，それを論文の形で記述することとは別の作業の面があるということである（木下, 2003）。

第2には，質的研究に関する状況認識がこの図には表わされている。質的研究は現在，認知，普及，定着と順調に受け入れられてきているが，必ずしも理解が深まっているとはいえないのではないかという疑問があり，そのことと，図で示す一般的コーディング方法が関連していると考えられるのである。先に，質的データの分析方法の二極化に言及した。データの分析法の観点から質的データのシステマティックな分析を志向する流れと，解釈学的観点から独自の立場と方法をもつ個別の質的研究法の流れである。「質的研究」と総称される中にこの両方が含まれて理解され，定着してきたといえるが，「質的研究とは何か」に関して，総体としての議論や理解が進んでいるわけではない。その結果，データ分析の方法としてわかりやすい，図のようなコーディングに偏って関心が寄せられ，また，評価する側も同様に，方法重視に偏るのではないだろうか。であるとすれば，質的研究の理解が進歩したとは単純にいえないのであり，むしろ，質的研究の存続の分岐点に差し掛かっているという現状認識が必要かもしれない。

10-3
M-GTAのコーディング特性

では，M-GTAにおけるコーディングの考え方と方法はどのようなものなのか。**図10-3**をご覧いただきたい。左側が逐語化されたインタビューデータで，右側はデータの解釈から生成され始めた概念がまだ整理されていないバラツキ状態で示されている。この図はChapter 4で述べた，データの解釈からの概念生成を分析ワークシートのフォーマットを用いて進める作業段階を示すものである。そして，生成しつつある概念の相互比較とは，Chapter 5で扱ったカテゴリー生成のプロセスにあたる。各概念は，ワークシートによって定義と名称だけでなくデータからの具体例で構成されており，それぞれがもちうる意味の範囲には具体例の内容によって最初からバラツキがある。この状態は，相互の比較を促進する重要な分析上の特性である。

そしてその中間に，分析テーマと分析焦点者の視点からオープン・コーディングの作業を行なう【研究する人間】が位置している。これにより，データの分析は常に一定距離で行なうことが可能となる。意味の解釈という質的データの分析において，あいまいになりやすい分析者という存在を分析プロセスに組み込んで示している（研究者の方法論化）。階層的な構成であった一般的なコーディング・イメージに対して，M-GTAではデータとコーディング内容に対応する概念生成はすべて一定距離で行なわれる。概念は，それだけで分析的に成立するものであるから，通常のコードよりは最初から意味幅が大きい。「解釈に圧力をかける」とも表現でき，簡単に概念生成はできない仕組みになっているので，多角的な解釈が求められる。分析ワークシートの作業を振り返ると，この点は理解できる。

そして，理論の生成に至るまでの分析は抽象度に応じた統合化を必要とし，継続的な相互比較で水準化を図っていく。これは，grounded-on-dataの原則を実際にどのように実践するのかという問題である。図10-3で示している一定距離には2つの意味があり，分析テーマと分析焦点者の視点によってデータに対して常に同じ分析的距離を保つことと，コード化によりデータから離れるのではなく，生成する概念はすべて関連するデータ部分，すなわち，具体例をも

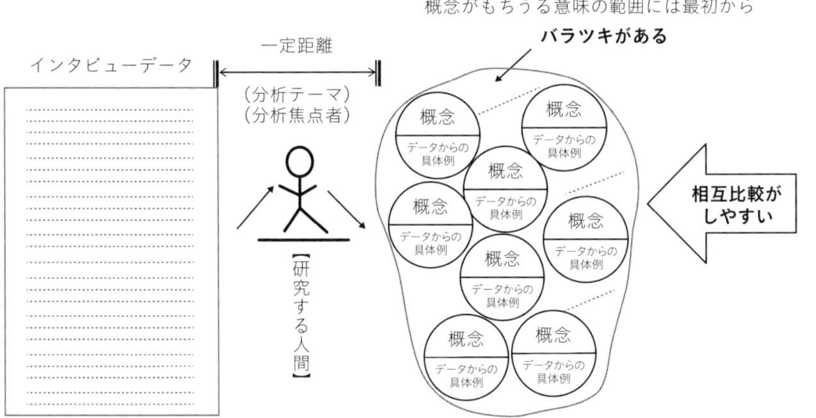

図10-3 M-GTAのコーディング特性

ち続けるということである。この点は，質的データの分析におけるデータからの離れ方において独自の方式である。

復習しておくと，M-GTAでは分析テーマと分析焦点者の視点からデータをみていき，着目する部分を具体例とする概念生成を行なう。着目部分の意味は具体的な内容もあれば，抽象的な内容となる場合もあるので，各概念には最初から意味の幅に開きがある。バラツキとはこのことを指しているのだが，バラツキがある分，概念の相互比較が継続しやすくなる。

重要なことは，相互の比較であるから，一般的なコーディングのように2次コード，3次コードなどのレベルをあらかじめ考えておく必要がないことになる。なぜなら，抽象度は比較の作業を通じて，カテゴリーと中心的（コア）カテゴリーとして水準化していくからである。このほうが，grounded-on-dataの原則に基づく継続的比較分析を有効に実践できる。

10-4
コーディングと文脈性の理解の仕方

質的データにおけるコーディングと文脈性の理解の問題は，一言でいえば，いかにしてデータから離れるか，あるいは，いかにしてデータから一歩外に出るか，である。数量的分析と大きく異なり，意味の解釈である質的研究では，データから離れるか，外に出ないことには分析が始められない。

この点について考えるには，Glaserの立場を理解しておくとよいだろう。質的データの分析であっても，客観主義的厳密さを保持した理論の生成を目標に掲げるGTAの基本特性は，データのもつ文脈性にとらわれることのないように“骨を砕く”がごとく文脈を破壊し，研究者が自身の解釈によって分析を進める点にある(木下, 2014)。これが，切片化の方法論にして技法である所以なのである。Glaserの立場は，自然科学的科学観と数量的研究が立脚する科学的認識論を質的データの分析に適用したところにあり，その点で質的研究への理解を拡げた功績はあったが，質的研究が領域化する時代になると批判の対象となっていく。

つまり，Glaserの提唱する，質的データの客観主義的分析の立場には二重の文脈性が交錯している。一方で，データに内在する文脈性を意図的に壊し，他方，研究者がそうしたデータを分析し独自に再構成したもの，すなわち，文脈化したものを理論として生成すると考えることができる。社会的相互作用に関する理論であるから，それ自体が文脈性を有していることになる。したがって，コーディングと文脈性の関係は，データ自体に内在する文脈性と，分析により研究者が再構成する文脈性との関係の問題として定式化できる。

後述するように，この2つの文脈性を一体化しようとするのがナラティブ・アプローチやライフストーリーなど解釈学の立場に立つ質的研究法で，領域としての質的研究の中で重要な位置を占めている。

M-GTAは，理論生成を目標とするが切片化の方法は用いない。そのため，どちらとも異なる第三の立場から，2つの文脈性を統合する分析方法を開発する必要があった。多くの質的研究者にとって，データの文脈性を分析上の理由で除去するという方法は暴論にも思えるであろう。質的データの神髄はまさにそこにあると考えるからである。他方，研究と理論の関係からみれば，質的研究であれ，理論の重要性と必要性は当然主張されるべきことである。

では，数量的研究の場合での理論と比較して，質的研究での理論の位置づけと生成方法はどのように考えることができるであろうか。筆者は，GTAは，その可能性を活かしていくためには抜本的な再編が必要だと考えている。調査から理論を生成することを目標とし，その手段として質的データの有効性を発見したのがオリジナル版であったと考える。その限りにおいては，データに内在する文脈性を破壊しても，別段矛盾するわけではなかった。この見方を，理論生成を目標として，データの文脈性を重視する方向に修正しなくてはならないと筆者は考えた。データの文脈性を抜きにした質的研究は，一義的にやはり考えられないからである。

M-GTAは，理論の生成とその実践的活用を重視する質的研究法であるが，質的研究を質的データの視点から規定する立場に立っている。質的データ，中でも分析で使用するインタビューデータを，多様で複雑な人間の経験をできるだけ自由に語ってもらったディテールの豊富な内容と位置づける。数字で表現されないものをひとまとめにして質的データとする考え方もあるが，これは生産的ではない。数量的データが主で，質的データが従という考え方を生みかねず，質的データそれ自体の独自的特性の理解と活用にはつながらないからである。ディテールの豊富な内容をデータとして必要とする研究であるかどうかが重要なのであって，研究計画より前に分析方法があるわけではない。分析方法によってデータの形が規定されてくるのは数量的研究に特徴的なことであって，質的データでは逆に内容のオープンさ，雑多さが特徴である。

1時間程度の半構成的面接を例に考えてみよう。得られたデータは内容豊富で，このデータには聞き手である自分も参加している。逐語化されたインタビューデータは，仮に自分が面接者でなくても，自分もそこにいたかのようにリアリティ感をもって読めるものである。生き生きとした内容をもつ1つの世界がそこにあるように思えるものである。これが，データのもつ全体としての文脈性である。

ただ，興味をもって読めるとしても，読み手である自分は，そのときデータに対しては受動的な関係にある。しかし，分析のためにはデータに対して切り込まなくてはならないのだが，ここに大きな壁が立ちはだかる。どこからどのようにデータを分析したらよいのか，明確な方法をもたないと跳ね返されるようなものである。途端に，分析者である自分が問われてくる。つまり，ここが何度か強調してきたデータとの最初の接点である。

そして往々にして，対処すべき策が見いだせないまま，方法としてはわかりやすい一般的なコーディングを選ぶ場合が多いのではないだろうか。

半構成的面接法にはこうしたメカニズムがあるのだが，切り分けの方法として有効なのはインタビュー後にていねいにメモを残すことである。逐語化したデータでは表現されないこと，例えば，そのときの雰囲気，相手の様子，中断の有無など，気がついた点をメモにすることで，面接者としての自分を対象化しておけば，分析者としての自分に切り替えがしやすくなる。またM-GTAの場合，データ収集での調査協力者との関係性は，分析の位相において分析焦点者との関係性に移行する。だから，協力者から焦点者への切り替えにより，分析に臨む態勢が取りやすくなるように設計されている。

このようにインタビューデータとは，面接者との関係を含め，それ自体の文脈性をもつものであり，例えれば，1つの磁場のようなものである。語ってくれたその人が表現されているからである。ヒューマンサービス領域での研究を考えればわかるように，一定の研究目的のもとにインタビューは行なわれるが，研究のためのデータ収集という理解では十分ではない。なぜなら，その人の経験の語りはその人を支える実践的行為でもあるから，その文脈性の強さは，いみじくもGlaserが語ったように，“骨を砕く”ような強力な方法を使わないと崩せないのである。だからこそ，データを細かく分け，とりあえずコード化することで，データを分析可能な状態に置き換えるわけである。これがオープン・コーディングで，1次コード化をすれば，そこから先はデータ自体からは離れた作業となるから，自由度の高い分析ができる。しかし，ここで立ち止まって考えなくてはならないのは，データの文脈性を崩さないと，分析はできないのかという問題である。そもそも半構成的面接法には，面接者である自分自身が関与することで，語り手が自分の経験を語りやすくなるという関係性が前提にあるわけで，その関係性から得られたデータの文脈性は，分析に不可欠ではないかという見方が生じる。

質的データの文脈性を保持する分析方法の必要性

インタビューデータのこうした特性を踏まえると，grounded-on-dataの分析で文脈性を理解するのは簡単なことではなく，体系的な強さをもつ分析方法の必要性を示している。Charmaz（2006／抱井，末田監訳，2008；木下，2014）がいうように，客観主義的GTAと，解釈学的質的研究法を支えるメタ理論である社会構成主義に立脚する社会構成主義的GTAに二分しながらも，コーディング方法自体は変わらないという対応は自己矛盾である。研究目的が理論の生成であるとすればどのような理論になるのか，同時に，研究者という存在を議論の俎上にのせ，その上で分析方法を示さないとこの問題は解けない。

ところで，データの文脈性の理解を重視する質的研究法の立場からは，分析にあたってデータを何度もよく読むことが推奨されている。何度も読むとは文字通りでの意味であり，M-GTAでもこの点は強調している。ただ，この点にどのような分析方法上の意味があるのかは必ずしも明確には示されていない。何度もとは回数のことなのか，ただ読めばよいのか，読み方があるのか，具体的にはわかりにくい。また，データの分析だけを効率よく行なうのであれば，かなりの分量を何度も読むのは時間のかかることで煩わしく思うかもしれない。

おそらくこれは，ディテールの豊富な内容をよく理解するための基本的な作業を意味すると思われるが，文脈性の理解との関係で，分析上の意味を少し考えてみよう。データではさまざまな事柄が語られているので，よく読むことで詳しく知ることができる。しかし，それ以上に重要なのは，部分の詳細な理解よりも全体としての文脈性の理解である。全体とは，「1人の人として」ということである。何度も読むのは，データが何を表現しているのかをまとまりとして捉えるためであり，それが，何度読んだらよいのかという疑問への答えにもなる。

全体としての文脈性の理解とは，構成要素を分解するのではなく，データを通して，この人はどういう人なのかをイメージとして理解することである。質的データの分析のためにはデータから離れなくてはならない。そのためには，全体の文脈性の理解が不可欠という考え方である。M-GTAでは，個々の協力者の個別性，固有性は分析焦点者の視点に移行する中で捨象され共通性での解釈が進められるが，深い解釈のためには，それぞれの人に対する理解が重視される。この点は三位相のインターラクティブ性で説明した「調査協力者→分析焦点者→（理論が応用される）別の現実場面にいる応用者」として説明したことにあたり，一貫して人間をトータルに位置づけているからである。M-GTAでも他の質的研究であっても，インタビューの対象者は比較的限られた数になるから，1人ひとりについて全体としての文脈性をおさえるのは，それほど大変な作業にはならない。また，先のChapterで述べた「データに馴染む」ことも，全体としての文脈性の理解に通じる。グループワークにおいては，参加者個々が「データに馴染む」ことをめざしながら皆でディスカッションを行なうことで，さまざまな見方が提出される。

また，グループの中に看護領域とは別の専門領域の人がいれば，理解の視点が看護とは異なる専門性を反映する場合もある。関心のもち方によってデータの見方も変わってくる。また，学期終了時の振り返りでは，最初の理解と次に読んだときとで自分の視点が変化したと話す人もいる。データを何度もよく読むことで，一度理解した全体の文脈性が，後に別の理解に変わっていくこともある。これは理解の不十分さではなく，意味の解釈を分析とする質的研究に特徴的なことで，理論的センシティビティにつながる。

文脈性の理解につながるM-GTAの分析プロセス

以上を踏まえて，M-GTAでは全体の文脈性の理解からどのように分析を進めるのかを説明する。先に2つの文脈性の話をした。データにもともと内在する文脈性と，研究者が理論の生成において独自に再構成した文脈性で，この関係を示しながら述べていく。

すでにPart 2において，M-GTAの具体的な分析プロセスについては説明しているので，それを参照しながら，この問題を考えてみよう。また，本Chapter 10-4節のはじめにインタビューデータの場合にはデータからいかにして離れるか，一歩そこから外に出るかがオープン・コーディングのカギであることを指摘した。イメージでは，磁場のようなまとまりをもったデータの中に入り，何かをつかんで圏外に出てくることになるのだが，跳ね返されるかもしれないし，出て来られないかもしれないので，分析の方法が必要となる。そこで，1次コード化を例にメリット，デメリットの両面から1つの方法として説明した。一筋縄ではいかない力仕事で，簡単にデータから離れてしまうと，その後の分析密度が薄くなるという怖さがある。

M-GTAでは，分析テーマと分析焦点者の視点からデータをみていき，関連すると思われる部分を具体例として抜き出し，分析ワークシートを用いて概念生成を行なう。この「関連すると思われる部分」の理解の仕方が，ここでの議論と関係してくる。M-GTAではこのとき，データを最初から機械的に細かく区切ることはしない。コード化での置き換えではなく，意味の関連性でデータの中に入り，着目部分をもって“磁場”から出てくる。これをデータとの最初の接点とし，以後データ全体に対して同様の作業を行なう。grounded-on-dataの原則に立ち，データのもつ全体的文脈性に対して，それを裁断するのではなく，分析テーマに対する結論である理論生成のために，分析者がデータに対して，分析テーマと分析焦点者の視点から“部分的な文脈（自分が着目した部分）”を読み取るということである。それを具体例として生成される概念に置き換え，概念相互の比較から所定のプロセスを経て，最終的に独自に再構成した理論へと統合する。着目した部分が部分的な文脈であることは，分析焦点者の視点によって解釈されているからであり，概念－指示モデルで説明したように，この方法で生成される概念はどれも独自の説明力をもつ，部分的な文脈（“ミニ文脈”ともいえよう）になる。

例示研究であれば，例えば直接的介護行為と関係する「妻行為の確保（介護者である夫が自分でできることでも妻ができる部分は妻がやれるよう配慮すること）」とか，介護上の困難である「予期せぬ失敗（よかれと思ってしたことが逆効果になってしまうこと）」などの概念それぞれが小さな文脈性をもっている。分析焦点者の視点により，社会的相互作用が解釈上の枠組みになっているからであり，継続的比較分析によって，小さな文脈をもつ概念はより大きな文脈をもつカテゴリーに，そして中心的（コア）カテゴリーへとまとめられ，最終的には分析テーマで設定したプロセスを説明する統合された大きな文脈へと再構成されていくという考え方である。そのためには，まずもってデータ自体のもつ文脈性の理解が重要となるのである。

M-GTAの分析は，データの文脈性を壊すコーディングではなく，他方，その文脈性そのものを前提にするのでもなく，磁場のような完結性をもつデータ全体に対して分析テーマと分析焦点者の視点からデータに入り込み，小さな分析的文脈性（着目する箇所，具体例）を見いだしていく方法である。こうしてデータから“離れる”“一歩出る”。そのために，分析ワークシートを使ってデータを概念に“置き換える”。この作業を成功させるには，研究者を主題化する【研究する人間】の視点が不可欠となる。

なおかつ，grounded-on-dataの原則を徹底しながら，同時に，こうした文脈的置き換えを実践するために，M-GTAではデータからの離れ方に慎重な方法をとっている。一般的コーディングでは，欄外にまずデータに対して1次コードのレベルにコード名だけを書いていく形になるから，着目したデータ箇所とコードとの関係は研究者の記憶で保持されるかもしれないが，実際にはその保証などなく，作業記録を残せない。下線やマーカーなどでデータ本文に印をつけるなど工夫がみられるが，コード数が増えれば増えるほどデータとの関係はあいまいになっていきかねない。だが，ここを切り離さないと分析を進めにくいともいえる。

一方，M-GTAのコーディングでは，どの概念もデータからの具体例（選択抽出部分）とセットになっている。分析ワークシートをみれば，各概念がデータの中のどのような具体例によって支持されているかがすぐに確認できる。coding and retrieval（コード化と再辿性），つまり，コード（M-GTAでは「概念」）と元データとの対応関係がいつでも辿れるようになっているので，必要が生じれば，いつでも元のデータに戻って確認できる。

データから一歩離れるのは簡単ではない。概念生成とは，データに対して分析的文脈を立てることである。例えば，例示研究における「妻行為の確保」は，洗濯物をたたむこと，洗った食器をしまう場所の指示などが具体例になる。一見他愛もないことにみえるが，これらは妻の身体的，精神的残存能力を活かそうとする夫の配慮であり，この概念が成り立つとすれば介護者である夫の状態の理解が深まるし，逆の場合は，夫に精神的余裕がなくなっている可能性も考えなくてはならない。同様に，「予期せぬ失敗」には，流動食だけではかわいそうに思い，味覚を少しでも感じてもらおうとジュースをあげたところ，歯がボロボロになったといった具体例がみられた。介護知識の欠如といえばそれまでだが，具体例があることで行為の意味の理解が深まる。

このように，分析のためにデータから離れなくてはならないのだが“完全には離れきらない離れ方”をする。離れきってしまえば，データはコードに置き換えられ，そこで文脈が途切れてしまう。しかし，データから離れないとコーディングはできないから，この間の距離をどう考えるかという問題がある。M-GTAの方法は，分析焦点者の視点を中心におくことで過度の抽象化を防ぐとともに，具体的なインタビュー協力者（AさんやBさん）をまとまりのある個人として理解する。これにより，データからの具体例を通して，完全にはデータから切り離しきらない微妙なバランスを保つことができる。これが，grounded-on-dataでの分析の仕方である。分析者は【研究する人間】としてインタビューを行なっているから，ある部分，自身もデータの一部である。この微妙なバランスこそが，コーディングが決して客観的にはできないことを示している。

10-5
M-GTAを事例研究に用いる

インタビューデータの特性としての文脈性は，事例研究につながる。事例研究は一種のメタ方法といえ，さまざまな研究で用いることができるが，筆者は質的研究の議論においても現在重点的に検討されるべきであると考えている。人を対象とする事例研究は，分析的，抽象的理解よりも具体的，個別的内容を詳しく理解するところに特徴があり，わかりやすさもある。

その一方で，誰もが簡単に使える研究方法として受け止められ，その重要性が適切に評価されない面もある。例えばある研究において，対象者数が少なく一般化できる知見は得られないことを理由に，事例研究を推奨するような見方である。研究目的によってはそのようなケースもありうるが，事例研究の可能性の理解としては不十分である。特に質的研究の場合には，もとより比較的限られた対象者数となるから，自分の研究に対する事例研究の適否については，はっきりとした判断が求められる。

ここでは，M-GTAを事例研究に用いる場合について考えてみよう。M-GTAは事例研究用ではなく，分析焦点者という研究上設定する人間の視点でデータを分析し，共通性をもとに理論生成を行なう方法であるため，その過程で，研究協力者の個別性は捨象されていく。したがって，M-GTAは事例研究に適さない。しかしその上で，事例研究に用いることができる。そのためにはまず，先述の2つの文脈性，つまり，データに内在する文脈性と，分析により再構成された理論がもつ文脈性の関係と，それぞれに設定される「人」の違いを考えてみる必要がある。

例示研究で説明しているように，前者は個別の調査協力者であり，後者は研究計画から設定される分析焦点者である。複数の協力者のデータに対して，継続的比較分析により共通性のレベルで理論化が試みられるのであるが，分析テーマに照らして，具体的なインタビュー協力者にとって着目部分がどういう意味になるのかという視点と，分析焦点者からみるとどういう意味に解釈できるのかという視点を往復して進める。つまり，M-GTAの分析方法の中に1人ひとりのデータの個別的文脈性の解釈を入れながら，分析焦点者の視点に移行して解釈を確定していく。

したがって，事例研究としてM-GTAを用いる場合というのは，「対象とする調査協力者＝分析焦点者」と考えるとわかりやすいであろう。事例研究であっても研究上の問いは必要であり，それに対して結論が求められるのは変わりないから，分析テーマと同じか，それに相当する点からデータを解釈していくことになる。

M-GTAでの分析では分析焦点者の側に視点は徐々に移行していくのだが，事例研究では両者の関係を「＝」で維持する。そうすると，分析ワークシートにはその人のデータからの具体例と定義と概念名が記入されていき，相互の継続から関係性（サブカテゴリー，カテゴリー）がまとめられていくから，事例としての分析結果の骨格が得られる。事例研究として具体的に記述していく材料が，ワークシートに具体例として仕分けされているということになる。

とはいえ実際には，最初から事例研究のためにM-GTAを使うことは考えにくく，M-GTAでの分析を行なった後に，協力者の誰か1人を選択して事例として分析するのが現実的であり，同じ分析テーマへの異なるアプローチとなるから，研究としても結果の実践的活用を異なる角度から促す意味でも有効であろう。事例研究として用いようとする背景には，M-GTAの分析プロセスの中で個別性は捨象されていくものの，データの内容の豊富さから捨てがたいものがあるためである。半構成的面接法により，当事者の多様で複雑な経験がデータとして得られ，その中には凝縮した内容の例も含まれ，質的研究の記述型分析に適したものとなる。インタビューデータについてある程度の経験があると，このことは理解できるものである。

すでに気づかれた読者もいると思われるが，M-GTAのグループでの学習過程で実はこれと似たようなことをしているのである。ワークショップでデータの分析練習をするとき，たいていの場合，1人のデータを扱う。むろん，できれば2人目，3人目のデータまで取り上げていくのが望ましい。だが，取り上げるデータの理解，分析テーマと分析焦点者の設定，分析ワークシートを活用した解釈の練習，メモの書き方，概念の相互比較からカテゴリーの検討，結果図とストーリーラインまでの作業に加え，途中での分析経過の相互発表とディスカッションなど，最低限のメニューをこなすには，1人のデータまでとなってしまい，それすら十分に分析しきれないということが起きる。M-GTAの学習が目的であるから2人目，3人目へと分析が継続していくことを前提に進めるので，混同を避けるため，事例研究との関連には言及していないが，応用問題と考えれば参考になるだろう。

10-6 他の質的研究法とコーディングの関係：現象学的アプローチとナラティブ・アプローチの場合

先に触れたように，データに内在する文脈性の理解を重視する質的研究法は，データの分析方法としてのコーディングとは相容れない立場をとることが多い。いわゆる一般的なコーディングは，データの文脈を壊す作業となるからである。それぞれの立場があるが，その上で質的研究の可能性の観点から，質的研究の二極化を超える道筋を検討することは意味があるだろう。ここでははじめにナラティブ・アプローチの特徴を概観し，それとの比較の視点から現象学的アプローチを取り上げる。

ナラティブ・アプローチでは分析的方法としてストーリー類型があり，マスター・ナラティブ（支配的ナラティブ）あるいはその具体的表現であるドミナントストーリー，それに対抗するオルタナティブ（代替的）ストーリーなどがあり，文脈性そのものを分析対象とし，主に社会的関係の不均衡を問題として取り上げる。誰（どの立場）が誰をどのように語るかを明らかにすることで，当事者の人間性を回復しようとする。当事者が自身を表現する機会を抑圧し，社会の側がその存在を意味づける（ドミナントストーリー）ことに対抗して，批判的に当事者自身が自身を語る（オルタナティブストーリー）ことを重視する。ナラティブとは社会的存在規定にかかわる行為であり，どちらがどちらを定義するかの政治性を本質的に内包しているから，それを変えていく方法でもあるという考え方が基本にある。したがって，差別や偏見に苦しむ人々，社会的に不利益を受けている少数者，特定の病を抱える人々などを想起すると，このアプローチの意義は理解しやすいだろう。

研究者の役割は，それまでの経験から自らの経験を語り難い人々が語れるように支援的にかかわる点にあり，研究目的と信頼関係を前提とする共同作業である。研究者に対して自らの経験を語るという行為自体が当事者にとってのエンパワーメントであり，その語りを社会的に問題提起していく役割を，研究ならびに研究者が負う。

また，個人としてのエンパワーメントの側面を重視し，ライフレビューを含め自らの人生に統合性を求めるのがライフストーリーとなり，この場合も背景には語り難さや，自身の中で統合しきれていない特有の経験の困難性がみられる。

自らを語るという行為は，経験の統合性を獲得し，人間性を回復するための方法として研究の対象となる。その意味で，文脈性そのものである。協力者の「生きられた経験（lived experience）」の理解を重視し，文脈を共同で生成することにより，個人のレベルにおける回復と社会における現実問題の変革を社会構成主義が約束する。すなわち，言葉によって意味づけし直すことにより，人も社会も現実を変えていけるという立場である。研究者はそのプロセスにコミットしていく。この特性は，個人の側からみればナラティブ・セラピーに典型的にみられるし，社会の側からは社会運動を支える言説として理解できよう。

このように，ナラティブ・アプローチではコーディングとしてデータを細かく検討するのではなく，全体としての意味のまとまりを理解しようとする。こうした理解の方法は多くの質的研究法に共通するのであり，現象学的アプローチもそこに含まれる。中でもここで取り上げたいのは，インタビューデータに対する現象学的アプローチにおける“コーディング様”の試みである（松葉，西村編，2014，特に第三部と別冊資料）。

現象学的アプローチの魅力は，一言でいうと，「本質を直観でとらえる方法」にある。これ以上の強力な方法はないといっても過言ではなく，例えば，特に実践での適用を強く志向する事例研究と高い親和性がある。看護実践において，「何かがそこにある！」と思う経験は珍しくはないであろう。抽象化はできないのだが，看護の本質にかかわる重要な何かが直観として浮上する経験である〔山本ら（2018）による「ケアの意味をみつめる事例研究」が参考になる〕。本書のChapter 13ではそうした本質へのアプローチを方法論化する1つの新しい科学哲学を検討するが，現象学も，本質の理解をめざす研究方法論の1つである。

ただ，哲学としての現象学と質的研究法としての現象学的アプローチの関係は，必ずしも明確にされてはいない。西村（2014）の現象学の試み（松葉，西村編，2014）は，この点についての開拓的なものである。直観による本質理解は，現象学的還元という方法によって行なうとされる。日常生活を送る中で深く身についた思考枠組み（自然的態度と呼ばれる）をいったんカッコに入れて制御し，「あるがまま」を直視することで新たな理解に至ろうとする。いわば不純物を除去することで本質を直観しようとする哲学的実践は，魅力的ではあるが難解でもある。それを実際の研究に用いることは，さらに難解な試みのように思われる。

しかし，この関係は逆ではないかということを，西村の研究は示唆していると筆者には考えられるのである。インタビューデータを対象とする現象学的アプローチとして彼女が行なっていることは，コーディング様の解釈により実はそのことが現象学的還元の方法なのではないかということである。

「現象学的方法を用いたインタビューデータ分析の実際」と題された別冊（西村, 2014）の，1人の看護教員のインタビューの分析では，データを「数えきれない程，何度も読む」ことを強調し，見開きで逐語化したデータを左側頁におき，下線や楕円で印をつけ，右側頁にその部分の西村による解釈が記入されている。それによってデータから離れることはないから，解釈はコードではなく解釈内容のメモであり，データとの往復を重ねているから，“コーディング様”ではあるがコーディングではない。この例では同じデータを3回にわたって分析し，メモは回ごとに色分けして関連させながら追加表示されている。

実はこの行為が自然的態度の解除，つまり，現象学的還元の実践ではないかと考えられる。何度もデータを読み，詳細な解釈を重ねることで本質の理解に徐々に近づいていくのではなく，そのプロセス自体が自分に身についた自然的態度を解きほぐすことではないかと考えられる。そうすると，どこかで底を打つような感覚が得られるのではないか。何度もデータを読むことで全体としての文脈性を捉え，分析の回数を重ねることで解釈を深める。それは，分析的，蓄積的な理解ではなく，「本質の直観」といえるのかもしれない。であるとすれば，データの解釈のときに還元を意識する必要はなく，解釈のプロセス自体が還元となる。

底を打つというダイナミズムがどのようなものであるかはわからないが，インタビューデータの分析に，現象学的アプローチの難解さを解くヒントが示されているように思える。つまり，現象学的還元は哲学の訓練を受けなければできないのではなく，インタビューデータの分析という「作業」により行なえるのではないかということである。

10-7
質的データと分析法の関係：記述による研究——エスノグラフィーを中心に

本書では，質的研究を質的データの観点から位置づける立場をとっており，質的データを人間の多様で複雑な経験をできるだけ自由に語ってもらったディテールの豊富な内容と規定している。これに適した方法がインタビューガイドを用いた半構成的面接法である。質的研究法によっては，観察や，より柔軟な形でのインタビューなどが用いられていることもあるが，ディテールの豊富な内容という点は，すべての質的研究法に共通しているといえるであろう。しかし，質的データと分析の関係からみると，主な質的研究法とM-GTAは対照的な関係にある。

図10-4のように，主な質的研究法の特徴が「記述による研究（the study of description）」であるのに対して，M-GTAは「概念化の研究（the study of conceptualization）」が特徴である。どちらも記述で結果を報告するが，ここでいう記述はそうした一般的な意味ではなく，前者は「分析方法としての記述」であり，後者は「概念を最小単位として構成された理論の記述」という違いである。

この図は，事例研究，ライフストーリー，ナラティブ・アプローチ，現象学

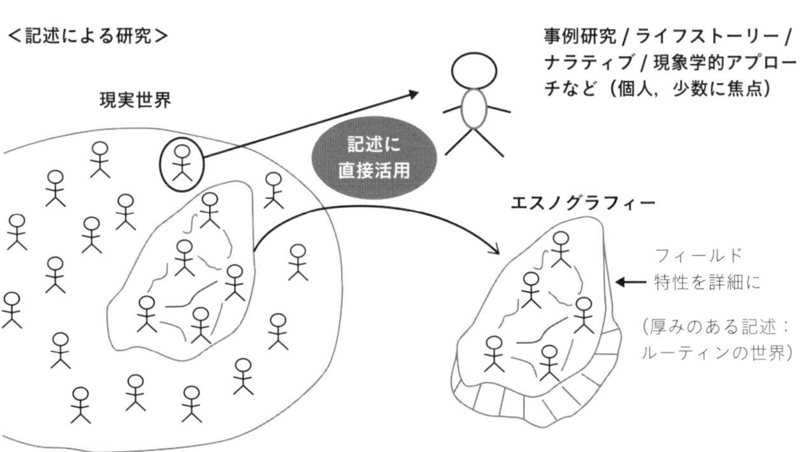

図10-4　データと分析法の関係：事例研究等とエスノグラフィー（the study of description）

的アプローチなど，ある特定の個人あるいはごく少数の人を対象とする場合と，フィールドワークによるエスノグラフィーの場合を対比的に示しているが，それぞれにディテールの豊富な内容を分析結果の記述に活用する点では共通している。事例研究は幅が広いので注意が必要だが，質的研究としてみると，いずれも対象とする人の個人としての統合性が重要視される。より厳密にいえば，データに表現された調査協力者の個人としての統合性，すなわち完結した文脈性を研究者は尊重し，データとしてそれを裁断することでデータから離れるのではなく，逆にデータの中に入り解釈を実践し，データの文脈性を尊重し，それを研究者が理解しやすいように再構成した文脈性として提示する。

限りなく特定された個人のことでありながら，同時に多くの人との共有をめざした一般性をもつ内容でもありうるので，ディテールの豊富な内容の記述によってこの両立が試みられる。ナラティブ・アプローチや現象学的アプローチの例でみたように，どの質的研究法も独自の分析的考え方をもっているから，意味の解釈とは研究者による文脈の変換である点は共通している。違いはデータと分析法の関係で，個人に焦点をおきディテールの豊富な内容を直接記述に活かすことで，経験的世界を生き生きと表現する。読む側は自分を重ねやすいから，それまで知らなかった世界を追体験的に理解することができ，記述の詳細さが強い印象を与える。

同様に，データの直接的記述を分析方法とするのがエスノグラフィーである。研究方法であると同時に，この方法を用いた研究の分析結果をも意味する。

少し脱線するが，エスノグラフィーだけでなく，ナラティブ，ライフストーリー，グラウンデッド・セオリーなど質的研究法には，名称が方法と結果の両方を意味する例がみられる。日本語にしにくいということもあるが，この一体的表現には質的研究を理解する上で重要な意味が隠されているようにも思われる。M-GTA的にいえば，研究する人間が介在していると考えられる。

エスノグラフィーではインタビューも活用されるが，観察が大きな比重を占める点に特徴があり，ディテールの豊富な内容が人を含めた“場面”の記述に活かされ，読み手はあたかも自分もそこにいるかのような臨場感をもって読み進むことができる。いうまでもないが，研究目的との関係でフィールドの選択が大きな意味をもつ。病棟，施設，地域，学校の教室などの特定の現場のように，フィールドとは一定の境界性をもつ社会空間として位置づけられる。この点をあいまいにして，単に観察すればエスノグラフィーが書けるわけではない。

インタビュー調査では，研究者は調査協力者との関係から自らの立ち位置を考えなくてはならないのに対して，エスノグラフィーではフィールドと自身の関係について意識化する必要がある。フィールドに対して，研究者は内と外の二重性を経験することになる。つまり，フィールドと日常的にそこにいる人々にとっては外部者として参加し，調査過程において徐々に受け入れられ，内部者の視点を獲得していく。その意味で，自分自身が研究道具（リサーチ・インスツルメンツ）である。看護現場のように，自分が詳しく知っている領域であっても，研究者としての自分は，最初は問いに対して開かれた外部者であることを意識化する必要がある。

エスノグラフィーとはもともと文化人類学の研究方法であり，「研究結果」「モノグラフ」を指す言葉でもある。フィールドとされたのは，近代社会とは異なる文化をもつ小規模な部族社会で，研究者は長期間その中で暮らし，調査を行なった。かつて「未開」と呼ばれた社会は物理的空間だけでなく，観念的にも死生観を含めたまとまりのある世界であり，人類学者はその世界全体の理解をめざした。小規模で文化的完結性の高い社会がフィールドとされ，近代社会の原理とは異なるが決して劣ってはいない人間と社会の新たな可能性を描き出していったのである。

転じて，エスノグラフィーは質的研究法として関心をもたれていく。フィールドは1つの社会的場であり，そこではさまざまな人たちによる社会的相互作用が展開している。先に指摘したように，質的データのディテールの豊富な内容により，場と人々の記述にリアリティ感をもたせることができる。しかし，少し観察すればすぐにエスノグラフィーが書けるわけではなく，まず基礎作業としてフィールドの日常的世界，そこにいる人々にとってのルーティンの世界を理解し記述できることが必要で，その上に研究目的と結果が位置づけられることになる。つまり，外部者である自分が内部者の視点を獲得する転換点が，ルーティンの世界に対する理解が得られたときである。

エスノグラフィーの記述には描写の要素もあり，場面の記述が分析結果に厚みをもたらす。事例研究を肖像画とすれば，風景画の世界とイメージしてもよいだろう。ディテールを活かした描写にはある程度の練習は必要だが，その場面は単なる場面ではなく，大部分は人間が含まれる描写となるから，それ自体が実は分析の一部ともなっている。フィールドノートにはその分析材料がスケッチ風にたくさん残されるので，実際の発表ではその一部分だけが使用される程度である（参考までに，木下, 2009, 第三部）。

質的研究法はそれぞれに独自の立場と分析的方法をもちながらも，いずれも，ディテールの豊富な内容を直接記述に活用する形で分析結果を提示している。ただ，指摘したようにシステマティックなデータの分析ではないので，データに対する研究者の思考過程がみえにくく，具体的方法として理解しにくいことが問題となる。その点が特徴といえば特徴で，分析的考え方と分析結果の内容から理解することが求められる。一方，質的研究法として学習する側からみると，結果は示されてもデータをどのように扱ったのか，その具体的な分析プロセスはわかりにくい。

このようなときに，たくさんの研究結果（モノグラフ）を読んで理解するようにといわれることがあるが，それは，関心や方法についての考え方が共有されていた人類学や社会学の一部など，比較的限られた領域の中で成り立ってきた話であり，質的研究が領域化し，例えばエスノグラフィーなどもさまざまな専門領域から関心が向けられるようになった現在では，こうした前提の共有はむずかしくなった。つまりそれぞれの研究を，“研究方法”として説明する必要性が出てきたのである。

10-8
M-GTAにおけるデータと分析法の関係：概念化の研究

では，M-GTAについてみてみよう。まず，質的データの特徴であるディテールの豊富な内容と分析の関係が，**図10-5**に示すように，M-GTAでは大きく異なる。

他の質的研究法が「記述による研究」であるのに対して，M-GTAは「概念化

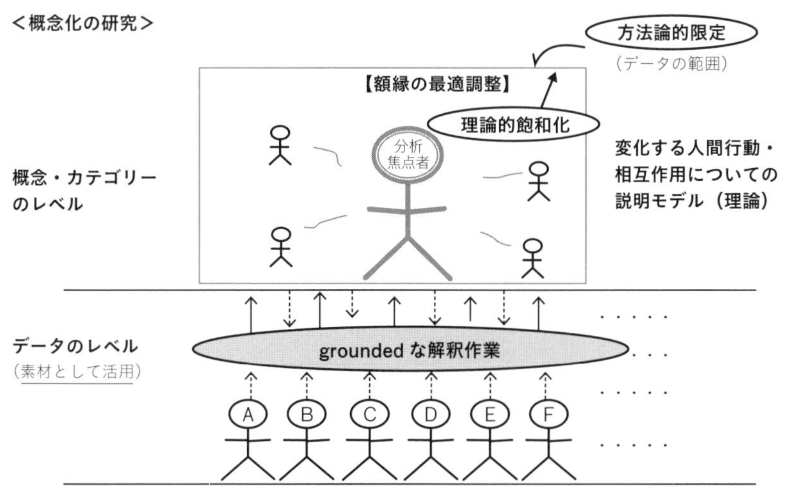

図10-5　M-GTAにおけるデータと概念の関係（the study of conceptualization）

の研究」である。M-GTAはディテールの豊富な内容を直接記述に活かすのではなく，説明力のある概念を生成するための"素材"として活用する。

図10-5は下段と上段に分かれ，データは下段に，分析結果は上段である。AさんからFさんのインタビュー協力者それぞれから上方向に点線矢印が向かい，楕円の「groundedな解釈作業」を経て，実線矢印に転じてさらに上に向かっている。また，上から下へ楕円に向かう点線矢印があり，上段の分析結果の側との間で両方向の矢印が行き来している。これはChapter 4で説明したデータからの概念生成である。実線と点線の意味を含め，概念－指示モデル，分析ワークシートの活用方法を思い起こすと復習になる。groundedな解釈作業とはデータと解釈内容とのていねいな照合作業であり，grounded-on-dataの原則の実践として繰り返し説明してきた。ディテールの豊富な内容はそのまま提示するのではなく，説明力をもつ概念を生成する素材として，この作業過程で活用される。

分析結果は概念とカテゴリーの関係でまとめられ，変化する人間行動とその相互作用についての説明モデル（理論）として提示される。これは，分析焦点者を中心に，分析テーマで設定した問いに対する結果である。したがって，論文中で引用される場合を除き，データ自体が分析結果として直接示されることはない。これまでも述べているように，継続的比較分析は2種類の理論的飽和化の判断により確定するのだが，図10-5に示しているのは，結果である理論を設える額縁である。内側からは理論的飽和化，外側からは方法論的限定であるデータの範囲からの矢印で額縁が最適調整されている。また，M-GTAがめざす理論，説明モデルとはコンパクトでインパクトのあるものという説明もしてきた。複雑であれば優れているわけではなく，実践的活用に適していることが重視される。また，データが多ければ多いほどよいのではなく，データの追加は分析内容を動かしていくから，停止の判断が必要となる。理論の大きさは，分析テーマと分析焦点者の視点からの分析で水準化が図られ，内側と外側からの調整で最も適した内容で発表するという考え方である。

プロセスとしての理論のところで説明したように（→Chapter 7），この方法によって生成される理論は完成された形で提示されるのではなく，結果を現場で活用しようとする応用者による創造的修正の余地を含んでいる。理解しやすいために最適なバランスで額縁が設定されるが，それ自体が，実践的活用において応用者の手で調整されることになる。

10-9
「記述による研究」と「概念化の研究」の比較

質的データの特性であるディテールの豊富な内容の活用方法として，M-GTAは正確な骨格図に，他の質的研究法の記述による研究は細部まで描かれた絵画に例えられるかもしれない。一長一短あるので，研究目的によって選択できるよう方法の明確化が求められる。骨格図を下敷きにした絵画が理想の形といえるかもしれないが，研究では研究者の関心と目的があるからそれほど単純にもいかない。

この問題は，読者の側からみるとどうなるであろうか。論文であれば発表する側は当然読み手側を意識しているであろうが，誰に対して何を伝えようとするのかが質的研究においては特に重要となる点である。記述型はディテールの豊富な内容が理解の助けとなり，それまで知られていなかった当事者の経験的世界がインパクトをもって伝えられる。それは，具体的内容で読み応えがあり，物語のような読みやすさがあるからである。

例示研究では，妻がアルツハイマー型認知症の夫も含まれていて，すさまじいといっても過言でない介護の日常が語られていた。M-GTAではこの夫も21名の協力者の1人とされ，分析焦点者の視点からデータは解釈された。例えば，高齢夫婦における認知症配偶者の介護に研究関心があれば，事例研究として，日常の様子はその世界を知らない読み手には強烈なインパクトを与えうる内容である。

対照的に，概念化の研究としてM-GTAで生成された理論は，抽象化された概念の相互関係から構成されるから，具体的な内容は文中で部分的引用はされるが，あくまで概念の例示が目的なので結果には示されない。生き生きとした記述を求めるのであれば，物語性に乏しく無味乾燥な感じで面白さに欠けるという印象を与えやすい。

リアリティ感の質の違い

この違いは大きく2つの観点から比較でき，それ自体が質的研究の可能性の検討にもなる。第1に，読み手が受けるリアリティ感の質の違いである。記述型は病の経験や介護者の経験などそれまで知らなかったことを具体的に知ることができ，理解を深められ，社会的認識を高めることにつながる。これに対して，概念化の研究は概念とその関係で統合された理論によって，具体的内容を理解する枠組みを示す。これがリアリティ感を与えうるのは，そうした具体的内容をよく知っている人たちである。

例示研究の場合では，ヘルパーや訪問看護師，ケアマネジャー，デイサービスのスタッフ，ボランティアなどは研究テーマに関して豊富な経験的知識をもっている。こうした人たちにとってはさらなるエピソード情報よりも，概念化の研究のように一定の視点（分析テーマと分析焦点者）でまとめられた理論は，自分の経験を全体的に振り返ったり見直したりする上で有用である。自分の経験的知識を理論によって，つまり，可視化された枠組みにおくことで組織化でき，理論を用いて自分の経験を他者に伝えやすくもなる。骨格図であることによって，それぞれの人が肉づけできるのである。

概念化の研究におけるリアリティ感とは能動的なリアリティ感であって，行為を促すものといえる。

分析結果の実践的活用における違い

第2に，分析結果の実践的活用における違いである。「記述」型は，専門職であれば読んだ人間がその内容を自分の中で消化して実践に活かしていくというワンクッションがあり，人によって活かし方は多様である。それに対して，「概念化」型は理論の形にまとめられているので理解しやすく，活用もしやすい。概念やカテゴリーなどについて自身の経験や現場の状況に照らしながら，理論を介してコミュニケーションができる。実際，例示研究の結果を読んでのディスカッションで，自身の経験を参照しながら概念，サブカテゴリー，カテゴリー，中心（コア）的カテゴリーのそれぞれのレベルで，どれが何に対応するのか具体例を次々挙げることができる。分析結果の確認や評価の意味からも，こうした反応を得ることで，分析結果に基づく概念化，理論化の実践的有効性を実感できる。M-GTAでは，分析焦点者の視点によって社会的相互作用の文脈が組み込まれていて，なおかつ，grounded-on-dataの原則によって概念化がなされているので，現実との距離が離れすぎない適度の抽象化が行なわれているためでもある。三位相のインターラクティブ性でみたように，分析結果の応用に際しては，研究者と応用者の関係は受け取る側の能動的リアリティ感でつながり，応用者は提示された理論を修正しながら最適化を図るという創造性を発揮できると考えられるのである。

さて，質的データの特性であるディテールの豊富な内容の活かし方を「記述」型と「概念化」型に分けて検討してきたが，いうまでもなく，これは択一的問題ではない。M-GTAは概念化の研究であるが，個別性を完全に捨象するのではなく，質的データの特性への柔軟な対応が組み込まれている。

第1に，指摘したように適度の抽象化であること。データの豊富な内容を“素材”として活用することで，生成した概念が具体的内容を想起しやすい。第

2に，M-GTAでは分析結果の記述のスタイルとして，概念説明的記述と現象説明的記述を提案している（木下, 2003, pp.240-243）。前者は研究論文のように字数制約があり，かつ，その読者が専門的研究者で経験的知識の共有が一定程度は前提にできるときで，新たな知見が期待され執筆側もそれを強調したい場合である。後者では学位論文や書籍のようにそうした制約がなく，理論の中身やデータの具体的内容を厚く盛り込みながら説明する場合である。

例示研究は，このバランスを意識して構成されている。理論モデルを，具体的なデータの引用を厚めにしながら説明しているので，一般の人々にとっては夫たちの日常の現実を知ることができ，専門職など直接かかわっている人たちにとっては経験的知識の確認と活用に資するよう意図されている。高齢の夫たちが文字通り日夜行なっている多種多様な事柄，純愛物語のように妻を愛おしむケースから，アルツハイマー型認知症の妻の介護を，愛情を否定しボランティアだと自分に言い聞かせることで継続できているケースまで，夫婦の関係性の世界が万華鏡のようにさまざまに展開している。

つまり，M-GTAは，理論化までを目的とするが，その分析過程で分析ワークシートに詳細な記述のための材料も準備できているから，他の質的研究法と同じように，存分に質的データの特性を活かすことも可能である。現象説明型にすることもできるし先にみた事例研究とする方法も1つである。骨格図をもつことの強みといってもよいが，ディテールの豊富な内容は素材として消費されて終わっているのではなく，具体的な記述のためにいつでも利用できる状態になっている。

Chapter 11

M-GTAにおける理論と実践の関係：行為文脈設定型実装研究へ

M-GTAは，データに密着した分析から独自の理論を生成する質的研究法であり，理論の実践的活用を目的とする。本書ではこの理論を説明モデルと互換的に表現しているが，分析焦点者を基点とする社会的相互作用を理解，説明，予測することを要件としている。ただし，Chapter 1で論じたように，M-GTAの理論はオリジナル版GTAにおける理論とは基本的位置づけを異にする。質的データに密着して分析するという方法面は継承しているが，自然科学的認識論に基づき最終的には一般理論をめざすオリジナル版の方向は採用せず，M-GTAの理論は実践との関係で自己規定される。本Chapterでは理論についての考え方を整理し，M-GTAの立場を「行為文脈設定型実装研究」として考察する。

11-1
質的研究における理論と実践

そもそもグラウンデッド・セオリーが広く関心を集めたのは，「theory（理論）」の生成を標榜し，grounded-on-dataという帰納的方法で提案されたからであり，命名の妙（木下, 1999）も手伝って，経験的調査を行なっている研究者コミュニティに向けて魅力的なメッセージとなった。さらに，数量的研究法が圧倒的な影響力をもつ中で，質的研究法として打ち出されたこともあり，ヒューマンサービス領域など人間の深い理解を課題とする分野を中心に期待は大きく膨らむこととなった。

しかし，「GTA＝質的研究法」とほとんど同義に捉えられる時代を経て，質的研究が領域化した（既存の専門領域を横断した拡がり）時代を迎え，その客観主義的性格が批判されるようになった（→Chapter 1）。M-GTAは，オリジナル版GTAの可能性をこうした変遷を踏まえて新たに具体化しようとするアプローチであり，そのための重要な視点の1つが，理論の位置づけの再設定であった。

ここで指摘しておきたいのは，質的研究の領域化によって，理論の意味は，それが拠って立つ土台のレベルで亀裂が生じ，理論とは何かという問いがオープンになり，誰もが考えなくてはならなくなったことである。M-GTAの理論の考え方とその方法の体系化は，こうした状況における1つの試みである。

そこで，改めて理論について考えてみたい。理論をどのように理解するにせよ，研究者が理論に魅せられるのはなぜであろうか。文献検討や概念分析なども理論を抜きにはできないし，どの学問分野でも理論と方法が基礎として教えられる。内容との厳密な関係はなくても，○○理論といった形で固有の名称が付され，それが広く共有されることもある。

研究とはなんらかの形で理論と方法の組み合わせとなるし，理論は科学の成果とみなされ，同義に受け止められるといってよいだろう。例えば，研究計画においては，社会学であれば社会学的問題と現実における社会的問題の関係，看護学であれば看護学的問題と現実における看護問題との関係のように，どの分野であれ，「学」の部分と研究で対象とする現実の問題との関係において構想される。研究計画を検討するときに，両方の視点から実際に書き出してみるとよい練習になる。

筆者は以前，「理論の力」という表現でGTAの可能性を指摘した（木下, 2014）。やはり研究をする以上，理論との関係は切り離せないし，逆にいえば理論についての明確な考えをもてば，全方位に対応可能となる。ただ，実証主義，客観主義や，社会構成主義，解釈主義のようにメタ理論の立場が明確であれば，個別の研究における理論への関心はその実践に比重がおかれる。メタ理論はいずれかの選択の問題となり，それ自体が検討の対象となることは科学哲学の領域を別にすればまずない。その中で本書では，批判的実在論というもう1つのメタ理論を投入して，M-GTAを含む質的研究の可能性を探るべく議論を試みている。

一方，中範囲理論も広く知られている。中範囲理論はアメリカの社会学者であるR. K. Mertonに起源をもち，グラウンデッド・セオリーと一緒に取り上げられることが多い。どちらもあるべき理論の形とその生成方法を提案しており，ほぼ同時代にいわば“兄弟のような関係”で登場するのだが，仲がよいわけではない。GTAに関してはいろいろな角度から検討しているので，本Chapterでは中範囲理論に関して，GTAと比較しながら後述する。

図11-1は，理論についての考え方を対比的に示したもので，最下部がM-GTAの立場である。本Chapterではこの考え方に沿って述べていきたい。まずは，自然科学の理論から考えてみる。

自然科学の理論

まず，理論を事例と一般化の関係から考えてみたい。事例とは個別的かつ具体的で，他と区別されるそれ独自の意味をもつものである。そして一般化とは，さまざまな条件のもと，知見が広い範囲にあてはまることを意味する。一般に理論といえば，「いくつもの事例を通して一般化する」ものとして理解されている。この場合，理論は法則定立的研究により導かれることで一般化可能となる。そして理論は最終的に，簡潔な法則として表現される。これが自然科学における理論である。したがって，理論はそれ自体で存立していることになる。メタ理論のレベルでは実証主義であり，主な研究方法としては実験，理論の要

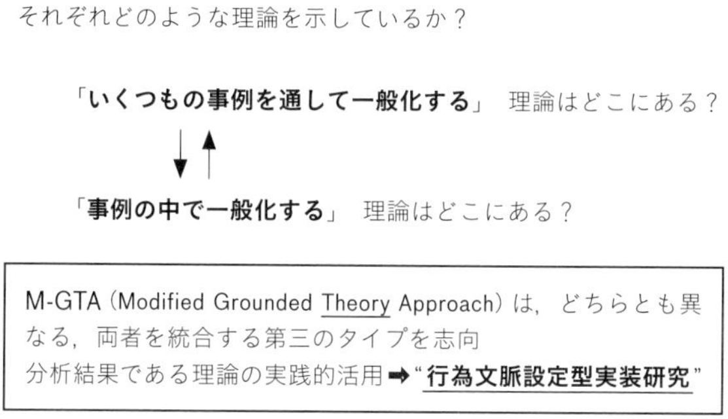

それぞれどのような理論を示しているか？

「**いくつもの事例を通して一般化する**」 理論はどこにある？

↓↑

「**事例の中で一般化する**」 理論はどこにある？

M-GTA (Modified Grounded Theory Approach) は，どちらとも異なる，両者を統合する第三のタイプを志向
分析結果である理論の実践的活用➡“**行為文脈設定型実装研究**”

図11-1 理論はどこに？

件としては証明，因果関係，真理，普遍性が求められ，その理論の正しさを確認する方法としては，再現性を要件とする。

自然科学を範とし歴史的には新しい社会学は，アメリカでの数量的研究法主体の研究から，自身の科学的独自性を，自然科学の理論をめざす方向で形成しようと歩んできた。実証的研究の立場が中心となる。自然科学はパラダイムとして支配的な影響力をもっているから，研究者を支えているのは，現状はともかくいずれ将来的にはそれと近い水準に達しようという考え方であり，その成果の指標は完成された理論の構築である。しかし，多変量の解析方法の飛躍的な進歩にもかかわらず因果関係までの解明は程遠く，相関関係からの解釈が一般的である。こうした傾向は，社会学だけでなく社会科学一般にもいえるであろう。

他方，社会学にはヨーロッパの伝統もあり，M. Weberに代表されるように合理性，論理性の徹底による主観的解釈を方法とする，質的研究につながる歴史的な潮流がある（方法論的個人主義）。アメリカ社会学の実証的方法は，ヨーロッパ社会学に対する批判として大きな期待をもって1930年代以降に興隆したのだが，両者の関係について中範囲理論を提唱したR.K. Mertonは次の言葉を残している。

「われわれは自分のいっていることが正しいかどうかはわからないが，少なくともそれは意義がある」という（ヨーロッパの）知識社会学者たちの旗印と，「われわれは自分のいっていることがとりわけ意義があるかどうかはわからないが，少なくともそれは真実である」という（アメリカの）経験的研究

者たちの主張とを，彼（マートン）が手際よく対比している点である。

〔Crothers, 1987／中野, 金子訳, 1993. カッコ内は原著（Merton, 1957／森, 森, 金沢, 中島訳, 1961）〕

Mertonは正しいとは何か，意義とは何か，真実とは何か，つまりは何を知ろうとするのかをめぐる立ち位置の違いで，理論と方法の考え方を規定している。なお，ここでは触れないが数量的研究法に偏った研究状況が，みるべき成果，理論化に結実しない中で，一方では理論の検証を経ていないが内容的体系性をもつ誇大理論（grand theory）が大きな影響を占めるというバランスを欠いたあり方を批判して提唱されたのがオリジナル版GTAであり，中範囲理論であった。

さらに，この状況はもう1つの批判的潮流を生み出すことにもなり，質的研究法につながる。シンボリック相互作用論の復活，ラベリング理論，現象学的社会学，エスノメソドロジーなど，人間の主体性，能動性の重視を共通特性とする。筆者はこれを“質的研究の人間観”と呼んでいる（→Chapter 1）。

解釈による理論

通常，「事例の中で一般化する」という言い方はしない。法則定立を目標とする研究からみると，矛盾しているように思えるであろう。この表現は先にも紹介した人類学者C. Geertzによるものであるが，理論についてのもう1つの考え方を示している。彼の名は，質的研究との関連では「厚い記述（thick description）」の概念によって広く知られている（Geertz, 1973／吉田, 中牧, 柳川, 板橋訳, 1987）。厚い記述とは意味の深い解釈の方法であり，同時に，その結果を記述したものを指しているが，厚い記述は理論との関係で位置づけられている。では，この表現は理論について何を述べているのであろうか。理論はどこに，どのような形であることになるのだろうか。彼の説明をみてみよう。

理論構成の基本的課題は，抽象的規則性を取り出すことではなく，厚い記述を可能にすることであり，いくつもの事例を通じて一般化することではなく，事例の中で一般化することなのである。

(Geertz, 1973／吉田, 中牧, 柳川, 板橋訳, 1987, pp. 44–45)

そして，その説明を下記のように行なっている。

事例の中で一般化することは，普通，医学や深層心理学では臨床推理（clinical inference）と呼ばれている。この臨床推理は，一連の観察から始め，それを特定の法則に包摂しようとするものではなく，一連の（推定上の）意味するものから出発して，それを理解できる枠組みにおいてみようとするものである。

(Geertz, 1973／吉田, 中牧, 柳川, 板橋訳, 1987, p. 44–45，カッコ内は原著)

「臨床推理」という言葉がヒントになるが，これは理論の実践的活用と関係しており，それを行なう人間の存在があり，ここでの理論とは，その人間がそれまでに培ってきた知識と経験の集積を指していると考えられる。目の前の患者なりクライエントの問題は何かを判断するために，自分の中に集積されたものを参照するという構図になるだろう。したがって，理論にあたるのは法則の形で体系化されたものではなく，むろん個別には疾病理論など理論化されたものをも含むが，総体としては多種多様な引出しのようなものと捉えることができ，上記の「理解できる枠組み」を，場と時と人に応じて柔軟に構成するものといえよう。つまり，事例の個別性の理解のために知的資源として動員されるプロセスが，「事例の中で一般化する」の意味と考えられる。ここでは理論は不定形なものと捉えられ，経験的知識の集積はそれ自体で独立して存立するのではなく，活用される文脈で機能すると思われる。だとすればその理論は，特定の臨床場面だけではなく，広く社会的関係にもあてはまる。理論は機能することで理論となり，その経験が知的資源化を高める。

Geertzは人類学者であり臨床家ではないから，「臨床推理」は説明のための例えである。彼の主張は，理論とは厚い記述をすることであり，意味の深い解釈により個別事例の理解が深まるだけでなく，同時に，その理解が他の事例の理解にも通ずることになる，というものである。その一般化は法則を介するのではなく，説明する人間とその説明を理解する人間を通して行なわれる。個別は普遍に通ずるということである。「通ずる」を成り立たせるものが人と人との関係における理論といえる。

方法的には解釈主義の立場から，研究者自らがリサーチ・インスツルメンツとなり，観察や面接などで得た質的データを解釈し，複雑な人間を社会的，文化的文脈におくことで，先にみた“意味のクモの巣”を理解可能な形にする。

したがって，「事例の中で一般化する」とは，個人とクモの巣（社会，文化）の関係から理解することができ，厚い記述による内容が理論とされる。ただ，それが理論として成り立つためには読者の理解に依存することにもなり，数式で表現される理論とは異なるから，そこにギャップが起こる可能性は常にあるし，また，そういうものである。

M-GTAにおける理論：
行為文脈設定型実装研究へ

このように，理論といっても非常に対照的で，自然科学の立場からみると解釈による理論は理論とは認められないだろう。ただ，こうした論争は不毛であり，現代社会が直面している複雑で深刻化する多種多様な問題群に対して，どれだけ有効な知見が提示できるかで議論すべき時代状況になっているので，むしろ両者の共通性の確認が重要である。そして，この議論が生産的となるのが実践領域の場であり，理論と実践の関係がすべてのレベルにわたって考慮される必要が生じている。

例えば，理論なくして何を実践できるのだろうか。また，実践の評価は理論なくしてどのように可能なのか。理論などこむずかしいことを考えなくても実務経験で十分に対応できているという見方もあるかもしれない。

しかし，理論は理解の仕方によってコミュニケーションや関係が変わることもあり，複雑な状況にある人間の可能性の理解につながる。また，経験的に優れた実務能力を培っていたとしても，経験的知識はその場に応じた有効な実践はできても他者との共有はむずかしいという面もある。経験的知識を共有化して学問分野として蓄積していくことは重要な課題であり，これには専門職の経験だけでなく，患者や利用者などかかわる対象である人々の理解も共有されることで，実践にも影響を与える。

社会学的な視点からいえば，看護をはじめ近代的専門職は訓練過程と実務経験を通して強固なものの見方を身につけているから，一定の決まった見方をもっている。そしてそれは自明性の強い見方でもあるので，自ら意識化しにくくなる。

人間を対象とするときには常に別の見方を意識できると，柔軟な相互作用が生まれやすくなる。質的研究の強みは，人間の多様性を可能性として明らかにできることと，社会的相互作用では相互性が自然に機能するから，一方が他方を制御することはむずかしくなり，そこに，実践で工夫する余地が確保できることである。したがって，導きとなる理論があって実践が評価可能となり，さらにそのフィードバックで理論の精緻化が図られるという相互的関係が生まれる。その具体的な展開を，次のように提案したい。

先にみたように，図11-1は一般化を共通点としている。一般化は，狭義には数量的研究におけるサンプルの代表性を根拠に母集団に対しての分析結果の一般化として説明される。ここから，「一定の対象数がないと統計的意味はないから一般化できないのではないか」，あるいは「事例研究にすべきではないか」という考え方が生じる。しかし，これでは事例の中で一般化するという視点が許容されないだけでなく，事例研究の理解をも限定してしまうので生産的ではない。むしろ，どちらも理論であり，共通する要素の1つとして一般化の意味を理解することが重要である。

この点を踏まえて，M-GTAにおいては，理論とは表現の形式や密度の差はあっても，一定程度体系化された知識であり，共有可能であるものという2条件で定義する。そのためには，関連づけられた統合性が不可欠と考えられる。この統合性によって，実践においていかなるフィードバックがあろうとも広角度の対応ができるということである。grounded-on-dataの原則に基づき，コンパクトでインパクトのあるM-GTAによる理論をめざす立場である。

さて，先ほどのGeertzの主張と考え合わせると，理論の共通要件としては最低限，「抽象化」と「有効性（説明力と予測力において役に立つ）」は挙げられるであろう。このように述べると，理論の高尚さを換骨脱胎し，ひどく平板なものにするのではないかという批判もあるかもしれないが，発見と理解は異なるレベルでの理論として並存する。問いの内容と性質から，抽象化，一般化，有効性を理論の機能的3要件と考える。

理論におけるM-GTAの立場の独自性

これまで多角的に説明してきたように，M-GTAは理論生成を目的とし，その実践的活用を強調している。しかし，M-GTAで生成をめざす理論は，ここで説明した2つの理論のタイプ（法則定立に基づく自然科学の理論と解釈による理論）のどちらの側にもあてはまらないのである。質的データであっても，データに密着したシステマティックな分析であること，帰納的アプローチであることは取り入れるが，M-GTAは意味の解釈であるから客観主義的立場にはならない。一方，正誤判断ではなく，意味の深い解釈を志向するところは重なるが，分析結果の共有の点では，M-GTAは記述型のスタイルではなく，概念化のスタイルをとる。つまり，結果図と概念で構成される体系化された理論を説明モデルの形とすることで共有可能性を高め，実践での一般化の要請に応えようとしている。以上のような点から，質的研究の新たな可能性を志向するM-GTAによる理論は，どちらの理論のタイプにも回収されない第3のタイプにあると考えられる（**図11-2**）。

図11-2はM-GTAの基本特性の1つである三位相のインターラクティブ性として，Chapter 2で示した図を本Chapterの議論に関連させてアレンジしたものである。ここで検討しているのは，M-GTAのプロセスにおける分析結果の応

図11-2 M-GTAの行為文脈設定型実装研究の関係図

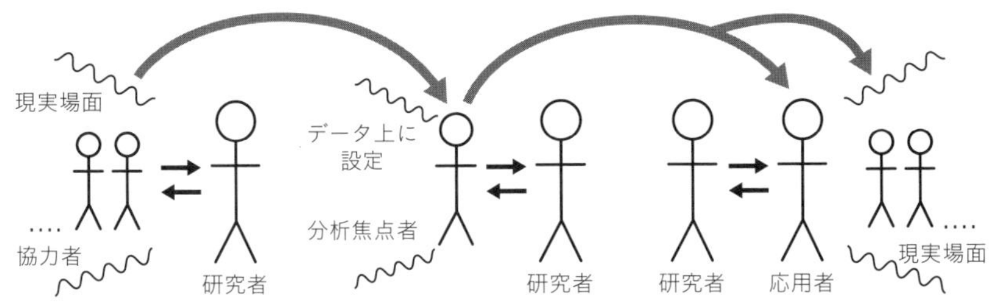

用に関してである。

M-GTAが分析結果である理論の実践的活用を強調するのには2つの意味がある。1つは，社会的活動としての研究のあり方として，得られた知見を実践に還元すべきだとする基本姿勢であり，もう1つは，理論の評価に関する方法論上の問題である。意味の解釈によって生成された理論は，明確な分析方法と明示的な分析プロセスで行なわれたとしても，最終的な評価としては現実に応用され，その有効性で評価を下されるべきであるという立場である。

M-GTAではもう1つの特性として研究者を一貫して社会的関係に位置づけているから，論文を通してであれ他の方法であれ，研究者から理論を託されるのは応用者であり，そのために，応用者による最適化のための修正や調整の余地を残している。なお，応用に関しては応用者と現実場面の人たちとの関係は柔軟に考えられるから，図では両方に向けた矢印としている。

分析結果である理論は分析テーマと分析焦点者の視点から導かれるが，このうち分析焦点者は社会的相互作用の視点として導入されている。そして，分析焦点者が理論の一般化可能な範囲を規定するという説明をしてきた。

例示研究では，介護者である夫という分析焦点者の視点からの分析結果は，同様ないしは類似の立場にある他の多くのケースにもあてはまる内容であると提案できる。分析焦点者の視点から，分析テーマに関する重要な事柄が網羅的に関連づけられ，概念を基本構成単位として統合されているからである。目的はデータの分析それ自体ではなく，説明と予測に有効な理論の生成であった。これが，理論の一般化は分析焦点者の視点によって範囲が限定されるという意味である。

ちなみに，“限定”と“限界”は理解が混同されがちであるが，限定は緻密化の作業のためであり，理由を明示したその判断はネガティブではなくポジティブな意味をもつ。一方，限界は分析結果である理論をさらに発展させるための課題を述べたものである。M-GTAの論文に限られたことではないが，質的研究の論文には，限界の記述でせっかくの自分の分析結果を台無しにする，あるいは，必要以上に割り引いてしまう傾向がみられる。対象者数が少ないため一般化にはさらに多くの数での研究が必要であるといった紋切り型の表現である。査読者の指摘への対応かもしれないが，その場しのぎの感は否めない。つまり，限界も研究を次に続けるためのポジティブな意味をもつ表現にするべきなのである。

M-GTAでは方法論的限定の概念で分析プロセスを制御するのだが，限定の際の境界の明確化は，意味の解釈という複雑な分析では重要な判断となる。また，この方法で生成される理論とは，分析焦点者についてすべてを説明するものではなく，設定した問いである分析テーマに対する説明モデルであり，限定された範囲内における一般化可能性を有し，応用者が実際にその範囲の調整を行ない最適化するものである。

したがって分析焦点者の定義をゆるめれば，目的に応じて実践の活用幅を広げることができる。介護者が夫ではなく妻や，息子や娘など成人の子の場合でも，説明モデルの中心的（コア）カテゴリーのうち「介護日課の構造化」（現実対応領域）は活用できるであろう。分析焦点者の設定条件を調整することで部分的な活用ができ，二次的な意味での一般化の可能性である。

「行為文脈設定型実装研究」の提案

M-GTAの理論のこうした特性をさらに強調でき，大きな文脈に位置づけられるのではないかと期待されるのが近年，公衆衛生や社会医学，予防医学，そして，ソーシャルワークから看護分野を含めて提唱されている「実装（implementation）」の考え方である（Matthews, 2019）。とりわけ，このアプローチが数量的，質的を問わず研究成果の実践的活用を促す点，その有効性の評価を組み込んでいる点，さらには，実践と研究の絶え間のない循環の重要性を示唆している点などから，質的研究に関しても新たな局面を開くのではないかと思われる。

質的研究の成果は詳細な記述の形をとるのが一般的であるから，何が結果であるのかが明確にはわかりにくい。そのため，何を「実装」するのか，できるのかの明確化が現実には課題となる。これに対して，実装の視点からこの課題に取り組むことは，質的研究の成果の実践的活用がアジェンダ化される可能性を生み，質的研究におけるエビデンスの議論にもつながるので非常に意味の大きいことである。

このような点から，M-GTAを社会的相互作用を前提に，「行為文脈設定型実装研究」として提唱したいと考えている。

新たな動きは常にそれまでの何かを批判して，それをバネにさらなる跳躍を意図するものであるから，常に現状変革的な性格をもつはずで，実装の場合もその原点の確認が重要となる。現在のところ，「何を（実装するか）」よりも「どのように」が強調され，実装のアプローチとプロセスの確立に関心が向けられているようである。いうまでもなく，「何を」にあたる部分は，すでにこれまでの研究活動で蓄積されているという判断があり，その上で，十分かつ有効にその成果が活かされていないという問題認識がある。そのために，システム論的な展開が模索されているという印象がある。

質的研究の場合，「何を」と「どのように」の関係がまだ不透明な段階であるが，ここに「誰が，誰に対して」の視点を加えると，実装の観点は質的研究を次の段階に推進するのではないかという予感がある。つまり，質的研究が得意とする人と人との関係，社会的相互作用の文脈を実装内容の具体化で設定でき，不特定多数，あるいは，大規模集団を対象とする場合とは異なったアプローチがとれるのではないかということである。

本Chapterで提案する行為文脈設定型実装研究はM-GTAの理論を対象に考えられてはいるが，質的研究全般にも通じるであろう。「事例の中での一般化」はその個別性の点から「誰が，誰に対して」を強調する立場であり，一方，「いくつもの事例を通しての一般化」にあてはまる内容があれば，「何を，どのように」の考え方が稼働できるだろう。文脈を重視するか，内容を重視するか，ということである。

M-GTAは，この両方を組み合わせて実装の可能性を探求できるのではないかと考えている。文脈面では分析焦点者を中心においた社会的相互作用の視点が組み込まれており，一方，分析テーマは内容面にあたるから，実践的活用において行為文脈が応用者によってほぼ自動的に設定できる。

特に，分析結果を記述だけでなく結果図で示し，結果である理論は一定程度の現象面の多様性を説明できる概念によって構成していることで，「何を」の部分を具体的な形で提示できる。以上から，「誰が，誰に対して，何を，どのように」の枠組みを導入しやすい。これは，実装の評価の仕方と表裏関係である。

例示研究の実装を想定する場合，ケアマネジャー／訪問看護師／ヘルパーが，介護者である夫に対して，この理論をアセスメント／介入予測に用いることになるだろう。さらに，ここにはインターラクティブ性が組み込まれているから，形式的応用ではなく応用者（実装者）による柔軟な調整が想定される。このスタイルを，システム論的実装研究に対して，行為文脈設定型実装研究と呼べるであろう。

11-2
実践と理論の相互的研究展開：実践と理論のらせん的三重サイクル論

次に，研究を理論と実践の関係から考えることと，研究と研究の関係をどのように位置づけるかという課題を考えたい。

他者と共有可能で，一定の一般性をもつ体系化された知識を最も広い意味での理論とするなら，形態は一様ではなくてもそれを生み出すのが研究活動である。GTAに限らず，質的研究の領域化が根本的問いとして提起したのはこの問題であり，自然科学と社会科学の違いはあっても，理論の形態についての異同はあっても，この問いを軸に研究は展開しているといえる。なぜなら，質的研究の独自性は社会生活を送る人間を正面からトータルに取り上げることができる点にあり，問いの源泉は，日常的実践とそこでの社会的相互作用にあるからである。

M-GTAは，主にヒューマンサービス領域において専門職とサービス利用者の関係を軸に，社会的相互作用とコミュニケーションに照準化した分析から，理論，説明モデルの生成をめざす質的研究法であるが，独自に導入する分析焦点者の概念を介して，行動面だけでなく，人間についての深い分析を可能にする。研究者を【研究する人間】として研究方法の中に組み込み，質的データの意味の解釈を，人間への共感と洞察に基づいて，かつ，grounded-on-dataの原則のもとに行ない，問いである分析テーマに対応する理論化を目的としている。

深い人間理解を伴わない質的研究は平板な分析になるだけでなく，その結果が実践的有効性につながりにくい。理論が応用されるためには，問題意識を共有する人たちによってまず関心をもたれなくては始まらない。

したがって，理論と応用者をつなぐ基盤は，その理論が説明しようとする人間の深い理解にあるということができ，ここに質的研究の醍醐味があり，同時に陥穿にもなる。質的データの意味の解釈作業とは，常にこの分岐点に立って行なわれていることになる。

実践と理論のらせん的三重サイクル論

M-GTAは，実践の理論化を質的研究の当面の目的とする立場に立ち，そこから理論の実践化を構想するのであるが，現状においては当面の目的にまで到達できていない。しかしそうであるからこそ，その先を展望し見取り図を構想することで大きな方向性感覚をもち，長いスパンから現在の位置確認をすることには意味があると考えている。この点に関して筆者はこれまで，実践の理論化はまだ道半ばにすぎず，その先に生成した理論の実践化のプロセスのあることを指摘してきた（木下, 2003 ; 2007）。

ここではさらに拡げて今後の展開について考察する。前節で，M-GTAによる理論の応用を行為文脈設定型実装研究として提案したが，その実装研究のさらなる展望を検討したい。

図11-3で示すように，理論と実践にかかわる研究は相互に関係する3つのタイプから構想できるように思われる。すなわち，開拓研究，最適化（best fit）研究，そして，新規発展研究である。そして全体を，M-GTAにおける実践と理論のらせん的三重サイクル論と呼ぶことにしよう。実践と理論の関係，すなわち，日常的実践の理論化とその応用である理論の実践化をベースに，研究活動を循環するサイクルに位置づけたものである。三種の性質の異なるサイクルで構成され，ポイントはどのタイプの研究も必ず，“日常的実践の世界”を経由していく点にある。研究の目的に応じて，相互の影響関係の中でらせんを描きながら立体化していく。

このサイクルでまず動いていくのは，開拓研究で生成される理論である。その先は，対象の範囲を広げる意味での一般化の方向（新規発展研究）と，対象範

図11-3 M-GTAにおける実践と理論のらせん的三重サイクル図

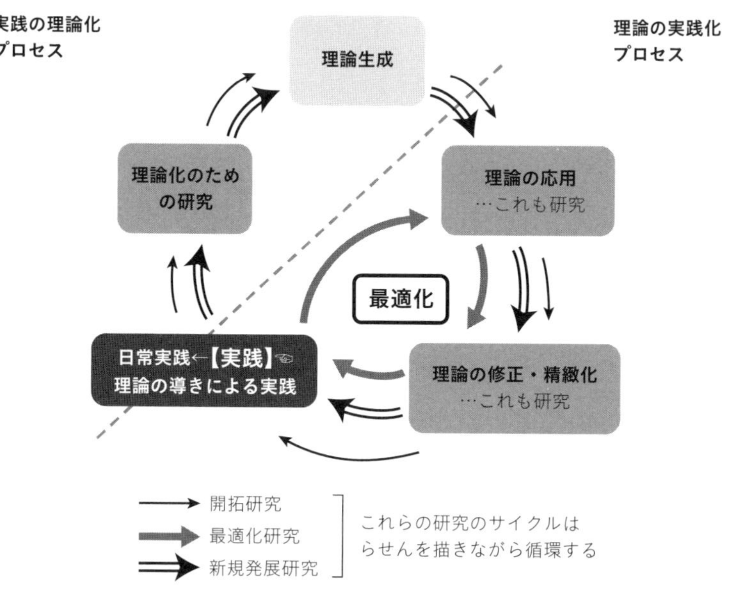

囲を限定し実践的有効性を高める方向（最適化研究）の二方向で発展的に継承されていく。最初が開拓研究というと，高度な内容が求められるようで敷居が高く感じられるかもしれないが，修士論文の研究でも意義と目的が検討されて計画され，独自の知見，オリジナリティを得ることをめざすので，開拓的とは独自的と同じ意味である。だから，どのような意味で自分の研究が開拓的（独自的）であるのかという視点で考えると，自信をもって取り組むことができるだろう。

図11-3は斜めの点線を境に左右で構成され，左側が研究により理論を生成していく実践の理論化プロセスを，右側が提示された理論を応用，修正，精緻化していく理論の実践化プロセスを示している。3つのサイクルのうち，黒の実線の矢印（→）のサイクルが開拓研究で，理論化までの研究とその理論の応用から修正，精緻化を経て再び実践につながるところまでを指す。M-GTAによる研究の現状は，この1つめのサイクルの達成がまだ課題となっている。理論の実践化にまで進んでいる例も増えてきてはいるが，ほとんどの研究は理論の生成までにとどまっている。

次に，理論の応用と修正，精緻化を経て実践への有効性を高めていく矢印

(➡)のらせん的循環が，最適化(best fit)研究である。そして，全体を循環する黒の二重矢印(⇒)が開拓研究や最適化研究から新たに研究テーマを導き，新たな理論の生成とその応用へと向かう展開を示している。これを新規発展研究と位置づける。理論の応用と修正，精緻化からの流れは，より大きい実践的効果を目的とすれば最適化研究の方向に向かい，より抽象度の高い，一般性を求める新たな理論生成を目的とする場合は，新規発展研究の方向へと向かう。この3種のサイクルは，すべて日常的実践の世界を経由し，理論と実践の関係を重層化していく。つまり，すべての基点が日常の実践にあるという考え方であり，新たな理論を生み出す問いの供給源として，また，提示された理論の最適化による応用や，より抽象度を上げた理論の生成をめざすためにも，日常的実践との関係が不可欠である。

質的研究の全体の見取り図として，自分の研究がどこに位置づけられるかを確認することで，研究計画の目的が明確にできる。開拓研究のサイクルが一度回っていれば最適化研究も新規発展研究も計画しやすいので，これが基本である。既存の研究のレビューからこの前提を満たしていると判断できる，つまり，仮説的にモデル構築ができる場合にはどちらの研究も計画できる。ここで示しているのは見取り図であるが，具体的にいえば，開拓研究であれ最適化研究であれ，さらには新規発展研究であれ，M-GTAでは分析テーマと分析焦点者の設定の仕方如何により，どのサイクルにも入ることができ，1つのサイクルから別のサイクルへの移行もこの調整により可能である。

開拓研究とは

開拓研究とは，設定した分析テーマに対してgrounded-on-dataの原則に基づく分析から理論を生成する研究のことであり，生成された理論を必要条件とし，その実践的活用を十分条件とする研究である。M-GTAでの通常の研究の場合にあたり，本書のPart 2で詳述した。

ここでは，生成された理論の実践的活用の観点から考えてみよう。先に，研究者と応用者の間の共有の視点を，理論の定義だけでなく応用における関係性についても言及したが，共有の基盤は関心の共有である。これを実現するには，問題意識の共有（研究計画）とそれを明確にできる理論の完成度の2点が重要である。

また，研究計画は看護学的問題と看護問題，つまり，理論的問いと現実的問いの関係で構想されるとも述べたが，問題意識の共有にはどちらの側に比重がおかれてもこの両面が関連してくる。通常，研究計画は研究の意義と目的が中心に示されるが，関心を共有できるかもしれない他者に向けたメッセージでもある。バトンをつくっても渡す相手のイメージがないとつながらない。

共有のためにはバトンの中身，理論の出来栄えも関係してくる。試してみようと思わせる内容でなければ，実践で活用してもらうことは期待できない。説明と予測に有効かもしれないと思わせるだけの説得力があるかどうかである。つまり，テーマの魅力度と理論の実効性がカギとなる。

開拓研究で理論の生成を行ない，理論の実践化までが行なわれている具体的な研究例としてはヘルパーによる生活場面面接に関する研究（小嶋，嶌末，2015），児童虐待防止ネットワークの研究（山野，2009），中学校における教師のミドルマネジメントの研究（畑中，2018），障害者の就労支援に関する研究（竹下，2020），中東カタールにおける日本語学習に関する研究（根本，2016）などが挙げられる。これらはM-GTAによる開拓研究の例であり，応用を意識した読みやすい書籍である。分析結果の実践的活用はそれ自体が重要なことであり，必ずしもその結果までを共有できることを求められるものではない。しかし実践的活用も，知の共有という理論の特性を考慮すると，研究活動と位置づけられる。研究だからといって専ら研究者だけしか従事できないのではなく，理論生成を目的とする開拓研究や新規発展研究はともかく，この後述べる最適化研究は実務者が中心となって実施できる研究でもある。

最適化（best fit）研究とは

最適化研究とは，狭義にピンポイント化された実践研究である。プロセスとしての理論（→Chapter 7）として説明したように，開拓研究で提示される理論，グラウンデッド・セオリーは本質的に完成されたものではなく，多様で常に変化している社会的場において，その現場特性を取り込んで修正・応用されるという最適化（best fit）の作業が重要となる。この最適化は，場が異なればその内容も異なり，応用者に創造的役割を付与する考え方である。

このような研究は通常，オリジナリティがあまり評価されない傾向がある。このことは，学術誌における原著論文と実践報告の区分からもうかがえる。しかし，実装が新たに理念化し，実装科学の確立と実装研究の展開が潮流となる中で，この見方は修正されるべきときに来ている。研究のあり方と評価の仕方について，オープンな議論が必要である。最適化研究は理論の実践面を重視した研究であり，実践を踏まえて応用しやすいように修正した理論の提案を意図するものである。理論生成を目的とする開拓研究や新たな理論の生成を特徴とする新規発展研究と比べて，研究としての価値に優劣はなく，質的研究の可能性を考慮すると，いまやこうした最適化研究は積極的に評価すべきである。

オリジナル版GTAにおいては，理論を生成する研究者の役割とそれを応用する実践者の役割を同等とする立場が明示されており，この点をM-GTAも継承している。グラウンデッド・セオリーの応用とは，応用者が自分の場に最適化するように修正を行なうことを想定しており，この意味での応用とは，理論生成に匹敵する創造的行為であるとされる（Glaser, & Strauss, 1965／木下訳, 1988, pp.293–300）。

また「修正」とは，網羅的に統合された理論に対する「割り引きプロセス」として説明されており，応用者は自分の経験や知識から提示された理論を修正，調整したり，あるいは部分的に応用不能と判断したりというように，そのままの形で用いるのではなく，いわゆる“割り引き”作業によって最適化を図るプロセスでもある。しかし，研究のあり方として，最適化研究のように，新たな研究の形が提案されたわけではなかった。

最適化研究は応用の重視を強調するだけでなく，一歩進めて応用を理論の修正と精緻化にまでつなげ，その結果を再び理論の形にまとめてさらに応用しやすくすることをめざして，らせん状に循環するイメージである。理論の可能性を，抽象度を上げていく方向ではなく，best fitさせることで最大効果を求めるタイプであるから，さまざまな場の特性に応じて研究結果を共有できる。そのためにWebなどを活用すればさらに広く共有を図ることができる。

新規発展研究とは

新規発展研究は，理論の応用と修正，精緻化を経て，あるいは最適化研究から新たな研究テーマが着想され，新たな理論生成に向けた研究と位置づけられる。より一般性の高い理論の生成をめざす方向である。

これは，理論の発展をどのように考えるかという問題でもある。オリジナル版GTAでは，具体理論がgrounded-on-dataの原則に基づき生成される。それに対して，フォーマル理論は具体理論の蓄積を受けて，それらを対象とする継続的比較分析により生成される。つまり，grounded-on-grounded theoriesの原則による方式で，より抽象度の高い一般化可能な理論である。具体的内容（substantive）ではなく，理論的内容が比較対象となる点が重要である。

M-GTAは理論類型でもフォーマル理論は用いず，オリジナル版のsubstantive theoryを具体理論と領域密着型理論とに分ける。先の図11-3でいえば，開拓研究が具体理論となり，その結果から導かれた新たな研究テーマによる研究を，抽象度の違いを反映させて領域密着型理論とするほうがスッキリとする。最適化研究は，具体理論をさらに最適化するように絞り込んだものである。具体理論，最適化理論，領域密着型理論に分けることで，それぞれの理論としての性格も理解しやすくなる。

これを，筆者の研究プロジェクト（木下編著, 2015）に沿って考えてみよう。本書で紹介している例示研究も，このプロジェクトの一環である。まず筆者は，開拓研究としてケアラー（介護者・養育者）について幅広く探索的に研究することを目的に，高齢夫婦間介護（都市部と中山間地），若年性アルツハイマー型認知症の配偶者介護，重度心身障碍児者養育・介護，子育て・虐待防止，ペット介護の6つの場において，M-GTAを統一的に用いた研究を行なった。これらはいずれも開拓研究なので，具体理論のレベルである。

例示研究の結果（モデル）をらせん的三重サイクルにのせてみる。すると，このモデルをもとに最適化研究として場の特性や応用する人たちの関心を組み込んで，例えば分析テーマを「介護生活のリスクポイントの移行プロセス」，あるいは「介護者スキルの形成プロセス」などに絞り込み，実践上，自分たちが知りたいことを分析テーマ化した研究が想定できるだろう。

一方，ケアラーとは多様な存在なので，開拓研究ではそれぞれについて分析焦点者を設定して理論化を試みたが，「ケアラー」を分析焦点者とし，分析テーマを「ケアラー経験のライフスタイル化プロセス」とするような，抽象度を上げた新規発展研究が考えられる。あるいは，ジェンダーへの関心から分析焦点者を「男性ケアラー」とし，分析テーマを「(男性ケアラーが) 介護・養育を担っていくプロセス」とすることなども考えられよう。

この場合，ケアラーは多様な構成となるから，具体理論よりも抽象度を上げたレベルでの研究となる。分析焦点者をケアラーとすれば，高齢者からペットに至るまで多様な対象をケアするケアラーが含まれるので，具体的領域を横断して，「ケアラー研究」という新しい領域の形成につながる可能性がある。これが新規発展研究としての領域密着型理論の例となる。

三位相のインターラクティブ性との関係

最後に，三位相のインターラクティブ性とらせん的三重サイクルとの関係について少し補足しておきたい。

インターラクティブ性とは，研究者を独立した価値中立的存在としてではなく社会関係に位置づける立場のことで，M-GTAが独自に導入する考え方である。データ収集段階における研究者と調査協力者との関係，データ分析段階における研究者と分析焦点者の関係，そして，結果の応用段階における研究者と応用者の関係である。このことから，分析テーマと分析焦点者の設定の仕方によって，開拓研究，最適化研究，新規発展的研究のいずれにも入っていくことができ，1つのサイクルから他のサイクルへの移行も調整できることは先に述べたとおりである。

加えて，これにより研究者を基点とする人の関係と動きが理解しやすくなる。開拓研究であれば，理論生成段階では研究者は研究協力者との関係におかれ，実践的活用の段階では応用者との関係におかれる。同時に，応用者は応用する理論の修正，精緻化を行ない，実践の世界につなげていく。このとき応用者は研究者ともなる。

最適化研究では，研究者と応用者は一体になる。具体的には実務専門職が中心となって，現場で行なう研究や当事者による研究が考えられる。修士課程や博士課程における実践的研究を最適化研究として位置づけることもできる。したがって，最適化研究はアクション・リサーチの1つのタイプともいえる。

新規発展研究は実践的研究のサイクルの重層化を受け，新たな理論的テーマをもとにサイクル全体で展開する。開拓研究や最適化研究に比べて，問いの求める抽象度のレベルと比較の対象とその範囲が広がっていくことから，先の「ケアラー研究」のように領域密着型研究となりうる。こうして理論と実践の関係は，現実を変えていく方向性をもつことで，研究活動に社会的な運動性をもたらす。

Chapter 12

質的研究論文の査読基準作成と評価類型・改善方向の試案

査読の問題は，M-GTAに限らず，質的研究論文全体にとって，目下，喫緊の課題となっている。この課題を考えるにあたっては，筆者が2019年に『看護研究』誌に寄稿した論考（木下，2019）が参考になる。そこで本Chapterはこの論考を再掲し，質的研究論文の査読を生産的なものにするための試案を提供したい。再掲にあたっては，本書の趣旨に沿って一部改稿している箇所とともに，本書で用いている表現や用語に一部改めているのでご了承いただきたい。またこの論考は，萱間真美氏（聖路加国際大学大学院看護学研究科教授）を研究代表者とし，筆者も研究分担者として名を連ねている科研「看護学の質的研究論文査読ガイドラインと査読者教育プログラムの開発」の一環で行なわれた2018年のセミナー「How to Peer Review and Publish Qualitative Papers」における筆者の講演をベースに加筆・編集して再構成したものである。

12-1
質的研究における査読の現状

本Chapterでは，すでに発表されている「質的研究論文査読ガイドライン（以下，ガイドライン，後掲の表12-1）」（科研プロジェクト代表 萱間真美, 2015–2018の成果の一部）の具体的活用方法を，「査読における質的研究論文の評価類型と改善方向」という図12-1を用いて提案したい。筆者はこの科研プロジェクトに研究分担者として参加しているが，これは筆者が検討した1つのたたき台であり，今後の議論を深めていくためのものである。

質的研究論文の査読のむずかしさについては，査読者および学術誌の編集委員会，さらには大学院生を指導する立場の人たちの共通認識になっており，この課題への取り組みが喫緊となっている。このむずかしさは質的研究の特性を反映したものでもあるのだが，質的研究法には個別性の高い複数の研究方法があり，その主要なものに限定しても，習熟した査読者を得るのは簡単ではないし，一般に研究者自身も，そのいずれかの方法を自分の得意としていることから査読候補者はさらに限定され，その結果，査読対象論文と査読者とのマッチングが慢性的に困難となっている。個別の質的研究法に特化しすぎず，質的研究論文をトータルに評価する方法の開発が要請されているのであり，厳密な基準ではなく，査読者が評価にあたり全体的に目配りできるものが期待される。

このガイドラインは，検討すべき事項を項目化し，全体を網羅できるように具体的な形で考案されている。これを用いることで，各項目について自身の判断を意識化して行ないやすくなっている。とはいえ，ガイドラインであるから参照用であって，判断の責任を肩代わりするものではない。

一方，投稿者側からみると，興味深いことに“査読基準”は実体化されているとも考えられる。質的研究への関心の高まり，普及定着の拡大という動向は多くの質的研究論文を産出し，投稿論文の増加へと結びついている。これは，質的研究にとって大きな一歩には違いないが，適切な査読方法の確立という課題の大きさにもつながっている。そして，投稿論文の増加，査読のむずかしさという状況の中で，投稿者側は実際に掲載された論文をみて，あいまいさの中に採用されたであろう基準，より具体的には掲載論文における質的研究法やデータ分析の方法などに関する記述方法，記述内容を参考に，自身の論文を完成させていると考えられる。

査読者や編集委員会側がむずかしさを抱えながらも現実的対応をしている中で，その結果として，実際にはこうした傾向が形成されつつある。しかもこれは看護学など特定研究分野に限られるのではなく，分野横断的にみられるようである。つまり，質的研究はすでにそれほどに拡がっているということの証左でもある。しかし，投稿者側のこうした傾向は無理からぬことではあるが，好ましいとはいえないであろう。急速に拡大してきた質的研究は漂流しながら失速する，危険水域に差し掛かっているようにも思える。むろん杞憂に終わるに越したことはなく，その場合には内容の優れた論文が蓄積されていくことになろう。したがって，現状の課題に取り組むには「内容」と「方法」をいったん分離して評価方法を検討するところから始め，考え方と改善方向のめざす評価類型を提案したい。

なぜなら，現在の状況を査読者側，投稿者側の両サイドが，理解，共有できる方向に変えていく必要があり，この作業が進まないと混乱した状況，つまり査読する側が考えている“基準的なもの”と投稿者側が考える“基準らしきもの”との二重状況が続いていくと予想されるからである。

12-2
査読はコミュニケーション

まず指摘しておきたいのは，課題になるのは質的研究（法）の特性である多様性が包含される査読システムの確立であり，多様性を圧縮した評価基準の模索は逆方向になるということである。なぜなら，これは従来の，つまり数量的研究論文における査読方法を範とする方向に向かい，分析方法に特化した評価になるからである。求められているのは新しい発想を導入し，質的研究の特性を活かした査読方法であり，本Chapterの提案は1つの考え方に基づく実践方法である。

翻ってみるに，査読とは基本的に投稿者と査読者のやりとり，コミュニケーションであるのだが，目的が掲載をめぐる評価のため被評価者と評価者の関係が不均衡になりやすく，またそういうものと思われているかもしれない。しかし，コミュニケーションは双方向のプロセスである。“ピア（peer）”とは仲間や同僚という対等な関係を意味する言葉であり，ピアレビューの場合であれば，共に研究者であるという点で投稿者と査読者はこの関係にある。この共通性を前提に，より完成度の高い論文に仕上げていくことを目的に行なわれる作業である。むろん，経験の差やそれに伴う能力の差はあっても，それは対等性を前提とした上でのことであり，研究者としての価値的評価と混同してはならない。評価については編集委員会が決定権をもつが，それは制度運用上のことである。これは改めて指摘するまでもなく周知のことに違いないが，質的研究論文の評価，査読の方法を検討するにあたり，まずもってこの基本的視点の確認が出発点になると考えている。

そして，コミュニケーションとしての査読を円滑に進める際に有効なのが，一例としてここで挙げているガイドラインである。通常の査読でも最初の査読後，再投稿・再査読，さらに再々投稿・再々査読，あるいはそれ以降も含め両者間でやりとりが行なわれるから，コミュニケーションが行なわれていないわけではない。ただここで強調したいのは，質的研究論文の場合には，査読を実質的内容を伴うコミュニケーションにすることが現状の課題への対応につながるということである。つまり，ガイドラインが，両サイドが共有できる枠組みとして機能すれば，現状よりも生産的なやりとりが期待できるであろう。もっとも，学術誌であれば独自に投稿規定を明示しているが，多くは原著，研究ノート，実践報告などの論文の種別とその説明であり，ガイドラインのレベルまでは含まれない。つまり，告知的レベルではコミュニケーションにはつながりにくい。

本プロジェクトに先行して先述の科研プロジェクトが2017年に開催し，『看護研究』誌51巻1号（2018）で紹介された研修会の記録でも述べたことだが（木下, 2018, 60–63），質的研究論文の査読の特徴は，査読者も自分の判断を「説明する」ことが求められるという点である。投稿者も査読者も，質的研究論文ではていねいな「記述」が求められる。これをわずらわしいと感ずるよりも，前向きに受け止めることが重要である。記述が大変でも，その分，自分の力量の向上につながるからである。後述のガイドラインを用いた評価類型と改善方向の図においても，いくつもの判断をすることになるが，その説明もできるようにしていくと，査読者自身も自分の評価を確認できるだけでなく，投稿者や編集委員会も理解しやすくなるので，コミュニケーションが実質的な意味をもつ。これも質的研究論文の査読の特性であり，積極的に評価できることである。

12-3 質的研究論文の査読に関連する現状の課題

看護領域に限られるわけではないが，質的研究論文の査読に関する課題にはいくつか特徴的な点が挙げられる。

第1に，査読者と投稿者の間で，噛み合ったコミュニケーションがむずかしい。先に指摘したように，一方には査読側の困難さ，基準的なものに基づく評価があり，他方には，現状において投稿者側には論文の掲載例から基準らしきものの読み取りがあり，その結果，共通枠組みが不明確なまま，あるいは欠いたまま，あいまいな基準ラインをめぐって変動している点である。

第2に，通常，執筆要綱で指定されているように，字数制限のため，記述により分析結果を提示する質的研究論文においては査読者にとって理解と評価のための情報量が少ないという点がある。投稿者も，分析方法と分析結果の記述が窮屈になり，特に分析方法に関する記述は簡略化され，パターン化した表現になりやすい。ただ，分析結果の記述が冗長な場合もみられるので，字数制限だけが問題と言い切るわけにもいかないが，少なくとも質的研究論文の場合の特徴として情報量の少なさは指摘できる。この問題は査読者にとってだけでなく，当該論文が掲載されたとしても読者にとってはなおのこと理解のしにくさにつながり，そこから投稿予定者が限られた情報と表現から基準らしきものを読み取ろうとするという悪循環を生む。

情報量が少ないということは，どういう情報が足りないのか，追加情報として何を求めるのかという問題につながる。質的研究論文では査読結果を出す前に，あるいは最初の査読において，追加情報を求めるコミュニケーションの段階があってもよいのではないだろうか。査読者は分析方法と分析プロセス，すなわち，どのようにしてその結果が導かれたかを理解したいし，その記述内容をみれば投稿者がどの程度理解しているのかも推測できる。

第3に，上記の点と関連するが，採用した質的研究方法とその分析方法を紋切り型の表現で済ませている場合，分析結果の内容と照らし合わせてみると，投稿者が本当に，あるいは，十分に理解して書いているのか疑問に感ずることが少なくない。例えば，以前はGTAあるいはM-GTAなどの具体的な質的研究方法名を明記し，「継続的比較分析を行ない，理論的飽和化まで分析を行なった」「そして理論的サンプリングはこのように進めた」といった記述がみられたが，最近よく目にするのは，コーディングをしてカテゴリーの抽出を行なったなど，分析の手順をかなり簡便な形で述べている論文である。つまりデータの分析手順の記述に相当するが，それを方法論的に根拠づける記述が欠落しているのである。さらに，関連する文献が提示されていないこともある。なぜ，このような傾向がみられるようになったのであろうか。

これに対しては，次のような反論があるかもしれない。個別の質的研究法の名前を明示する場合，GTA系の方法論を続けて例にとると，「では，継続的比較分析はどのように行なったのか？　理論的サンプリングは？　理論的飽和化は？……」といった具体的な指摘を受けやすくなる。このとき，自信がなければ正確には応えられないし，こと分析方法に関することなので，ここで立往生すると先に進めなくなる。しかも，投稿者が自信がないだけでなく，査読者の理解が適切ではない場合もありうるから，噛み合ったコミュニケーションは一層むずかしくなる。リスクを回避したいから余計なことは書かないということであるが，査読者や編集委員会側，そして，教育・指導する側はこうした傾向が拡大することのリスクを認識する必要があろう。

質的研究法はそれぞれに独自の認識論をもっており，それに基づいて分析方法，解釈方法を提示しているので，論文でデータの分析方法を述べるだけでは十分ではない。したがって，なぜ，その方法を用いたかという説明は非常に重要となり，それが分析結果の内容の適切さにつながる。用いた質的研究法の名称と関連する文献を示すことで初めて，必要な情報を凝縮して伝えることができるのである。そしてそのほうが，投稿者にとっても力をつけることにつながる。

12-4
質的研究論文の査読ガイドライン

表12-1（萱間，グレッグ，2018）は，科研プロジェクトがまとめた質的研究論文の査読ガイドラインである。全体が18項目で構成され，それぞれについて「基準」「判断の手がかり」が提示されている。まず，この表にざっと目を通していただきたい。ガイドラインであるから，手がかりを参考に基準項目について自分で判断していくためのものである。18という項目数は多いと思われるかもしれないが，当該論文を全体として評価する上で必要な点を網羅的に示しているので，偏りのない評価を下しやすい。査読者は項目ごとに個別に判断し，最後に全体を評価することになる。

ガイドラインをみると，これは質的研究論文の評価基準をまとめるために行なわれた国内外の主要な関係者へのヒアリング調査などに基づいて作成されたもの（萱間，グレッグ，2018）でありながら，質的研究論文の査読のためというよりも，研究論文一般の評価基準といえる内容になっていると思われるであろう。なぜであろうか。大変興味深い点で十分な検討に値するが，質的研究論文の評価に特化した具体的な内容を期待する人は，拍子抜けの印象も受けるかもしれない。しかし，筆者はここから非常に重要な意味が読み取れると考えている。質的研究論文の評価方法を考え，実践している研究者たちは，質的研究論文の場合であっても論文全体を評価していること，そして，その中に質的研究論文の場合に特に留意すべき点も組み込まれているということである。しかも，後者においては細部に踏み込みすぎないレベルにとどめている。査読者自身が埋める余地を残している，あるいは，その部分はガイドラインのレベルでは明示が適当ではない，ということになろう。

表12-1 質的研究論文査読ガイドライン

	基準	判断の手がかり
1	研究課題が適切である(課題の設定)	・文献検討に基づき，該当する研究領域の知識発展のために適切な研究課題が立てられている
2	研究の問いが適切である(問いの設定)	・具体的な研究の問いが，研究課題に対して論理的に整合している
3	十分な文献検討が行われている	・該当する研究領域についての文献検討を十分に広く探索している ・該当する研究領域の文献の長所，短所を理解し，領域における今後の研究課題が的確に考察できている ・今回の研究課題，研究上の問いが過去の研究領域の蓄積の中で適切に位置づけられている
4	研究の重要性が明確である	・文献検討に基づき，今回の研究の問いに該当する研究領域において重要であることが論じられている
5	研究方法の選択理由・適切性が明確である	・今回の研究の問いに対して，今回とる研究方法の選択理由が適切に述べられている ・哲学的基盤を理解している ・研究目的と研究方法に一貫性がある
6	研究の問いに答えるために適切なデータ収集方法である	・研究上の設問に照らして適切なデータはどのようなものかが説明されている ・実際に適切なデータを収集している
7	研究参加者の選択基準が適切である	・研究参加者の選択基準が適切に述べられている
8	研究が倫理的に行われている	・研究参加者への倫理的配慮の内容が適切に述べられている ・研究参加者の権利擁護の方法が明確である
9	研究方法を十分に理解し，適切に使っている	・方法を理解し，研究のプロセスを適切に記述している ・分析のステップを明確にしている
10	結果の厳密性を確保する方法が書かれている	・厳密性の概念を明確に操作している ・メンバーチェッキングを実施し，確実性が担保されている ・方法論のセクションに適用性や確証性などを得る方法について書かれ，実施されている ・分析の真実性に関する評価方法が記述されている
11	十分な解釈と概念化が行われている	・インタビューの質問に沿った分析のみではなく，説得力のある解釈が行われている

12	結果がデータで支持されている	・結果，考察がどのようにデータでサポートされているかが示されている ・データの解釈が納得できる ・データの引用箇所と量が適切である ・データと引用，解釈のバランスがとれている ・データの信用性が確保されている ・引用されているデータが研究しようとしている現象をよく表現している ・結果の記述とデータの引用がフィットしている
13	新たな知識を生み出している	・現象について異なる見方を提供している ・結果に新たな発見がある（創った概念が新しい） ・これまで考えていなかったような新しいものに気づいている
14	結果が研究上の問いに対応している	・結果が目的に対応している
15	結果が論理的に記述されている	・他の人が結果を使えるように，結果が明瞭に理解できるように書かれている
16	自分の研究結果から導かれる実践への示唆について，記述されている	・今回の研究からの知見の位置づけが適切に述べられている ・自分の研究結果を誰に使ってほしいのかを明確にしている ・実践，研究，教育への示唆が述べられている
17	自分の研究の限界について，記述されている	
18	看護学に貢献する	

萱間，グレッグ（2018, p.8）

手続き面だけでなく，解釈での思考の緻密さや深さ，厳密さの確認に注意を喚起しつつ，同時に，それは研究論文としての全体性と一体となっている。こうした，部分と全体の関係，その明確な意識化の要請が，実は質的研究論文の評価の特性なのであり，そう考えると，質的研究論文の査読は，単に質的研究法を用いた論文の評価にとどまらず，研究論文としてのクオリティを高めていける可能性を有しているといえよう。

12-5 査読ガイドラインに基づく論文の「評価類型と改善方向」

「評価類型と改善方向」の構造

実際の査読にあたっては，ガイドラインの1～18まで各項目について参照していくことになるが，論文を読みながら最初の項目から順に判断していくというよりも，まずざっと全体を読んでから最初に戻り，項目ごとに検討することになると思われる。ある程度経験があると最初に読んだ段階で，その論文がどの程度の出来栄えかは印象的にイメージできるであろうが，項目ごとに検討することで，その印象を客観的な評価の形にすることができる。

ただ，基準項目とその手がかりは一定数なので，そのほかに考慮すべきポイントもありうる。ガイドラインと関連させて，質的研究論文の査読についての基本的な考え方を踏まえて全体を構造的に示せれば，部分と全体の関係を意識しつつ作業が進めやすくなろう。「評価類型と改善方向」の図は，こうした意図でまとめたものである。

「評価類型と改善方向」の見方

図12-1の構成は，左端の「内容の適切さ（深い解釈，独自性）」と，右の2つ「研究方法の理解」および「研究方法の実践／分析プロセスの説明」に大きく二分されている。前者は，深い解釈により独自の知見が得られているかどうかがポイントとなり，後者は用いられた研究方法の理解の程度と，それを的確に実践できているかどうか，また，分析のプロセスが理解可能な程度に説明されているかどうか，である。

研究方法に関して，理解と実践をあえて分ける必要があるのかという意見もあるかとは思うが，質的研究法には，主要なものでも個別性の高いものが複数あり，その理解にも開きがあること，さらには，知識があることとその方法が

図12-1 査読における質的研究論文の評価類型と改善方向

	内容の適切さ（深い解釈，独自性）→		←研究方法の理解	研究方法の実践／分析プロセスの説明
第 1 類型	○		○	○
第 2 類型	○	＊1	×→○化	×→○化
第 3 類型	×→○化	＊2	○/×→○化	○/×→○化
第 4 類型	×		×	×
ガイドライン対応項目	↑内容の専門的評価（優先的評価事項） 1, 2, 4, 13, 14, 15, 16		↑研究方法の文献提示を求める 5, 6, 9	↑データの扱いと解釈の例示を求める 7, 10, 11, 12
ガイドライン対応項目	↑研究論文としての内容を担保する評価 3, 8, 17, 18			

内容で評価できる点がないと，方法，分析プロセスで改善を図るのは困難

＊査読者
＊1　教育的査読が有効：成功の可能性は高い
＊2　ここが問題！ 二重課題成功の可能性は幅がある

木下（2019, p.115）より一部改変

的確に用いられていることの間にも開きがあること，加えて，査読者側も通常自分の得意とする特定の質的研究法があるがゆえに，知識と経験にもバラツキがあることなどを勘案すると，現状では相互の関連性は認めつつも，分けて評価するのがよいという判断である。

一方，より大きな点は論文評価を「内容」と「方法」に分けることであり，これには当然異論があると思われる。つまり経験的研究である限り，両者は連動する関係にあるのだから，分けるわけにはいかないという立場であり，その立場に立つ研究者はこの考え方を教え込まれているので，この点は自明化している。しかし質的研究の場合には，研究方法が内容の適切さを保証するわけではない。これは質的研究の重要な特性で，強調しすぎることはない。内容と方法の間には，質的データを解釈する人間が位置し，若い研究者なら試行錯誤，悪戦苦闘の世界があろう。内容と方法をあえて2つに分け，かつ，内容についての専門的評価を優先するという立場をとる理由には2点ある。まず，質的研究論文の評価が，数量的研究論文の評価に特徴的な評価方法を範として，横滑り的に持ち込まれて行なわれる傾向があると考えられるからである。質的研究論文に適した評価方法を模索するには，むしろいったん両者を分ける（「内容の適切さ」と「研究方法の理解」「研究方法の実践／分析プロセスの説明」とを別物とする）

ことも考えられる。そしてもう1つの理由は，看護のように，得られた知見を臨床実践に活用することを重視する領域では，内容の評価はそれ自体として重要性をもち，得られた知見の独自性，有効性については専門的に判断できるはずだからである。これは臨床領域であれば，専門的実践者として責任をもって判断しなくてはならないし，また，できるはずである。

「研究方法の理解」「研究方法の実践／分析プロセスの説明」に関しては，査読者は，先に述べたように，噛み合ったコミュニケーションのために研究方法の文献提示を求めることができる。また，「研究方法の実践／分析プロセスの説明」については，これも先述のように，補足情報としてデータの扱いと解釈プロセスを示す具体例の提示を求めることができる。

文献をみれば，その選択が適切かどうか，また文献をどの程度理解しているかは判断しやすい。極端な場合，その文献を本当に読んでいるのかどうか疑問に思えることもあるし，その方法を「使える」ところまでは理解していないと思えることもあろう。ただでさえ情報量の不足がある中で，研究方法名すら挙げずに分析方法だけを述べるという最近の傾向は，この点でも評価をむずかしくしている。研究方法名や，その方法を用いた先行研究例が示されていれば，分析プロセスの説明についての評価もしやすくなる。加えて，図にあるように追加情報の明示を指示することによって，一層評価はしやすくなる。

「評価類型と改善方向」とガイドラインとの対応関係

ところで，図は縦軸に第1類型から第4類型に分けてあるが，その下に本ガイドラインの対応項目をおいている。内容の適切さの評価欄は2段に分け，内容の適切さにかかわる項目と，研究論文としての水準に関する項目に分けている。2段に分けるのは，それぞれ項目をまとめることで何に関する評価であるかが確認しやすくなると考えたからである。下段は質的研究でなくてもあてはまるものだが，研究論文としての水準を確認する内容構成になっているので，論文の質改善につながる。

以上の背景をもとに，18項目は図12-1のように配置される。どちらにもあてはまる内容が多いので，考える作業としてである。内容の適切さについて，対応するガイドライン項目は次の7つである。すなわち，1〔研究課題が適切である（課題の設定）〕，2〔研究の問いが適切である（問いの設定）〕，4〔研究の重要性が明確である〕，13〔新たな知識を生み出している〕，14〔結果が研究上の問いに対応している〕，15〔結果が論理的に記述されている〕，そして，16〔自分の研究結果から導かれる実践への示唆について，記述されている〕である。

また，研究論文としての内容水準にかかわる項目としては次の4項目，すなわち，3〔十分な文献検討が行われている〕，8〔研究が倫理的に行われている〕，17〔自分の研究の限界について，記述されている〕，18〔看護学に貢献する〕である。

一方，研究方法の理解では，5〔研究方法の選択理由・適切性が明確である〕，6〔研究の問いに答えるために適切なデータ収集方法である〕，9〔研究方法を十分に理解し，適切に使っている〕の3項目，研究方法の実践／分析プロセスの説明に関しては次の4項目，すなわち，7〔研究参加者の選択基準が適切である〕，10〔結果の厳密性を確保する方法が書かれている〕，11〔十分な解釈と概念化が行われている〕，12〔結果がデータで支持されている〕である。

項目9だけを大きくしているのは，内容的にみて研究方法の理解と実践の両方に最も関係している項目であること，それゆえに，質的研究論文の査読にあたり，この項目とその判断の手がかりである「方法を理解し，研究のプロセスを適切に記述している」「分析のステップを明確にしている」（表12-1参照）という点に関心が向けられるからである。ここには，先に指摘した質的研究論文の評価をめぐる背景があり，その意味でも項目9は大きな比重を占める。しかしそれでも，全体の中の1項目であることは確認しておく必要がある。

12-6
評価の4類型と改善方向の実際

では次に，マトリックスとして4つの評価類型を説明する（図12-1）。○と×は評価の判断を示している。×の中には，矢印で「○化」につながるものがある。これは，改善の可能性と方向性を示している。○あるいは，それ以上の頻度になるかもしれない×の判断ができる場合はよいが，現実には，明確に判断するのがむずかしい場合が多いと思われる。したがって，△も必要と思われるかもしれないが，そうすると△ばかりが多くなるので，あえて○と×だけで判断するという考え方である。個別の専門領域として関連するガイドライン項目では△があってもよいが，研究論文として全体を包括し，実際に査読結果として下す評価においては，○か×の二者択一とする。なお，査読結果の報告の際にはガイドラインの「判断の手がかり」欄の関連項目を活用できる。

優先的に評価対象とする「内容の適切さ」について，第1類型として○，第2類型も○，第3類型は×だが○化の可能性あり，第4類型は×である。第4類型の×は，たとえ修正しても採択となるとは考えにくい場合である。

最近の傾向として査読報告に散見されるのは，実質的な評価の前に内容面に言及し，重要な課題やテーマに取り組んでいることに敬意を示すコメントを付した上で，研究方法の課題を指摘していくスタイルであり，これがやや定番の形として見受けられる。単なるリップサービスではないであろうが，筆者が今回提案しているのは，内容は内容として優先的に評価するということである。というのも，質的研究論文の査読は，研究方法の評価に偏りがちな傾向がみられるからである。バランスをとる意味でも，内容と方法とを分けてそれぞれ独立した評価を行なうことを旨としている。しっかりと内容を評価することは，自分の専門領域であれば可能であろう。必要があれば自分は内容面の評価に絞り，そのほかの査読上の実務はそれに精通している人に依頼することもありうる。

次に，「研究方法の理解」「研究方法の実践／分析プロセスの説明」である。この組み合わせはより複雑なマトリックスにすることもできるが，現状では，ここに挙げた程度のシンプルな形が有効であろう。第1類型は，理解も実践／説明もともに○の場合，第2類型は理解は×だが○化の可能性を検討でき，実践／説明も同様の場合。第3類型は，理解は○か×で，×は○化の可能性を検討でき，実践／説明も同様の場合。第4類型はどちらも×で改善の見込みが望めない場合である。

以上の判断を，ガイドラインを用いて行なう。まとめると，第1類型はすべて○で，多少の修正はあるにしても基本的にOK。第4類型はその逆で不可となる。しかし問題となるのは第2類型と第3類型で，大多数の場合，このいずれかに相当すると思われる。

第２類型と第３類型の問題

第2類型は，内容は適切で，深い解釈による独自の知見が提示されているのに，研究方法の理解は基本的に×で，その方法の実践／分析プロセスの説明も不十分というパターンである。果たしてこのタイプが存在するだろうか。考えにくいと思われるかもしれないが，実は質的研究論文ではありうると考えている。研究方法が結果の適切さを保証しないというのが，質的研究の原則である。実際には，質的データを用いた研究であるから研究方法の理解が全くないということはないと思われるが難があり，データの扱いでなんらかの手続きは行なわれているであろうが，そちらも不十分，と判断される場合である。しかし，データを解釈して意味を読み取るという作業は，それでもすぐれてなされることはある。しかも，質的研究方法にはM-GTAのように研究方法と分析方法が体系化されているものから，現象学的アプローチや事例研究のようにそうした形を明確にとらないものまでが含まれる。したがって，内容面の評価を優先し，関連するガイドライン項目に照らしてみていけば，この判断は思ったよりも下しやすく，さらに，査読のコミュニケーションにより○化の方向への助言が具体的にできるであろう。研究方法の理解とその実践／分析プロセスの説明は改善の可能性が考えられ，論文の完成度を高くしていける。図の欄外にあるように，このタイプは教育的査読の例となる。

むずかしいのは第3類型で，少し複雑である。内容の適切さでは評価できないが×とまでは判断できず，改善の余地が考えられる場合である。一方で，採用した研究方法の理解と実践ではどちらも「○，○」の場合，あるいは「○，×」の場合が考えられる。理解×で実践○は考えられないし，「×，×」はもっと考えられないが，内容面で改善の可能性があるのであれば，一応検討すべきと考える。方法が結果の適切さを保証しないという原則に立てば，内容に可能性がある以上，方法側について検討する慎重さが求められる。ただ，この場合は内容の改善と，研究方法の理解と実践／分析の両方を改善するという二重課題となり，それを同時に解決する必要があるために，そうした査読が成功するかどうかはケースによって開きがあろう。この場合，解決のカギは投稿者側にあり，投稿者が自身の課題を理解でき，それに取り組むか否かにある。ただ，おそらく課題や問いの設定に立ち返り，さらに一緒に再分析をするくらいのかかわり合いが必要となるから，査読での対応には限界があろう。

第3類型の問題点は，さらにもう1つあり，こちらのほうが深刻である。内容面の検討をあいまいにしたままで，つまり，図ではうまく表わせていないのだが，明確に○とも×とも判断せず，研究方法の側の評価を重視し，理解と実践／分析がともに○と○なら問題なく，あるいは，実践／分析が×でも○化ができたと判断すれば，掲載に至る場合である。研究方法に評価の比重をおき，体系化された質的研究法であれば，いわば作法に則って進めることはできる。こうした枠組みで査読のプロセスが展開すると，課題点への対応も形式的に行なわれるから，それだけみると○化したと判断される可能性は低くないであろう。査読者にとってもこの形式は判断しやすく，また，説明もしやすいのだが，しかし，これは地雷を踏むようなものである。そうではなく，内容で評価できる点がなければ，方法やその実践／分析プロセスのみの説明で改善を図るのは困難と考えるほうが無理がない。方法面が強調され，内容面では，「それはそうかもしれないが……」という以上の受け止め方しかできず，平板で単調な記述が続く場合がこれにあたる。これは投稿者が未熟なためというよりも，質的研究についての理解が不十分ということであり，大学院での教育と指導における対応が要請される。

12-7 最終評価をどこで下すのか：査読プロセスの今後の課題も含めて

さて，以上を踏まえて査読を進めるとしても，もう1つ考慮すべき重要な点がある。それは，どの段階で掲載可あるいは不可の判断をしたらよいかである。最終判断は編集委員会に委ねられるが，ここでは査読者の立場から考えてみる。また，投稿者は指摘事項についてすべて従う必要はなく，査読者への回答において自分の考えを伝えることができるという査読ルールを前提とする。

いうまでもなく，査読では最初の査読において，評価できる点と特に課題点に関して投稿者に明示しなくてはならず，それがその後のやりとりの枠組みとなる。特に課題点に関して初回査読の後から指摘する，いわゆる後出しじゃんけんは反則となる。最初の判断時点で掲載不可であれば，当然その理由を説明することになる。「それはわかっているが，いざ担当するとむずかしい」という受け止め方があると思われるが，ガイドラインと「評価類型と改善方向」を活用すれば，思っているほどむずかしくはないと考えている。

では，初回の査読から2～3回程度――それ以上になることもあるかもしれないが，目安としてはこの程度であろう――のやりとりを経て，OKの判断をどのように出せばよいだろうか。公式的には，指摘した課題点に対して修正が十分に行なわれた場合である。ただ実際には，十分かどうかの判断にも幅があり，査読者は査読プロセスを考慮に入れて，総合的に判断していると思われる。根競べ，根負けといった場合もなくはないかもしれないが，記述をめぐるやりとりが中心となる質的研究論文の場合では，こうした展開が起きやすいといえよう。

ここで指摘したいのは，最終評価は総合的判断で基本的にはよいと考えるが，上記のような公式的条件だけでなく，それ以外の重要な点があるのではないかということである。ありていにいえば，歩留まりの判断をするということである。査読は投稿者の意図や問題意識を尊重しなくてはならず，つまり，それらが壊れてしまうところまでは踏み込まないこと――これは複数人が査読すると起こりうることであり，編集委員会の調整が重要となる――，同時に，査読プロセスを経て投稿者がどの程度“成長できたか”についての判断も含まれる。その雑誌の水準，ガイドラインを参照した評価，査読者個人のもつ基準などから下される相対的評価が優位であるのはその通りであるが，こうした絶対的評価の視点も取り入れてよいのではないだろうか。個人的にはむしろ取り入れるべきだと考えている。今回の筆者の提案内容に立脚すれば，この評価も下しやすいと考えている。しかもこれは投稿者についてだけでなく，査読者にとっても成長につながるという相互的プロセスであり，個人レベルだけでなくシステムとしての全体的底上げに寄与するとも思われる。ピアレビューの前提が形成途上である現状においては，過渡的措置として考えてよいだろう。

最後に，査読プロセスにおいてみえにくいもう1つの問題について述べておきたい。それは，再投稿がない場合である。一般に修正・再査読と判定された論文で再投稿がなかったり，その後査読プロセスが継続しても，途中でとぎれてしまったりすることがみられる。再投稿を期待して査読結果を出してもそのままになってしまうと，何ともいえない徒労感が残るものである。せめて再投稿をしないのであればその旨を伝えるのは最低限の責任であるが，投稿者が判断することであるから，関知する必要がないといわれればそれまでである。だがこの背景に何があるのかを理解することは，現状において，質的研究論文の査読について議論するためには必要であろう。投稿者と査読者双方にとっての査読の規律性，すなわちピアによるレビューが機能するための前提をどのように形成していくのかを，今後の課題として共有しておきたい。

Chapter 13

批判的実在論と M-GTA

Chapter 13では質的研究の現状を俯瞰的に検討し，特にM-GTAとの関連から今後を展望する。質的研究が既存の専門領域を横断して領域形成したのは1980年代後半から1990年代とされている（Denzin, & Lincoln, 2000／平山監訳，岡野，古賀編訳，2006；Flick, 1995／小田，春日，山本，宮地訳，2002）。質的研究は信頼できる研究なのか，方法論や方法は確立されているのかといった根幹にかかわる疑問は，質的研究が認知，普及，定着してきた現時点でも依然として問われていると考えるべきである。疑問に応えなくてはならないからというよりも，自分が質的研究を行なうのであれば，当然のこととして自身の考えを明確にしておく必要があるからである。特に，質的研究という名称がそれだけで流通するようになったことでこうした問いかけを回避できるようになったのは好ましいとはいえないのであり，ここで論ずるようにこれは簡単なことではない。しかし，研究計画で自分の基本的な立ち位置を述べれば，研究の遂行を安定化できる。ここでは，最初に質的研究をどう捉えたらよいかを検討し，M-GTAの立場からの問題意識を述べ，質的研究の今後の方向性を批判的実在論（critical realism）と呼ばれる科学哲学，メタ理論との関係から模索する。

13-1
質的研究の定義問題

質的研究は，数量的研究との比較で総称として用いられている言葉であるが，数量的研究が体系立って構成されているのとは対照的に，質的研究は非常に複雑な構成となっているため，質的研究とは何かを理解するのがむずかしい。質的研究の中には，例えば事例研究，ナラティブ・アプローチ，ライフストーリー，ライフヒストリー，現象学的アプローチ，エスノグラフィー，エスノメソドロジー／会話分析，KJ法，グラウンデッド・セオリー・アプローチ(GTA)，M-GTAなどが挙げられ，それ以外に提唱されているものもあり，それぞれが独自の認識論と分析／解釈方法をもっている。それぞれがテキストを必要とするほど複雑な構成となっており，実際，個別に多くの書籍が刊行されるようになっている。また，これらの質的研究方法群とは差異化を図り，テキストマイニング系のようにデータ処理的に質的データの分析方法として開発されているものもある。

おそらく最初に考察しておくべきことは，質的研究とは何かという領域定義の問題である。これまでのところ質的研究は非常にゆるやかに，包括的に定義されている状況にある。寄り合い所帯のようなものである。それでも問題とならないのは，実際の研究では個別の研究法で行なわれるのでそれで支障はないからである。質的研究は数量的研究との対比において用いられるようになったため従属的定義の形となり，数字で表現されないデータを用いた，解釈による研究というように，いわば外側から条件づけられる。つまり，それ自体での定義ではなく，定義のためには数量的研究を必要とするという関係で，この種のメカニズムは現実に存在する価値的な落差の存在を前提とするものになる。

他方，質的研究を独自に定義しようとすると，何を事実とするかという認識論から具体的な方法まで個別性の強い集まりになるから，全体をまとめるのは一筋縄にはいかないという問題がある。先に列挙した質的研究法とされる個別の方法は，そもそも質的研究法として提案されたわけではない。したがって，それ自体で成立しているので，そこにさらに新たな定義の網をかぶせる必要性は必ずしもないのである。実際に研究に用いるのは個別の質的研究法なので，質的研究をあいまいな集合体としておいても特段の支障が生ずるわけではない。質的研究「論」は，それに専門的に取り組む研究者に任せればよいともいえるかもしれない。しかし，質的研究が定着化した結果として，多様性の中の共通性，統一性の明確化，つまり，研究領域としての位置づけは当初と比べてもより根本的な課題となっている。

• 『質的心理学辞典』の定義から

質的研究の定義はテキスト類では通常取り上げられてはいるが，ここではまず，その全体像を捉える試みの例をみてみよう。『質的心理学辞典』（能智編集代表, 香川ら編, 2018）の「質的研究」の項目である。

> 質的な研究は量的な研究と対比される。量的研究は，現象を数えられる量に還元し，それを統計的に処理して，因果的な関係への推論を行う。それに対して，現象の詳細を主に言語的に記述し，そこでの直観を含めた検討を行うことにより，現象を解明するのが質的研究法である。また，量によってとらえられないところ，文脈（社会・文化）に大きく依存するところ，研究者と対象者が互いに相互作用して事実が作り出されるところ，さらに研究者は対象者の属するコミュニティにこそ寄与すべきだという理念などにより，その方法論は要請される。その種別として，①量的客観的研究を基本とする実証主義，②実証主義の補完としての質的研究を指すポスト実証主義，③権力的社会の変革を目指す批判理論，④現実は当事者の主観的・相互作用的構築によるもので，研究は研究者の主観と対象者との相互的関係の中で作られるものという立場をとる社会構成主義（social constructionism）・解釈主義，⑤当事者・地域住民との民主的で対等な関係のなかで役立とうとする参加型研究などに分けられる。　（無藤, 2018, pp. 136–137）

数量的研究との対比，そして，主要な種別が示されている。この種別は科学的認識論を前提とした本質的なレベルでのまとめとなっていて，相互補完の可能性の余地がなくはないが，むしろ相互に識別される，あるいは，排他的関係ともなる立場が列挙されている。種別という機能的な言葉を使用したのは，価値的な評価を入れずに全体を1つにまとめようとする意図からであろう。認識論を解き放ってしまうと，自分と異なる立場は「間違っている」という主張になり，共有よりも排他的になりやすい。そうした展開にしないような慎重な配慮が読み取れる。

大学院生が質的研究を行なうということは，このような世界に入っていくということである。この定義の前半はまだわかりやすいが，後半は，遠くから眺めないと全体像がわかりにくい。中に入ると，ジャングルのように自分がどこにいるのかみえにくくなる。中に入るためには，研究者としての自分の立ち位置を先述の中から選択しなくてはならない。これは，研究者としての自分自身を規定することにつながるからむずかしい作業である。先に述べた「質的研究とは何か」という問いに対して自分の考えをもつというのは，この選択のためである。研究者としての自己形成はある程度の経験がないとそもそもむずかしいことで，はじめは前のめりになりやすい。はっきりとは判断できない中での選択となるので自信がないのは当然で，最初はそういうものである。

ただ，質的研究の定義問題を迂回するのではなく，問いとして自分の中で意識し続けることが重要である。調査経験を経るうちに自分にとって最もリアリティ感が得られ，納得できる立場が形成されてくるから慌てる必要はない。この種の問いを保持し続けるのは容易ではないが，自分の研究について内省的に振り返る姿勢（reflectiveな姿勢）をもつことが非常に重要となる。それにより，研究目的，研究上の問い，そして，調査協力者の選定などが研究計画の基盤となり，査読や審査で指摘される疑問点への対応が意識的にできるようになる。また，学習のプロセスを「学ぶ／習う→使う→教える」と説明したように（→Chapter 9），いずれ教える立場になるかもしれないと思えば，質的研究の定義問題への関心をもつことで，全体を俯瞰する視点を保持しやすくなる。

一方，研究方法と分析方法の関係も質的研究の視点をあいまいにしかねない。両者は分けて考える必要があるのだが，数量的研究では一体とされることもあり，とりわけ分析方法に特化する傾向がみられる。質的データの意味の解釈とデータ処理的な分析は同じではないのだが，多くの質的研究法がこの課題に対応しきれていない。この点についてはChapter 10で，コーディングとの関連で論じた。

• 『質的研究ハンドブック』の定義から

次に，質的研究を定義しようとするもう1つの試みをみてみよう。これは『質的研究ハンドブック1巻』の「質的研究のパラダイムと眺望」からの引用である（Denzin, & Lincoln, 2000／平山監訳, 岡野, 古賀編訳, 2006）。邦訳では3巻で刊行されているから，大著である。「定義上の諸問題」の節で，「質的研究は，1つの固有な研究領域である。また，質的研究は，諸々の学問，分野，主題をまたいで横断的に行われる」（p. 2）との判断を示したのちに，質的研究に含まれるさまざまな認識論や研究法の多様性に言及し，「議論あるいは言説の場としての質的研究を，明確に定義することはむずかしい。なぜなら，質的研究には明らかにそれ固有な理論あるいはパラダイムがないからである」（p. 6）との認識を示した上で，定義に踏み込んでいる。

> 質的研究の使用法や意味は多様で分散しているため，質的研究というフィールドの基本定義についても研究者のあいだで合意に達することはむずかしい。質的研究というフィールドはけっして1つではないからである。しかしながら私たちは，本書の狙いからその定義を下さなければならない。
>
> （Denzin, & Lincoln, 2000／平山監訳, 岡野, 古賀編訳, 2006, p. 8）

続いて，他の研究者によるカルチュラル・スタディーズ（文化の多様性から社会の現状を批判的に研究する分野）の定義を援用して，非常に複雑な定義を提示する。

> 質的研究とは，学際的で学問横断的な，そして，時には抗学問的なフィールドである。それは人文学，社会科学，そして自然科学間を横断する。質的研究は同時に多方性をもつ。それゆえに多元的なパラダイム指向ともなる。質的研究の実践者はマルチメソッド・アプローチの価値にも敏感である。彼らは，自然主義的パースペクティブと人間経験の解釈的理解に関与している。同時に，質的研究のフィールドは元来，政治的であり，多様な倫理的政治的立場によって形成されている。
>
> 質的研究は，同時に2つの緊張を併せもっている。つまり，解釈的，脱実験主義的，ポストモダン的，フェミニズム的，批判的な幅広い感性に敏感で

あると同時に，人間経験とその分析に関する，実証主義的・ポスト実証主義的で，ヒューマニスティックで自然主義的な限定的概念にも敏感である。さらに，こうした緊張は，同一の研究においても，ポストモダンと自然主義の両方，あるいは批判理論とヒューマニズムのパースペクティブの両方を，併せもつことがある。

（Denzin, & Lincoln, 2000／平山監訳，岡野，古賀編訳，2006, p. 8）

領域としての質的研究の守備範囲の現状を的確に要約してはいるが，多様にして多義的で，質的研究の定義のむずかしさを象徴している内容である。この定義は網羅的で，先にみた『質的心理学辞典』の定義と同系列にある。パンフレットのような並列的扱いになっているが，これは意図的な慎重さの表われで，相互に対立したり排他的になりかねない内容を，価値的立場を導入せずに説明しようとしているためである。半面，こうした定義様式では現状包括的な内容となるため，時代と社会に対する領域としてのミッションの主張の希薄化と領域内部の求心力を形成する必要性という課題は残る。

2つの定義が浮き彫りにすること：質的研究の領域としての課題

したがって，現在求められているのはこの課題への取り組みであり，その突破口となるのが質的研究をどう定義すべきかという問題である。例えば，それぞれの質的研究法からの質的研究の定義が出されれば，議論が活性化されると期待できる。また，一歩歩み出て共有できる領域定義を試みることは，おそらくその質的研究法にとっても新たな可能性につながるであろう。そのためには，課題の共有が前提となる。

上記の両定義は質的研究がまさに形成途上，しかもごく初期段階にあることを如実に物語っている。いずれは統合されシンプルな定義に落ち着いていくのかもしれないが，数量的研究からの従属的定義として登場した質的研究が抱え込んだこれほどまでの多次元における多様性を一体どう理解すべきかという問題である。どちらの定義も，数量的研究の基盤である実証主義的アプローチを含めている。質的研究の大半は実証主義的アプローチへの強い批判を共通項としているから，分離したほうがスッキリするという見方もできるだろう。

従属的定義であれ何であれ，一触即発的な不安定な関係は棲み分けることで安定化するという方向もありうる。実際，質的研究の中にはそうした立場もあれば，そもそも面倒な定義問題には関与せず，独自の方法で十分とする立場もあるだろう。その場合には，数量的研究とあいまいな質的研究という構図が残されることになるが，この時代と社会と人間が直面している問題を考えると，果たしてそんな余裕があるのだろうか。質的研究法の多くはかつて社会学の中でマイナーな棲み分け状態にあったが，質的研究の領域化は分析方法の明確化の要請とともに，その枠組みを打破する役割を果たしてきた。棲み分け論ではそこに同じものを拡大して再生産することになり，領域としての質的研究の可能性を活かすとは考えにくい。

換言すると，質的研究の定義問題は数量的，質的の違いを超えた研究のあり方を構想する呼び水と位置づけることができるのではないかということである。質的研究が定義問題を残したまま，実証主義的アプローチを含め，フルメニューといえるほどの多元性と多様性を結果としてもつに至った意味は，課題としてこのように考えられる。とりわけ，質的研究の領域化がヒューマンサービスに関する既存の専門領域を横断して形成されてきたことを踏まえれば，時代の要請のように思えるのである。

一般に，新たな学問領域は“時代の子”の側面をもつもので，定義問題を考える上でこの点の理解も重要である。学問領域の発展のためには，独自の理論と方法論，スタンダードなテキスト（教科書），ハンドブックや辞典の刊行，学会の組織化，大学院課程の設置などの要件があるが，質的研究に関してもこれらのうちのいくつかは整備されてきている。Denzinら（Denzin, & Lincoln, 2000／平山監訳，岡野，古賀編訳，2006）は，質的研究は1つの固有な領域であるが，独自の理論もパラダイムももたないと指摘している。しかし，領域形成の核の部分は分裂を誘発しかねない多様な要素の構成となっている。本来，領域形成の前に理論やパラダイムが存在するのだが，質的研究の場合はその順序が逆で，そのためにこうした不安定を招いている。このことは，学問領域の伝統的な形成史とは異なる発想の必要性を示しているとも考えられる。その理由の1つは，領域確定のためにテキストで提示されている質的研究の歴史的背景について，

DenzinとLincolnのハンドブックでも，U. Flick（1995／小田, 春日, 山本, 宮地訳, 2002）の定評のあるテキスト『質的研究入門』でも説得力を感じないからである。一般的にも，その学問領域の現状を正当化するために出自の系譜を語るのは珍しい手法ではないが，上記はいずれも後づけ感が否めず，100年以上前に遡っての位置づけはあまり効果的とは思えない。

むしろ，定義問題の課題は先に述べたように，領域における内部求心力の形成につながることである。質的研究の定義が，既存の専門領域との二重構造になることを考慮すると，この作業の成否によっては質的研究はさらに発展もできれば，停滞ないしは失速する危険もあろう。包括的定義の困難さは確認できるので，これまでの学問の形成パターンにははまりきらない何か新しい構想力が求められているとすれば，うまく伝えるのはむずかしいが，イメージ的には，個性的で個別性の強い“部分”（個別の質的研究法）をまとめたその集合によって“全体”像（質的研究）が描けるということではなく，「部分＝全体」となるような感じで「＝」が柔軟に回転しながら，領域特性を反映する個別の質的研究法においてセットされる。それが質的研究の領域としての現象特性で，定義すべきは「＝」の部分となる。

それを定義としてどのように表現するかということになるが，M-GTAを1つの例とすると，M-GTAは，質的研究を質的データによる研究と定義し，質的データとは複雑で多様な経験を表わすディテールの豊富さを特徴とし，そうしたデータを用いて説明と予測に有効な理論の生成を目的とする質的研究法である。そして，「＝」にあたるのが分析テーマと分析焦点者を設定し分析を行なう【研究する人間】となる。これはM-GTAの例であり，M-GTA以外の個別の質的研究法によって「＝」に何が入るかは決まってくるから，そこを議論することで，質的研究という領域全体の定義の根幹がつかめるのではないか。筆者はこれまでに「質的研究とは何か」と「質的研究はいかに実践するか」に分けて考える必要性を指摘してきた（木下, 1999 ; 2003 ; 2007 ; 2014）。ここでの議論は，主語を質的研究におくと同時に，個別の研究法におくことで深められるであろう。この「＝」と内部求心力の形成という課題から考えられることとして，「質的研究の人間観」が，内部求心力を形成するために共有されうるキーワードになるのではないか。Chapter 2で論じたが，意味を生成しながら現実に立ち向かおうとする能動的な人間観，あるいは，少なくとも，研究対象とされるような対象化された受動的人間観とは本質的に異なる見方が，個別で多様な質的研究法の中に見いだせると思われる。

• 定義問題に関連する2つの課題

次に，関連した2つの大きな課題について考えてみたい。研究と価値についてと，メタ理論についてである。まず前者については，先にみた2つの定義例では，内部崩壊しないよう価値的な視点を入れずに，さまざまな質的研究を並列的な扱いにしていた。この点から，部分と全体について考えると，逆に上記の「＝」にむしろ価値的な視点を組み込む方向が考えられるのではないか。研究者が価値判断を入れるということではなく，価値的な視点を組み込んだ方法論を考えるということである。

社会学では，古典中の古典であるが，社会的行為の主観的解釈を分析方法として確立したM. Weberが提案した価値自由の原則，つまり，主観的分析であっても価値判断と事実判断は分離できるとする立場がある。合理的，論理的解釈は，「理念型」と呼ばれる分析概念によって厳密性が担保されると主張した。価値的問題に対する研究のあり方としての古典的提案で，これが現在に通用するわけではないが，価値的判断と研究についての1つの考え方として，とりわけ質的研究においては「＝」の問題を考える上で参考になるだろう。研究者を抽象化した存在にしない限り，すなわち，価値中立的な存在としない限り，質的研究は価値の問題を避けることはできない。同時に，独自の科学的厳密さを確保することも求められる。この問題への対応の仕方としてM-GTAは，「研究者を方法論化する」「研究者を社会関係にロックする」という考え方から【研究する人間】の概念を提唱し，実践主義と三位相のインターラクティブ性に位置づける。

もう1つはメタ理論に関する課題である。質的研究の定義例にみられる困難性は煎じ詰めれば，実証主義と社会構成主義（社会学では構築主義）の関係に行きつく。実在を前提に帰納的方法により因果的法則の発見を試みる前者の立場と，われわれの認識を超えたところに実在はなく，現実は言語によって構成されるという後者の立場への自分の対応である。本書ではこれまでの議論で，研究の問いを評価する必要性と結果を実践的活用において評価する考え方を提示してきた。数量的研究と質的研究をこの土俵にのせることで，科学的認識論の違いによる対立を回避し，価値的な議論の封印を解くことができる。Chapter 11でみた実装の概念はこの点で大きな役割を果たすと期待され，両者を超えた新たな領域形成を示唆する。システム論的実装であれ行為文脈設定型実装であれ，あるいは，「いくつもの事例を通した一般化」であれ「事例の中での一般化」であれ，これらはいずれも問いと結果の評価の枠組みを提供するわけで，実装の概念は研究方法の相対化と結果の統合化を要請する。いわゆるエビデンス論に対して，質的研究はどのように関与していけるのかという問題でもある。

M-GTAにおいては，Chapter 1で述べたように，Glaserの立場を反映したオリジナル版GTAの実証主義的性格はメタ理論としては批判し，シンボリック相互作用論者であるStraussの影響を考慮することで，理論についての考え方の捉え直し，grounded-on-dataの原則の継承と深い解釈の分析方法化，そして独自の【研究する人間】の概念の導入により独自の立場をとる。オリジナル版GTAは質的研究の領域化の“洗礼”を受けてこなかったという言い方をしたが，素朴客観主義の限界は明らかである。ポスト実証主義に包括できるのではないかという見方もできるかもしれないが，従属的定義と同じ話になるので実証主義を前提にするのではなく，メタ理論のレベルでの議論が必要である。

質的研究における実証主義的アプローチに関しては，その限界は判断しやすいが，問題はむしろ，それを批判する側である社会構成主義との関係である。質的研究の領域化を推進してきたのは，実証主義的アプローチを批判してきたメタ理論としての社会構成主義だからである。質的データの分析とは研究者による意味の深い解釈であるとすると，これはどこまでも言語による，言語に支えられて成り立つ世界である。これは否定できないので，社会構成主義をメタ理論とすればよいという選択になろう。実際，Corbin（Strauss, & Corbin, 2008, 第3版）もCharmaz（2006／抱井, 末田監訳, 2008）も十分な議論を欠いたままGTAをこのパターンに切り替えている（木下, 2014）。しかしここでの問題は，Chapter 1で指摘したGTAを議論するための3項目，すなわちオリジナル版の評価，1990年代初めのStrauss・CorbinとGlaserの対立への評価，そして，質的研究の領域化において批判された客観主義的性格への応答についての立場を切り離せない。議論の不十分さもこの点にある。

社会構成主義の性格は一般理論としてよりも，最も直接的な研究展開であるナラティブ・アプローチや，さらに焦点化したナラティブ・セラピーをみると理解しやすい。ナラティブには相互関係において語るという行為により，自明とされている見方や考えに対して別様の認識を創出していくダイナミズムがある。とりわけ，自らの経験の語り難さを抱えていた人々にとって，この“書き換え”によって自身の尊厳の回復やアイデンティティの再構成が志向される。言語による認識は言語によって書き換えることができるのである。重要なことはこの作業は社会的行為であり，語り手が1人で行なうのではなく，信頼感のもとに関心をもって聞き取る，あるいは，語りを促す役割を果たす研究者の存在による相互的関係を前提とする。そこで表現される内容は，どちらか一方に属するというよりも共同で生成されるものであり，後にそうした前提を踏まえて研究結果として報告されることがあるとしても，生きた経験としての語りの実践自体の意義が強調される。モノローグではなくダイアローグ，つまり，それまでにあったものとは異なる，新たな意味を相互的関係において創出するダイナミックなプロセスであり，共同生成性と特徴づけられる所以である。

ナラティブ・アプローチを臨床実践において展開するとき，ナラティブ・セラピーとなる。その根幹にある考え方は，クライエントの抱える問題に対して「問題を解決するのではなく，（その編成を）解消することである」（Anderson, Goolishian, 野村／野村訳, 2013）という表現に端的に示されている。カウンセリング領域には多様な理論があり，問題とされることの定義を含め，有効性の評価が競合する。ナラティブ・セラピーもその1つであり，それまでのアプローチの限界から提起されている。

社会関係において自らを語るという行為と，それを可能ならしめる他者（研究者・セラピストなど）との関係へのコミットメント，そこから創発される個人と社会の両面における現状変革性は，研究実践として倫理的にも，価値的にも岩盤のような強さをもっている。

社会構成主義に対する違和感

筆者が社会構成主義に対し違和感をもつのは，逆説的な言い方になるが，社会構成主義の完璧なメカニズムにある。すべてを説明できることへの違和感というか，わからないことをわかるはずであるとするところまで導いていく完璧なメカニズムが，逆に，わからない何か，知り得ない何かへの探求を狭く窮屈にしてしまう感じがある。別の言い方をすれば，言語，その実践としての語りには本来，“内”（言語でわかること）と“外”（言語ではわからないこと）に分けたときの境界と，“外”の領域があるのではないかということである。しかし社会構成主義の完璧さには，“外”を“内”に吸引しつくしていくブラックホールのようなイメージがある。そこには“外”も存在せず，境界も成立しない。つまり言語の限界，語りで説明しきれない現象へのオープンさへの窮屈感である。

進化社会学の第一人者であるJ. Turnerは，『感情の起源―自律と連帯の緊張関係』で，人類は発話能力を獲得する以前に感情能力を発達させており，それが発話言語と文化の獲得に必要だったと述べている（Turner, 2000／正岡訳, 2007）。通常，コミュニケーションは言語と感情が一体となって行なわれると考えられているが，この2つの要素は進化的には切り離して考えられるようである。つまり，発話言語とは別に感情交流の回路について考えることは，言語の“外”に向けて視野を開かせる。例えば認知症の人たちのデイケアなどでは，互いの話はきちんと嚙み合わないのだが，戦時中の体験のように参加者に共通する重要な出来事では，文脈としては成立せず，言語レベルでは嚙み合わなくても断片化した言葉をつなぎながらその場でコミュニケーションが成立するということがみられる（佐川, 2017）。語りを逐語化したものだけをみるのと，直接語りの場を観察するのとでは得られる情報に違いがある。ここでの論点からすると，言語コミュニケーションが崩れても感情交流が成り立つのであれば，そのことはどう解釈できるかということであり，この例は言語的記憶と感情的記憶は深度が違うのではないかということを示唆している。言語は意味を保存できるが，「今」を活性化させるのは感情能力であり，少なくとも言語の限界，“外”に存在するものを考えさせられるのである。

また，ナラティブ・アプローチのさらなる展開に向けて近年提案されているオープンダイアローグにしても，やはり社会構成主義への違和感を払拭するには物足りなさを感じる。オープンダイアローグとは，クライエントとセラピストといった対の役割関係ではなく，クライエントにかかわるさまざまな他者が，「クライエントのため」という狭い限定的な役割関係の枠組みをゆるめて，それぞれが自身の立場から話し合う場とそこでのダイナミズムを重視するアプローチである。対の関係から社会関係，つまり，クライエントからみれば日常生活により近い広がりへの視点の拡大と理解でき，興味深い展開ではあるが，なぜオープンさが強調されるようになったのだろうか。そのことと，社会構成主義のメカニズムとしての完璧性はどのような関係になるのかが判然としない。

オリジナル版GTAの検討過程や，実際の質的データの分析経験から，客観的分析による理論生成という目的は共有できないが，実際の分析経験でははじめは結果がどうなるかわからない中で分析を進めていき，解釈的アイデアがとっかかりとなり，データの中に未知の何かを感知し迫っていく躍動感というものがある。解くべき謎がみえてきたときのように，それが何かはまだわからないが，grounded-on-dataを導きにすることで捉えることができるかもしれない予感が，M-GTAの分析の魅力である。多少誇張すれば，それまでとは異なる未知の世界を自分が読み解いていけるのではないかと思える経験である。しかし，プロセスとしての理論（→Chapter 7）で述べたように，それはつかんだ瞬間にこぼれていく。

実践領域の存在

もう1つの現状についての違和感は，実証主義的アプローチと社会構成主義的アプローチの両方を必要とする実践領域の存在である。そこはまた，両方の立場の人たちが協働する場でもある。看護領域が端的な例になり，現実的な課題でもあるのだが，ここまでの議論から示唆されるように，この問題はむしろ看護領域を経由することで，つまり，その領域特性ゆえに，質的研究のレベルを超えて，自然科学，社会科学，さらには人文科学を新たに位置づけるメタ理論の創成の可能性を予感させる。臨床的ヒューマンサービス領域では，人と人との複雑な社会的相互作用が，複雑な日常的状況の中で展開している。看護領域においても当事者間の社会的相互作用だけがすべてではなく，また，すべてがそこに回収されるのでもなく，自然科学としての医学に看護学の多様な知見が加わり，強い組織性に基づく物的，環境的要因が，広く，さまざまに存在し，影響し合っている。その場には，言語による現実の構築だけでは対応しきれない実践状況がある。

13-2 批判的実在論とM-GTAの関係

批判的実在論との“遭遇”

多少個人史的な話をさせていただくと，UCLA（カリフォルニア大学ロサンゼルス校）の修士課程のとき，たまたま古本屋でみつけた『The Discovery of Grounded Theory（データ対話型理論の発見）』（Glaser, & Strauss, 1967／後藤，水野，大出訳，1996）を実践的社会学論と理解し，自分はどのような仕事をすべきかの基盤をこの本から学んだ。それは今に至るまで一貫している。博士論文（UCSF：カリフォルニア大学サンフランシスコ校）は，日本でみられるようになった高齢者コミュニティでの約1年にわたるフィールドワークから，エスノグラフィーで書いた（Kinoshita, & Kiefer, 1992）。帰国後約10年間，実務職員として高齢者ケアの現場で働いた30歳台の経験（木下，1989；1993；1997）が，研究と実践の関係という自分のテーマを確たるものにし，その後のM-GTAの開発につながっている。実務職の時代の初期に『慢性疾患を生きる』（Strauss et al., 1984／南監訳，野嶋，木下訳，1987）と『死のアウェアネス理論と看護』（Glaser, & Strauss, 1965／木下訳，1988）の翻訳にかかわれたことも，理論的センシティビティを鍛えることにつながったと思える。そして，M-GTAを実践的質的研究法として開発し，試行錯誤を重ねながらも本書で説明できるところまできたが，プロセスの概念でみたように，理論の場合だけでなく研究方法としても常に作業仮説的であり，完成するものではない。【研究する人間】が変わっていく以上，これは当然のことである。そうすると，大きな方向性の感覚と足元の基盤の確認が最低限必要となり，そこで，実践主義と三位相のインターラクティブ性に研究者をおくという立場を提示してきた。

M-GTAが課題とした分析方法の明確化と分析プロセスの明示化は，それを行なう人間の位置づけができれば，それほどむずかしい作業ではなかった。そして，質的データの解釈からひとつの日常的世界を読み解いていく醍醐味の経験が，研究者を変えていくという相互関係の可能性を認めることができた。言葉へのセンシティビティが増すことで言葉の使い方がていねいになり，記述やプレゼンテーションなどでのコミュニケーションが改善されるという変化も生まれ，そのことが研究者をエンパワーし，得られた知見の社会化と実践的活用を促す。それが，質的研究の重要な特性としてわかってきたことである。

この過程の中で，M-GTAは，オリジナル版GTAから理論の生成は継承するが，その位置づけは質的研究の領域化の影響も考慮し，実証主義，客観主義から切り離して実践主義におくことになる。社会構成主義は圧倒的な影響力をもっているが，そこにシフトしきれないという状態の中で，M-GTAに取り組んできた。実務時代の経験では，問題がどこにあるのか確信をもてなくてもケアを行なわなくてはならないという現実の中での，試行錯誤を繰り返した。いわば自分が試される状況であり，その中で，医療や福祉などの専門的言説だけでは理解しきれない余地が常に残されていくような経験を重ねた。

換言すると，ケアの実践と質的研究には健全な緊張関係があることを，その経験から見いだすことができた。質的データの分析が意味の解釈という選択的判断の継続である以上，解釈が解釈を連鎖的に引き起こす中に結果をピン止めすることになるから，どこまでも相対的で作業仮説的な作業にならざるを得ず，その評価は実践において最も的確になされるという立場の確立である。M-GTAを通してこうした作業を理論，すなわち人間行動の説明モデルの形にまでまとめることで，実践での評価を具体化することができた。

M-GTAを開発する中でむずかしかったのは，社会構成主義との関係である。何しろ，意味と言語で成り立つ質的データの分析を支えるのは社会構成主義以外には考えられないからである。他方で，先に述べたように，コミットしきれないという状態が続いた。特に，実務の経験から社会的相互作用に内在する，言葉だけでは表わしきれない何かへの感覚が残り続けた。言葉で意味づけをしてもそうした「何か」がこぼれ落ちていく感じで，現実には，そこに影響を与える多様な環境要因をも理解する必要があった。先に述べた“ブラックホール”に吸い込まれないギリギリのところで，社会構成主義を相対化できる地点の探索が，M-GTAを開発する作業と並行して，筆者の問題意識にあった。

そして，このモヤモヤ感が行きついたのが，批判的実在論という新しい科学哲学である。これにより，実証主義と社会構成主義の関係，数量的研究と質的研究の関係，普遍性を標榜する理論と解釈的理論の関係という一連の対極的問題を議論する枠組みを提供しうるのではないかと考えられた。自然科学と社会科学を対比的，分裂的関係におくのではなく両者の共通性に比重をおき，研究と実践の関係を編成し直していく可能性が期待できると筆者は考えている。

ここでは，本書で提起してきた諸問題を踏まえながら，メタ理論としての批判的実在論の特性の概要を説明したい。批判的実在論は，研究者によって重視する点や扱い方に違いがみられるので，筆者の関心に照らして重要と思われる特性を，Danermarkら（Danermark, Ekstrom, Jacobsen, & Karlson, 2002／佐藤監訳, 2015）に依拠する形でまとめてみる。

① 批判的実在論の背景と基本的前提

批判的実在論は，気候温暖化のような地球規模の問題，金融のグローバル化から社会を分断する格差や不平等の問題，そして，孤独や依存症など個人の関係性にかかわる問題を，個別に理解するのではなくマクロ，メゾ，ミクロのレベルの全面において，現代社会が直面している大小多岐にわたる問題群と捉え，どのレベルにおいてもそれらが解決困難な状況にあることへの危機感のもと，そうした問題群に対応能力を発揮できない総体としての科学的実践を批判的に検討するところから提起された。これが出発点の認識である。

提唱者は，1970年代に登場したイギリスの哲学者R. Bhaskar（1944–2014）で，主著は『科学と実在論－超越論的実在論と経験主義批判』（Bhaskar, 1975／式部訳, 2009）である。科学哲学を批判的に再構築しようとする試みであるが，その根底には現代世界が直面している諸問題への対処という変革の理論の構築への志向性があり，少なくとも提唱者であるBhaskarにおいては，批判的実在論は，あるべき社会像に向けた社会思想でもある。

ただ，批判的実在論が影響力を拡げていくのは科学哲学としてである。実在論ではあるが，それをメタ理論におくという伝統的な立場設定ではなく，それ自体を方法論化するところに独自性がある。この後述べていくように，批判的実在論の主要特性は非常に斬新な組み立てになっているのだが，上記のBhaskarのそもそもの問題意識を理解すれば，これはむしろ当然の展開であり，社会思想の性格を無視すべきではない。なぜ実在論ではなく，批判的実在論であるのか，である。また，なぜ従来の実在論ではなく，超越論的実在論でなくてはならないのかの根本的理由もこの点にある。

批判的実在論は，存在論的実在論（ontological realism）と認識論的相対主義（epistemic relativism），そして，判断的合理性（judgmental rationality）の3つの概念を中核とし，これを批判的実在論の「聖なる三位一体（the holy trinity of critical realism）」と呼ぶ。

現在，批判的実在論は，自然科学と実証主義への批判を根底にした社会科学の基礎理論として注目されており，社会学，歴史学，教育学，社会福祉学など，多くの研究領域で研究を支える理論的基盤となってきている。イギリスを拠点に，1990年代後半から一気に研究の組織化が進んでいる。1996年に，Centre for Critical Realismという研究所が設立されたのを皮切りに，国際学会としてIACR（International Association for Critical Realism, 1997年設立），専門的研究誌としてIACRが発行している*Journal of Critical Realism*や，Routledge社から*Studies in Critical Realism*が刊行されている。Web上でも，上記研究所の講義シリーズが公開されており，イギリスだけでなく，アメリカの社会学者を中心に主要な論客が揃っていることがわかる。2000年代に入ると，ヨーロッパ諸国をはじめさらに国際的な影響力を増し，日本でも近年徐々に紹介されるようになっている（Danermark et al., 2002／佐藤監訳, 2015 ; Sayer, 1992／佐藤監訳, 2019）。

批判的実在論はメタ理論であると同時に研究方法論でもあり，認識論を超えた存在論から体系化されている。社会科学を自然科学に対立させるのではなく，連続的な関係として両者の特性の違いを明確にするような柔軟性に特徴がある。この理論の最も重要な概念は，超越論的実在（transcendental reality）である。実在とは，われわれが直接知り得ないところにあるとし，「そこに何が存在するのか」と「何を知ることができるか」を分ける。知識の獲得を扱う認識論では，認識できないものは存在しないという大前提に立つが，批判的実在論はこれを「認識論的誤謬（ごびゅう）（epistemic fallacy）」として退ける。このような認識論的相対主義を知識の不安定さとみるのではなく，知識は常に間違っている可能性があるという考え方が導かれ，知識を並列的に捉えるのではなく，それらに，判断による重みづけを与えること（判断的合理性）で，これを，実在により近い方向を探索するという理論の方法論化の根拠とする。この判断により因果論的発想を組み込んだ理論を生成し，実在への接近に用いることができる。存在論と認識論を切り離しつつ，われわれの認識の外側にも存在はあるとするのが大前提で，われわれが直接知ることのできないところに存在するものであるが，単に素朴に実在とみるのではなく，その実在とは複雑な構造をなしており，内部に創発のメカニズムをもつもの，すなわち超越論的実在と呼ぶ。つまり，直接知り得ないところに実在を想定することで探求すべき問いの設定が一挙に開かれ，実証主義対社会構成主義といった認識論のレベルの排他性を超え，方法論を相対化しようとする。

超越論的実在の概念に基づくと，研究が「そこに何が存在するのか」（存在論）と「何を知ることができるのか」（認識論）との間の距離をゼロにしようとしても，接近はできても永遠に一体化させることは達成できないことになる。これを現実に達成可能とするのが，「発見」による自然科学の歴史である。しかし，研究対象が社会と人間の場合，その複雑性と常時変化性を扱う社会科学はいかにして実在により接近できるかをめぐって研究が展開されることになる。そして，自然科学における実験との対比で，実在に対して接近するために必要となるのが作業仮説としての理論である。つまり理論の方法論化で，理論は研究の結果ではなく，到達し得ない実在への接近を可能な限り進めるために，常に改良が加えられながら，随時研究プロセスに投下されていく。こうした理論を可能とするのが，判断的合理性，つまり，実在に関して並列的，相対的な見方ではなく，研究者による重みづけを入れていく選択的判断である。そして，理論が実在に接近するために，因果関係の推論が理論に組み込まれる。

② 開放システム（open system）としての社会

自然科学の研究は，そこにあるものを発見したり，その生成のメカニズムを明らかにするのが目的となるから，研究は解明すべき明確な対象に対する一重の解釈であり，影響を及ぼす条件の統制が可能となる閉じたシステム（closed system）である。これに対して，社会科学の世界は研究対象がすでに解釈されたものとして成り立っているため，それを解釈するという二重性を帯びる。解釈されたものを解釈することになり，これを二重の解釈学と呼ぶ。社会科学では実験室のような統制された環境の構築は不可能で，因果的要因だけでなく，偶然の原因も関係するさまざまなメカニズムが相互に関係し合って変動している開放システムと位置づけられる。この点をDanermarkらは，Sayer（1992／佐藤監訳, 2019）を引きながら，次のように述べている。

> 自然科学の対象は，まさに社会的に定義されてはいるが，しかしなお自然に生み出されているのにたいして，社会科学の対象は，社会的に定義されかつ社会的に生み出されているということである。
>
> （Danermark, Ekstrom, Jakobsen, & Karlson, 2002／佐藤監訳, 2015, p. 51）

これは，自然を閉鎖システム，社会を開放システムとして対比的に位置づけられることを意味している。社会においては，さまざまな出来事が生起するプロセスには偶然的，偶発的要因も関係しているという考え方である。したがって，ある出来事がなぜ起きたのかの“説明”はできても，その予測はできないとされる。

③ 実在の三層の領域構造と生成メカニズム

Danermarkらによると，超越論的実在とはわれわれが直接知り得ないところに位置するものであり，実在は，三種に大別される階層化された構造であるとされる（Danermark et al., 2002／佐藤監訳, 2015）。すなわち，われわれが直接経験できる領域（experiential domain），直接には経験はできないが現実に現象が生起する領域（actual domain），そしてその現象を引き起こす生成メカニズムの根源である実在領域（real domain）で，実在領域が最も深いところに位置する。各領域はさらに階層化されており，階層間と領域間で創発的変化が生起している。この動きを生成メカニズムと捉え，それを解明することが研究の目的となる。

例えば，重力はそれ自体を直接みることはできないが，それによって生起する現象は観察することができ，実際に実験で直接経験することができる。それにより，重力という実在を推論する。あるいは，人間の無意識も同様に位置づけることができる。重力や無意識といった大きな概念の場合でなくても，この考え方はわれわれが行なう研究の枠組みとして活用でき，むしろそこに有用性がある。例えば概念であれば，精神疾患をもつ人を主な対象にして提唱され，その人の中にある対応力，あるいは本来的に内在する再生力とされるレジリエンス（resilience）の研究の場合，それ自体は直接知ることのできない実在領域にあると想定し，直接は経験できないがそれが現実にどのように生起しているのか（現実領域）と，それは実際にどのように経験されるものなのか（経験領域）というところでの，それぞれにおける生起のメカニズムを解明しようとする。

本書の例示研究であれば，高齢の夫が夜間の体位変換など過酷な負担の中で，「なぜ，妻を介護しているのか」という問いから出発し，後期高齢期における夫婦の関係性，あるいは夫婦という関係性の老いと衰えを超越論的実在のレベルにおく。むろん，これらは通常の研究テーマでもあるのだが，問いを直接知り得ないところにおくことで，関連する理論や方法に対して自由度を一挙に拡げることができる。

④ 四様式の推論方法

実在を階層化された三層の領域構造におき，それを貫く生成メカニズムの解明を課題とすると，課題解決のための接近方法は因果関係を取り入れた推論の作業となる。因果関係の解明が目的ではなく，推論に方向性をもたせるということである。批判的実在論では，演繹法，帰納法，アブダクション，リトロダクションの4つの様式が活用され，これらを組み合わせて推論を行なう。簡単に述べると，演繹法は導いた仮説の厳密な検証はできるが，元となるものを超える新しい知見は生み出せない。帰納法はデータから一般化可能な知見を推定することで新たな知見の創出をめざすが，データの内容を超えた説明はできない。アブダクション（再文脈化）とは演繹法や帰納法の論理的縛りから“飛び出す”，あるいは論理的制約をはずしたところでの創発的発想方法である。つまり，アブダクションは再文脈化のことで，それまでの理解とは異なる関係的枠組みで新しい解釈を提示する。演繹法にしても帰納法にしても，それぞれに文脈設定の枠組みをもっているので，アブダクションを再文脈化と理解するのは，その枠組みを超えたところで解釈を行なうということになるからである。

そして，批判的実在論をさらに特徴づける考え方がリトロダクション（遡及的条件化）による推論である。アブダクションと基本的には重なるのだが，ある現象を生起させた因果関係を遡及的に推論することを指す。「何々が成り立つとしたら，何がなければならないか」という発想法で，これを反復して進めるのである。この発想法を有効に展開できるのが，すでに起きた出来事に対して，なぜそれが起きたのかを解明する研究の場合である。事例を取り上げ，因果関係の枠組みでの探求に適しているから，批判的実在論を積極的に取り入れている1つの領域が歴史社会学である。

リトロダクションは過去の出来事に対してという時間条件を外せば，アブダクションに包括することが可能である。先に“飛び出す”と表現したが，ただ飛ぶのではなく，着地点に「向かって」飛ぶ必要があるわけで，アブダクションが再文脈化，あるいは新たな文脈化となるためには，この発想の仕方が必要だということである。先のレジリエンスの例でいえば，レジリエンスが成り立つとしたらどういう条件がなければならないかを，因果関係の枠組みで推論するのである。なお，一般に因果関係が明らかになれば法則の形になると考えられているが，先に指摘したように，ここでは「因果関係の考え方を用いた推論」であるから，法則定立とは切り離されている。また現実の出来事は偶然的要因も影響しているが，因果関係が確立されることはなく，方向性を示す程度となる。これを「傾向」と呼ぶ。

特にリトロダクションを組み合わせた研究例としては，東日本大震災時にペットを連れた飼い主たちが避難所から排除されたメカニズムの研究がある（梶原, 2019）。現実に発生した出来事が，なぜ，発生したのかを問うのに有効な枠組みを提供する好例である。批判的実在論は歴史社会学だけでなく，研究法としての事例研究や分析的記述形式としてのエスノグラフィーにも，新たなスポットライトを当てる。

⑤ 理論の方法論化

批判的実在論の際立った特徴は，理論についての考え方である。通常，理論は分析結果であるが，批判的実在論では理論を接近方法として用いることは先に述べた。直接知り得ないところにある実在に対して接近を試みる推論に方向性を与える因果関係の考え方を推進するのが，関連する理論ないしは構成要素である主要概念の役割である。閉鎖システムである自然現象，自然科学における実験室に対応するのが，開放システムとしての社会，社会科学では理論であるとされる。つまり，自然科学のように解明すべき現象なり対象が外在的に明確に設定でき，それを理解するために概念が用いられるのとは対照的に，開放システムとしての社会，社会科学では現象なり対象が何であるのかを設定するために，概念や理論が必要となる。概念化しなければ対象を設定できないのが社会科学であり，接近方法である理論は常に可謬(かびゅう)的であることによって漸次改良され，方法としての有効性を高めていく。これを理論の進歩と考える。

自然科学の理論は，発見した真理をシンプルな法則で表現するという倹約性の原理（principle of parsimony）が適用されるが，社会科学の理論はもちろんそれとは異なる。かなりの記述を必要とし，それを方法論化することになる。事例研究やエスノグラフィーの手法が好まれるのはそのためである。

批判的実在論の立場が取り上げているのが，中範囲理論（Merton）とグラウンデッド•セオリー（Glaser, & Strauss）である（Danermark et al., 2002／佐藤監訳, 2015, 第5章）。この2つが，理論と研究方法の関係を正面から扱っているからである。批判的な検討から批判的実在論の有効性を強調する検討になっていて，両者における社会構造の視点の弱さや生成メカニズムについての理論的弱さが指摘されている。この点については，中範囲理論とグラウンデッド・セオリーについてその理解の適切さを含め，踏み込んだ議論が必要になるため，ここでは中範囲理論とグラウンデッド・セオリーの2つが比較対象として取り上げられている点を指摘するにとどめる。

⑥ 研究方法の開放

超越論的実在を前提に理論を方法論化する批判的実在論の立場からすると，認識論の拘束を解除できるが，研究方法に関しても非常にオープンな立場となる。従来，数量的研究法と質的研究法が対比的に，時に対立的に論じられ，この問題への対応として混合研究法（mixed methods／methodology）が提唱されているが，超越論的実在の生成メカニズムの解明を目的とする設定においては，理論だけでなく研究方法に関しても，あらゆる方法が制約条件なく動員可能となる。認識論的基盤である実証主義や社会構成主義の対立軸にもとらわれない。

批判的実在論ではインテンシブ・アプローチ（質的研究に対応）とエスクテンシブ・アプローチ（数量的研究に対応）とし，それぞれを認識論的基盤から切り離し機能化する。混合研究法を実質的に取り込んだ方法論的立場であり，これを批判的方法論的多元主義と呼ぶ。

⑦ 研究と変革の担い手像

先述したように，Bhaskarにおいて批判的実在論は科学哲学として提示されたが，その目的は，地球的規模の危機から個人の内面的危機までを包括する現代社会の複合化した諸問題への実践的解決に向けた社会理論の構築にあった。現実を変革していく担い手像は，エージェントと呼ぶ概念で明示されている。エージェントは基本的に人間となるのだが，先行する諸条件のもとで社会化しつつも，そうした諸条件を変えていく力を有する存在として，批判的実在論に基づく研究が現実世界とつながるためには不可欠の概念である。科学哲学として関心が寄せられがちなので，現在の批判的実在論では，社会理論の構築をめざすための概念であるエージェントの議論が希薄な印象を受けるが，批判的実在論の社会変革への志向性を確認するためにも，エージェントの概念は重要なポイントである。

⑧ 問いの重要性の再浮上

先の推論様式の項目とも関連するが，批判的実在論の問いとは，「Xが存在するためには，そしてXがそもそもXであるためには，どのような諸性質が存在していなければならないのか」(Danermark et al., 2002／佐藤監訳, 2015, p. 148)，要するに，何がXを可能としているのかという探求である。原因と条件が概念によって説明されるのだが，実証主義的には原因と考えられるものが実は条件であり，真の原因は直接には知り得ないところに実在すると考える。

批判的実在論は，因果的推論により生成のメカニズムを明らかにすることで直接知り得ないものに接近する方法である。自然科学は発見によりそれを知ろうとし，また知ることができる。一方，社会科学の世界は発見すべき真理があるわけでも，普遍的法則を定立できるわけでもない。その意味ですべてが相対的であるが，自然科学をモデルとするのではなく，またそれと対立する関係で社会科学を位置づけるのではなく，両者の相違を踏まえた上で連続的関係とみるのが批判的実在論である。自然科学，社会科学という区分自体を相対化できる考え方であり，そこに浮上するのは，知るための方法論に先行する「何を知ろうとするのか」という問いの設定の問題であり，自然科学以上に社会科学においては重要な問題となる。特定のメタ理論を前提とする問いの設定ではなく，現実的，実存的問いの相対的重要性を浮上させる。超越論的実在の概念によって，批判的実在論は，研究の蓄積に基づく理論的な問いではなく，現実的リアリティをもったわれわれの日常的経験に根差したところに，問いの起源をおくことを可能とする。では，このような問いとは何であろうか。

地球温暖化，社会的格差，個人の孤独など，マクロとメゾとミクロのレベルの現実の問題群を，人々の日常的生活実践に基づいて，リアリティ感をもてるような問いにすることと考えられる。あるいは，看護の日常の看護実践で考えてみよう。ある場面で「今，そこに何かがある!?」と感じたとき，おそらくそれは「感じる」のであって，自分の知識や経験から言語化することはむずかしい。しかし，「何か」に対するリアリティ感覚がある。今のところ，この感覚を表現する言葉は「直観」しかない。看護とはこうした経験が豊富な世界であり，こうしたさまざまな「直観」を明らかにしていくことが，学問としての看護の独自性の確立につながるということもできよう。「何か」とは直接知ることはできないところにあると想定し（超越論的実在），実在の三層領域構造と生成メカニズム，推論四様式，関連する概念や理論を使って接近を試み，数量的，質的研究法を駆使して，未知の「何か」への探求の扉を開くのである。

このように，批判的実在論はメタ理論であると同時に研究方法論でもあるから，煎じ詰めれば，この「何か」にあたる部分を問いとして設定することが重要となる。日常的実践に根源があるので，問いも理論もその点において健全な緊張関係におかれることになる。そして，因果論的推論による理論は，実践的検証に伏されやすい。

問いの探求は，直接知り得ないところにあるものに対してどこまで近づけるか，つまり，より説明力のある理論の提案にかかっており，深くて遠くに向かう作業である。分析結果はどこまでも暫定的であり，それゆえに多次元的，多角的な探求を実践しやすくなる。さらに重要なことは，問い自体が感覚を含めた日常的経験から導かれるとすれば，その結果は常に作業仮説であり，日常の世界での実践的活用につながる可能性が高くなる。研究と現実世界との接続関係が自然に組み込まれていることになり，より説明力のある理論に向けて問題意識を継続でき，研究者に必要な探究心，考え方を身につけることにつながる。

⑨ 批判的実在論における言語と理論の位置づけ

言語との関係は批判的実在論においても微妙さがあり，慎重な扱いになっている。開放システムとしての社会，二重の解釈学，記述による理論などの考えが示すように，社会科学における批判的実在論の研究は意味をめぐって展開するから，言語に依存することに変わりはない。言語は，使用される時点ですでに一定の意味をもって存在しているから，その影響を受けながら新たな意味を見いだし言語化するという探求になる。これは微妙な関係であるが，カギは超越論的実在の概念であり，言語との関係はこれでバランスをとることになる。つまり，自分に先行して存在している言語の影響を受けながら，「概念の囚われ人」(Danermark et al., 2002／佐藤監訳, 2015, p. 49) として，言語との関係のバランスをとることになる。

メタ理論でみれば，普遍的知識を前提とする実証主義への批判は相対主義を浮上させることになるが，同時にそこでは知識はすべて相対的なものとなる。すると，知識は言語で表わされるので，評価ができなくなる。「相対主義の内部崩壊」(Danermark et al., 2002／佐藤監訳, 2015, p. 28) と呼ばれている問題である。一方，批判的実在論は実在を超越論的に想定することで，言語 (知識) の外に実在はあるという立場をとる。実証主義を批判し，相対主義の陥穽を回避し，直接知り得ないところにあるもの (実在) を知ろうとする。そのためには導きとなる知識 (概念や理論) が必要となるが，その知識は常に間違っている可能性 (可謬性) があると考える。概念や理論を用いて接近を試み，研究によりそれらをより有効な方向に改善していくことで，到達はできないが，直接知り得ないもの（実在）により近づくことができる理論が生成されていく。つまり，理論は漸進的に進歩するという考え方であり，実在（reality）をめぐり競合状態にあって評価軸を見いだせないさまざまな理論に対して，超越論的実在の概念により方向性が与えられるから，理論は評価の対象となる（判断的合理性）。

⑩ M-GTAからみた批判的実在論の可能性

最後に，批判的実在論とM-GTAとの関連を考えてみたい。オリジナル版GTAの検討から始まった質的研究法としてのM-GTAの体系化は，分析方法の明確化と分析プロセスの明示化という実質的作業に加え，社会的相互作用に照準化し，メタ理論のレベルでは実践主義と三位相のインタ―ラクティブ性を導入し，そこに【研究する人間】をおくことで一応の水準には達せたのではないかと考えている。ただ，メタ理論のレベルではまだ補強の必要性を感じていた。実証主義，客観主義を前提にはできないが，方法としてのgrounded-on-dataの分析原則は厳密性を担保する上で有効であり，他方，意味の深い解釈のためには社会構成主義，解釈主義は圧倒的な影響力をもち，否定しようがない。いずれか一方に与するのは困難であり，また，生産的でもないとすれば，どのように統合化が図れるかが課題であった。

批判的実在論は筆者自身の問題意識と重なるところが多く，M-GTAとの親和性を感じるが，そのままメタ理論としてではなく，方法論の部分を取り入れることができるのではないかと考えている。母屋を入れ替えるのではなく，補強としてである。そこで，これまで提示してきた①～⑨のテーマごとに，M-GTAとの関係を整理してみよう。

①の背景と基本前提に関しては，いうまでもなく，超越論的実在の概念がM-GTAには参考になる。この概念を導くに至った現代社会が直面する諸問題と，それに対する科学的営為全般の不全感の認識は共有できる。したがって，批判的実在論の根幹をなす超越論的実在は，最初から方法論的志向性をもっていたわけで，これが継承すべき理由である。われわれが知り得ていることの外

に実在を認めることで，認識論的誤謬に陥り閉じてしまうのではなく，知識の相対性を逆にオープン化し方法論化するところで，超越論的実在の概念を用いる。わからない何かをわかるようにする仕組みのみが重要なのではなく，それでもわからない何かが残り続けるオープンさを，この概念が保証してくれる。これを確かなものとするために，M-GTAは実践的活用において研究結果の評価を組み込む。科学哲学に価値の問題を組み込む点では，批判的実在論とM-GTAは，形式は同じではないが，共通の立場に立つ。

②開放システムとしての社会という見方は，異論はないであろう。自然科学との対比で導入されたわけだが，現実には自然科学の研究成果は社会に提供されることになるから「オープン」と「クローズ」は完全に分離できるのではなく，オーバーラップする領域のあることも忘れてはならない。また，社会を開放システムとみるのには異論はないとしても，問題はそのオープンさをどのように理解するかである。社会は単に複雑で多様にして，絶えず変化している多くの要因の相互作用の世界というだけでなく，批判的実在論は，そこには偶然性や一回性といった要因も含まれているとし，研究においても，ある出来事の説明以上は困難とする立場に立つ。因果的推論と法則定立は切り離すことができるから，開放システムとしての社会は詳細な記述により説明の対象となる。

社会を開放システムとみるのはM-GTAにとっても同じだが，理論を社会的相互作用における人間行動の説明モデルとし，批判的実在論では不可能なものとする予測の機能をもたせている点は異なる。三位相のインタークティブ性の応用段階で示したように，理論はそれ自体ですべての責任を負うのではなく応用者による創造的修正，つまり，最適化を組み込むことで現実場面の開放性に対応する。また，理論をモデル化することで応用者をアシストする。つまり，偶然的，偶発的要因はこの考え方で制御できるのであり，予測に関する批判的実在論を超えられる。

オリジナル版GTAが提起した理論としてのグラウンデッド・セオリーの評価，すなわち，「現実との適合性（fitness）」「理解しやすさ（understanding）」「一般性（generality）」「コントロール（control）」の4項目には，現実の世界は常に変化しているので，静止化での理論ではなく，変化を説明できる理論の生成を目標とするという，オープンさに対する先駆者たちの考えがあった。これを受けて，M-GTAでは理論を，うごきを説明するもの，動態的説明理論としている。

③の実在の三層の領域構造と生成メカニズムは，これをそのまま研究に使うのはむずかしいと考えている。むしろ，経験的（experiential），現実的（actual），実在的（real）のそれぞれの領域（domains）と構成をゆるやかな構造として捉え，現象が生起するところの実在の構造を生成メカニズムの理解により可能とする，という考え方は参考になる。データを用いた経験的研究は，最終的にはこのメカニズムの解明が目的となる。しかもここには，創発性（emergence），すなわち領域や階層ごとに部分の総和を超えた新たな特性の形成という意味が加わる。

批判的実在論では，理論とはこの生成メカニズムを説明するものとなるのだが，M-GTAでは社会的相互作用という限定された範囲において，問いである分析テーマと行為者としての分析焦点者の視点から，理論とは生成メカニズムを説明するもの，という考えを分析に活かしている。

④四様式の推論方法，中でもアブダクションとリトロダクションはM-GTAの生成型思考に近く，概念－指示モデル（→Chapter 4）で説明したように，データの中にある具体例からまだないもの，データで確認されていないものをも説明できる概念の生成と重なる考え方である。つまり，データに対して継続的比較分析を行なうときに，ある概念が成り立つとしたら，どのような具体例がなければならないかという発想で，データからの概念生成だけでなく，概念相互の比較から先の抽象化においても概念，サブカテゴリー，カテゴリーのレベルの比較，また理論的サンプリングにおいても同じ考え方を活用できる。

コーディングについて検討したChapter 10を思い起こすと，分類型思考による一般的コーディングでは方法自体に分析を統合する文脈化の枠組みが持ち込まれているので，アブダクションやリトロダクションの発想は起きにくい。対照的に，M-GTAの生成型思考では文脈の再構成が分析の内実となるから，解釈しているときの躍動感をもたらす。

⑤の理論の方法論化は，M-GTAにおける理論の考え方を強力に補強してくれる。M-GTAでは理論の生成を目的とし，プロセスとしての理論の立場からその実践活用を強調している。批判的実在論のように，生成メカニズムの解明から実在に迫る深化の方向ではなく，M-GTAにおける実践活用は開放システムの社会での水平方向に向かう作業といえよう。「ある」と「知りうる」の距離を短縮化するために，完成度の高い理論に更新していくという批判的実在論の

メタ理論の立場に対して，M-GTAの理論は継続的に実践活用されていく中で，それぞれの実践において最適化が志向されるという違いはあるが，理論は完成点をめざすのではなく，常に修正・更新されていくものとする点では共通する部分もある。

M-GTAにおけるプロセスとしての理論は常に作業仮説であるため，修正に対してオープンである。批判的実在論では理論の方法論化をするのだが，個別の研究においては，最初に用いる理論について，既存の理論の扱いには慎重である。一方，M-GTAは分析テーマと分析焦点者の設定により最初から理論自体を生成し，その実践的活用を促すという考え方になる。

理論の方法論化と連動するのが，因果関係の発想である。すでに指摘したが，ここでは因果関係を表わすものが理論ではない。超越論的実在に迫るために，その生成メカニズムを解明するために因果関係の発想を取り入れるわけで，方法としての活用である。したがって，これも方向性をもった推論の方法であり，前述の推論様式とつながる。

⑥の研究方法の開放は全く異論のないところである。批判的実在論の特徴は，超越論的実在の概念により研究方法を認識論的基盤から切り離し，方法として相対化しているところにある。

⑦の研究と変革の担い手像に関しては，倫理的にも共感する点である。M-GTAは【研究する人間】の概念のもと，「現状を変えていく担い手像」を，生成した理論の応用者においている。そして，多様な質的研究を貫く学問的背景として，「質的研究の人間観」という見方を提示した。多くの主要な質的研究法が，能動的な人間観を共有しているのではないかと考えられ，根底において批判的実在論につながる。

⑧の問いの重要性の再浮上については，批判的実在論で最も重要な点で，超越論的実在の概念を機能させるには不可欠である。M-GTAにおいても同様であり，この点にすべてが凝縮されるといっても過言ではない。「“再”浮上」としているのは，問いの重要性はいうまでもないことなので，研究者のreflectiveな姿勢を強調している。質的研究の定義問題のところで触れたように，問いをめぐっては価値と研究の関係が問われてくるが，批判的実在論もM-GTAも研究方法の中にこの点を組み込んでいると考えられる。

また，批判的実在論もM-GTAも問いの源泉を日常実践においており，研究成果の最終的評価も実践の場に委ねており，この点も共通する。

⑨の批判的実在論における言語の位置づけに関しては，社会構成主義との関係ですでに論じてきたので繰り返さないが，（言語を）“内”と“外”という考え方で捉えるとき，超越論的実在の概念は常に“外”の領域を確保する。未知なことへの考え方と，社会的相互作用が常に言語に依存するだけではないという考えから導かれるオープンさはどちらも近い。

筆者の理解では，批判的実在論についての議論の現状は，全体像よりも，主要特性を重点的に取り上げる傾向があるように思われる。それだけ全体像が大きいということでもあるし，提唱者であるBhaskarの死（2014年）によって，ある意味，彼のみがなし得たであろう全体像の確立が，課題として残されたとみることもできるだろう。これまでのところ，実証主義，客観主義に対応するメタ理論として期待されてきた面が強いようだが，反面，社会構成主義，解釈主義との関係についての議論はそれほど明示的ではない。批判的実在論の考え方を実践するとすれば，何がBhaskarをしてここまでの作業に駆り立てたのかを問うことが，全体像に迫る方法であろう。

筆者は本書全体を通じて，質的研究が領域化した現状に対し，その意義とともに，これからの課題や危惧について繰り返し述べてきた。批判的実在論には，そのような質的研究の未来に向けた展望を示す力がある。その意味でも，従来の実証主義と社会構成主義とは異なるメタ理論として，批判的実在論のもつ可能性は大きい。M-GTAとの関係についても，さらに思索と検証を深めていく意義があろう。

批判的実在論についての基礎的講義（英語）

Critical Realism Network - YouTube

https://www.youtube.com/channel/UCXEVzuioyrHJWnsDXDaa25A

https://www.youtube.com/watch?v=vlBgpq17oSc&feature=youtu.be

https://www.youtube.com/watch?v=CLFRsUHQFfg

https://www.youtube.com/watch?v=VtL5O9v7Ta4

https://www.youtube.com/watch?v=ISu6zuRVJ2M

https://www.youtube.com/watch?v=zmrpEYXi13M

あとがき

別々の機会であったが，これまでの筆者の研究について話したときに，「偶然のきっかけを必然にしていくようだ」と評されたことがある。これは特段のことではなく，それなりに人生を歩んでくると誰であってもこのことはあてはまるのだが，人にいわれると安堵感があった。もっとも，全体の計画性がなかったということにもなるが，やり直しができるわけでもないからそれはそれとして，研究教育活動に従事でき，その成果を論文や書籍で表現できることの幸運に感謝するとともに，その軌跡をひとつにまとめるのが研究者としての“発達課題”の時期に来たようである。しかし，関心のあるテーマはまだたくさんあるし，これまでの研究も食べ散らかしの感無きにしも非ずで，部分と全体の話はいつでもむずかしい。

M-GTAは自分の関心の一部でしかないのだが，たまたまのきっかけで始まった検討作業（木下，1999，あとがき）が本書の形にまでなった。オリジナル版GTAに感じた最初の印象が強烈で，その後の検討は，考えるべき問題，解決すべき課題が次々とみえてきて，その取り組みには楽しいものがあった（木下，2003，あとがき）。研究方法も一種の道具であり，「道具に無駄なものはない。問題があれば直していく」という，幼い頃，田舎で面倒をみてもらった祖父の言葉が思い起こされたりした。質的研究に限られるわけではないが，研究は，明示的，黙示的の違いはあっても，基本的に価値中立的ではあり得ない。研究方法自体は道具として中立的であり，試されるのは使用する人間のほうである。本書で，「データとの最初の接点をみよ」と何度か述べているが，倫理的にはそのことを意味している。同時に，分析の技法としても細部にすべてが集約されるところがあり，質的データの解釈では，研究者自身がその一点に映し出される。作業する自分を確認しやすいときなのであるが，ここをスルーしてしまうと，先に進んでも自分を探すのはむずかしくなる。質的研究の醍醐味と陥穽の分岐点である。

今回，視力の問題に直面し本を集中して読むのがむずかしくなったのだが，逆に発見があった。最も読み込みが必要だったのはChapter 13の批判的実在論についてであったが，関連する研究所や大学，中には個人開設のサイトを含め，かなりの量の講演，講義が公開されているので集中的に，内容によっては複数回，聞くことができた。これは一大発見といっても誇張ではないくらい効果的で，ついでに英語の聞き取りの練習にもなった。考えながら文字で読むほうが学習密度は高くなるが，生の話を簡単に聞けるのは，ありがたい時代になったものである。現在，批判的実在論と看護研究をテーマに科研費プロジェクトを進めているのだが（「看護学のメタ理論としての批判的実在論の可能性」），上記の作業で基礎知識を得ることができ，看護領域での批判的実在論のアプローチによる文献レビューを本格的に開始できた。こちらは時間をかけながら，ゆっくり読み込んでいく。

さて，本書執筆のきっかけであるが，直接的には，立教大学を定年退職したあと聖路加国際大学で大学院生の皆さんを教える機会を与えていただいたことによる。授業や研究指導でM-GTAだけでなくエスノグラフィー，ナラティブ・アプローチ，ライフストーリー，現象学的アプローチ，事例研究，アクション・リサーチなど主要な質的研究法について院生と一緒に学ぶ中で，その内容と学び方を共有したらどうかという声に後押しされた。できるだけ内容を盛り込みたいと考えていたが，M-GTAだけでも当初の計画よりずいぶん分量が増えたこともあり，この形でのまとめとなった。多少は理解しているつもりであったが，学習意欲の旺盛な院生さんたちの問題意識に接すると，看護学や看護領域についての自分の理解が足りていないことを実感した。実務経験を踏まえた研究に対する熱意を生で感じられたことは，M-GTAに託している研究と実践の架橋の役割と重なり，本書執筆の動機になった。

途中で，鈴木美穂先生（慶應義塾大学看護医療学部教授）に原稿をみていただき，貴重なコメントをいただいた。また，校正段階で医学書院編集部の小長谷玲氏に細かくチェックしてもらえた。読者の視点からのコメントが大変参考になり，校正作業をインターラクティブにするという楽しさを経験できた。記して感謝申し上げる。

木下康仁

はじめに

- Glaser, B., & Strauss, A.（1967）. *The Discovery of Grounded Theory : Strategies for Qualitative Research*／後藤隆，水野節夫，大出春江訳（1996）. データ対話型理論の発見―調査からいかに理論をうみだすか. 新曜社.
- 木下康仁（1990）. 解説 Grounded Theoryの理解のために. 看護研究，23（3），2-19.
- 木下康仁（2003）. グラウンデッド・セオリー・アプローチの実践―質的研究への誘い. 弘文堂.
- 木下康仁（2007）. ライブ講義M-GTA―実践的質的研究法 修正版グラウンデッド・セオリー・アプローチのすべて. 弘文堂.
- 木下康仁（2007）／황경성訳，어용숙監修（2017）. M-GTA 질적연구법 실천―수정판 근거이론 접근법의 모든 것. ソウル：汎友社.〔ライブ講義M-GTA（2007）の韓国語訳〕
- 木下康仁（2009）. 質的研究と記述の厚み―M-GTA・事例・エスノグラフィー. 弘文堂.

Chapter 1

- Charmaz, K.（2006）／抱井尚子，末田清子監訳（2008）. グラウンデッド・セオリーの構築―社会構成主義からの挑戦. ナカニシヤ出版.
- Glaser, B., & Strauss, A.（1965）／木下康仁訳（1988）. 死のアウェアネス理論と看護―死の認識と終末期ケア. 医学書院.
- Glaser, B., & Strauss, A.（1967）. *The Discovery of Grounded Theory : Strategies for Qualitative Research*／後藤隆，水野節夫，大出春江訳（1996）. データ対話型理論の発見―調査からいかに理論をうみだすか. 新曜社.
- Glaser, B.（1978）. *Theoretical Sensitivity*. The Sociology Press.
- Glaser, B.（1992）. *Basics of Grounded Theory Analysis: Emergence vs. Forcing*. The Sociology Press.
- 木下康仁（1999）. グラウンデッド・セオリー・アプローチ―質的実証研究の再生. 弘文堂.
- 木下康仁（2003）. グラウンデッド・セオリー・アプローチの実践―質的研究への誘い. 弘文堂.
- 木下康仁（2007）. ライブ講義M-GTA―実践的質的研究法 修正版グラウンデッド・セオリー・アプローチのすべて. 弘文堂.
- 木下康仁（2014）. グラウンデッド・セオリー論. 弘文堂.
- 木下康仁編著（2015）. ケアラー支援の実践モデル. ハーベスト社.
- Martin, V., & Gynnild, A.（eds.）（2011）／志村健一，小島通代，水野節夫監訳（2017）. グラウンデッド・セオリー―バーニー・グレーザーの哲学・方法・実践. ミネルヴァ書房.
- 戈木クレイグヒル滋子編（2013）. 質的研究法ゼミナール―グラウンデッド・セオリー・アプローチを学ぶ，第2版. 医学書院.
- 戈木クレイグヒル滋子編（2014）. グラウンデッド・セオリー・アプローチ―分析ワークブック，第2版. 日本看護協会出版会.
- Strauss, A.（1987）. *Qualitative Analysis for Social Scientists*. Cambridge University Press.
- Strauss, A., & Corbin, J.（1998）. *Basics of Qualitative Research : Grounded Theory Procedures and Tecniques*.／操華子，森岡崇訳（2004）. 質的研究の基礎―グラウンデッド・セオリーの技法と手順，第2版. 医学書院.

- Strauss, A., & Corbin, J.（2008）. *Basics of Qualitative Research : Grounded Theory Procedures and Tecniques.*／操華子，森岡崇訳（2012）．質的研究の基礎―グラウンデッド・セオリーの技法と手順，第3版．医学書院.

Chapter 2

- Becker, H.S.（1963）／村上直之訳（1978）．アウトサイダー―ラベリング理論とは何か．新泉社.
- Blumer, H.G.（1969）／後藤将之訳（1991）．シンボリック相互作用論―パースペクティヴと方法．勁草書房.
- Charmaz, K.（2006）／抱井尚子，末田清子監訳（2008）．グラウンデッド・セオリーの構築―社会構成主義からの挑戦．ナカニシヤ出版.
- Garfinkel, H.（1967）／山田富秋，好井裕明，山崎敬一編訳（1987）．エスノメソドロジー―社会学的思考の解体．せりか書房.
- Geertz, C.（1973）／吉田禎吾，中牧弘允，柳川啓一，板橋作美訳（1987）．文化の解釈学Ｉ．岩波書店.
- Glaser, B., & Strauss, A.（1965）／木下康仁訳（1988）．死のアウェアネス理論と看護―死の認識と終末期ケア．医学書院.
- Glaser, B., & Strauss, A.（1967）. *The Discovery of Grounded Theory : Strategies for Qualitative Research*／後藤隆，水野節夫，大出春江訳（1996）．データ対話型理論の発見―調査からいかに理論をうみだすか．新曜社.
- Glaser, B.（1978）. *Theoretical Sensitivity*. The Sociology Press.
- 畑中大路（2018）．学校組織におけるミドル・アップダウン・マネジメント―アイデアはいかにして生み出されるか．ハーベスト社.
- 木下康仁（1989）．老人ケアの社会学．医学書院.
- 木下康仁（1999）．グラウンデッド・セオリー・アプローチ―質的実証研究の再生．弘文堂.
- 木下康仁（2003）．グラウンデッド・セオリー・アプローチの実践―質的研究への誘い．弘文堂.
- 木下康仁（2009）．質的研究と記述の厚み―M-GTA・事例・エスノグラフィー．弘文堂.
- 木下康仁（2014）．グラウンデッド・セオリー論．弘文堂.
- 木下康仁編著（2015）．ケアラー支援の実践モデル．ハーベスト社.
- 小嶋章吾，嶌末憲子（2015）．M-GTAによる生活場面面接研究の応用―実践・研究・教育をつなぐ理論．ハーベスト社.
- Levi-Strauss, C.（1962）／大橋保夫訳（1976）．野生の思考．みすず書房.
- Merton, R.K.（1957）*Social Theory and Social Structure.*／森東吾，森好夫，金沢実，中島竜太郎訳（1961）．社会理論と社会構造．みすず書房.
- Parsons, T.（1951）／佐藤勉訳（1974）．社会体系論．青木書店.
- Spector, M., & Kitsuse, J.（1977）／村上直之，中河伸俊，鮎川潤，森俊太訳（1990）．社会問題の構築―ラベリング理論をこえて．マルジュ社.
- Strauss, A.（1987）. *Qualitative Analysis for Social Scientists*. Cambridge University Press.
- Strauss, A., & Corbin, J.（1990）. *Basics of Qualitative Research : Grounded Theory Procedures and Tecniques.*／南裕子監訳，操華子，森岡崇，志自岐康子，竹崎久美子訳（1999）．質的研

究の基礎—グラウンデッド・セオリーの技法と手順. 医学書院.
- Strauss, A., & Corbin, J. (2008). *Basics of Qualitative Research : Grounded Theory Procedures and Tecniques*.／操華子, 森岡崇訳 (2012). 質的研究の基礎—グラウンデッド・セオリー開発の技法と手順, 第3版. 医学書院.
- 竹下浩 (2020). 精神・発達・視覚障害者の就労スキルをいかに開発するか—就労移行支援施設および職場における障害者支援を探る. 遠見書房.
- Whyte, W.F (1943)／奥田道大, 有里典三訳 (2000). ストリートコーナーソサエティ. 有斐閣.

Chapter 3

- Glaser, B., & Strauss, A. (1965)／木下康仁訳 (1988). 死のアウェアネス理論と看護—死の認識と終末期ケア. 医学書院.
- 木下康仁 (1999). グラウンデッド・セオリー・アプローチ—質的実証研究の再生. 弘文堂.
- Kuhn, T. (1962)／中山茂訳 (1971). 科学革命の構造. みすず書房.
- 山田恵子, 小林紀明 (2018). 看護系大学の学生が臨地実習を通して「個人の特性」のコンピテンシーを形成していくプロセス. 日本看護研究学会雑誌. 41 (5), 841-851.
- 横山登志子 (2006).「現場」での「経験」を通したソーシャルワーカーの主体性再構成プロセス—医療機関に勤務する精神科ソーシャルワーカーに着目して. 社会福祉学, 47 (3), 29-42.

Chapter 4

- Blumer, H.G. (1969)／後藤将之訳 (1991). シンボリック相互作用論—パースペクティヴと方法. 勁草書房.
- Glaser, B., & Strauss, A. (1967). *The Discovery of Grounded Theory : Strategies for Qualitative Research*／後藤隆, 水野節夫, 大出春江訳 (1996). データ対話型理論の発見—調査からいかに理論をうみだすか. 新曜社.
- Glaser, B. (1978). *Theoretical Sensitivity*. The Sociology Press.
- 木下康仁 (1999). グラウンデッド・セオリー・アプローチ—質的実証研究の再生. 弘文堂.
- 木下康仁 (2003). グラウンデッド・セオリー・アプローチの実践—質的研究への誘い. 弘文堂.
- 木下康仁 (2007). ライブ講義M-GTA—実践的質的研究法 修正版グラウンデッド・セオリー・アプローチのすべて. 弘文堂.
- 木下康仁 (2009). 質的研究と記述の厚み—M-GTA・事例・エスノグラフィー. 弘文堂.
- 木下康仁 (2014). グラウンデッド・セオリー論. 弘文堂.
- 木下康仁編著 (2015). ケアラー支援の実践モデル. ハーベスト社.
- Mead, G.H. (1934)／河村望訳 (1995). 精神・自我・社会. 人間の科学社.
- Strauss, A. (1987). *Qualitative Analysis for Social Scientists*. Cambridge University Press.
- Strauss, A., & Corbin, J. (1990). *Basics of Qualitative Research : Grounded Theory Procedures and Tecniques*.／南裕子監訳, 操華子, 森岡崇, 志自岐康子, 竹崎久美子訳 (1999). 質的研究の基礎—グラウンデッド・セオリーの技法と手順. 医学書院.

Chapter 5

- 木下康仁（2007）．ライブ講義M-GTA―実践的質的研究法 修正版グラウンデッド・セオリー・アプローチのすべて．弘文堂.
- 木下康仁（2009）．質的研究と記述の厚み―M-GTA・事例・エスノグラフィー．弘文堂.
- Strauss, A.（1987）. *Qualitative Analysis for Social Scientists*. Cambridge University Press.

Chapter 6

- Checkland, P., & Sholes, J.（1990）／妹尾堅一郎監訳（1994）．ソフト・システムズ方法論．有斐閣.
- Glaser, B., & Strauss, A.（1965）／木下康仁訳（1988）．死のアウェアネス理論と看護―死の認識と終末期ケア．医学書院.
- Glaser, B., & Strauss, A.（1967）. *The Discovery of Grounded Theory : Strategies for Qualitative Research*／後藤隆，水野節夫，大出春江訳（1996）．データ対話型理論の発見―調査からいかに理論をうみだすか．新曜社.
- 川喜田二郎（1967）．発想法―創造性開発のために．中央公論新社.
- 木下康仁（2003）．グラウンデッド・セオリー・アプローチの実践―質的研究への誘い．弘文堂.
- 木下康仁（2007）．ライブ講義M-GTA―実践的質的研究法 修正版グラウンデッド・セオリー・アプローチのすべて．弘文堂.
- 木下康仁（2009）．質的研究と記述の厚み―M-GTA・事例・エスノグラフィー．弘文堂.
- 木下康仁（2014）．グラウンデッド・セオリー論．弘文堂.
- Strauss, A.（1987）. *Qualitative Analysis for Social Scientists*. Cambridge University Press.

Chapter 7

- Glaser, B.（1978）. *Theoretical Sensitivity*. The Sociology Press, p.93.
- 木下康仁（2014）．グラウンデッド・セオリー論．弘文堂，pp.68-79.
- 宮島喬編（2003）．岩波小辞典 社会学．岩波書店.
- Strauss, A.（1987）. *Qualitative Analysis for Social Scientists*. Cambridge University Press.

Chapter 8

- Glaser, B., & Strauss, A.（1965）／木下康仁訳（1988）．死のアウェアネス理論と看護―死の認識と終末期ケア．医学書院.
- Griffin, J.（1960）／平井イサク訳（2006）．私のように黒い夜．ブルースインターアクションズ.
- 木下康仁（1989）．老人ケアの社会学．医学書院.
- 木下康仁（1992）．福祉社会スウェーデンと老人ケア―真の豊かさへの遠近法．勁草書房.
- 木下康仁（1993）．老人ケアの人間学．医学書院.
- 木下康仁（1997）．ケアと老いの祝福．勁草書房.
- 木下康仁（1999）．グラウンデッド・セオリー・アプローチ―質的実証研究の再生．弘文堂.
- 木下康仁（2003）．グラウンデッド・セオリー・アプローチの実践―質的研究への誘い．弘文堂.
- 木下康仁編（2005）．分野別実践編 グラウンデッド・セオリー・アプローチ．弘文堂
- 木下康仁（2007）．改革進むオーストラリアの高齢者ケア．東信堂.

- 木下康仁(2009). 質的研究と記述の厚み—M-GTA・事例・エスノグラフィー. 弘文堂.
- 木下康仁(2014). グラウンデッド・セオリー論. 弘文堂.
- 木下康仁(2018). シニア 学びの群像—定年後ライフスタイルの創出. 弘文堂.
- Kinoshita, Y., & Kiefer, C. (1992). *Refuge of the Honored: Social Organization at a Japanese Retirement Community*. University of California Press.
- 城山三郎(2008). そうか, もう君はいないのか. 新潮社.

Chapter 9

- Geertz, C. (1973)／吉田禎吾, 中牧弘允, 柳川啓一, 板橋作美訳(1987). 文化の解釈学 I. 岩波書店.

Chapter 10

- Charmaz, K. (2006)／抱井尚子, 末田清子監訳(2008). グラウンデッド・セオリーの構築—社会構成主義からの挑戦. ナカニシヤ出版.
- Glaser, B. (1978). *Theoretical Sensitivity*. The Sociology Press.
- Glaser, B., & Strauss, A. (1965)／木下康仁訳(1988). 死のアウェアネス理論と看護—死の認識と終末期ケア. 医学書院.
- Glaser, B., & Strauss, A. (1967) *The Discovery of Grounded Theory : Strategies for Qualitative Research*／後藤隆, 水野節夫, 大出春江訳(1996). データ対話型理論の発見—調査からいかに理論をうみだすか. 新曜社.
- 木下康仁(2003). グラウンデッド・セオリー・アプローチの実践—質的研究への誘い. 弘文堂.
- 木下康仁(2009). 質的研究と記述の厚み—M-GTA・事例・エスノグラフィー. 弘文堂.
- 木下康仁(2014). グラウンデッド・セオリー論. 弘文堂.
- 松葉祥一, 西村ユミ編(2014). 現象学的看護研究—理論と分析の実際. 医学書院.
- 西村ユミ(2014). 現象学的方法を用いたインタビューデータ分析の実際. (松葉祥一, 西村ユミ編), 現象学的看護研究—理論と分析の実際(別冊). 医学書院.
- Strauss, A. (1987). *Qualitative Analysis for Social Scientists*. Cambridge University Press.
- Strauss, A., & Corbin, J. (1990). *Basics of Qualitative Research : Grounded Theory Procedures and Tecniques*.／南裕子監訳, 操華子, 森岡崇, 志自岐康子, 竹崎久美子訳(1999). 質的研究の基礎—グラウンデッド・セオリーの技法と手順. 医学書院.
- 山本則子ほか(2018). 特集 ケアの意味を見つめる事例研究—現場発看護学の構築に向けて. 看護研究, 51(5), 403-479.

Chapter 11

- Crothers, C. (1987)／中野正大, 金子雅彦訳(1993). マートンの社会学. 世界思想社.
- Geertz, C. (1973)／吉田禎吾, 中牧弘允, 柳川啓一, 板橋作美訳(1987). 文化の解釈学 I. 岩波書店.
- Glaser, B., & Strauss, A. (1965)／木下康仁訳(1988). 死のアウェアネス理論と看護—死の認識と終末期ケア. 医学書院.
- 畑中大路(2018). 学校組織におけるミドル・アップダウン・マネジメント—アイデアはいかにして生み出されるか. ハーベスト社.
- 木下康仁(1999). グラウンデッド・セオリー・アプローチ—質的実証研究の再生. 弘文堂.

- 木下康仁（2003）．グラウンデッド・セオリー・アプローチの実践―質的研究への誘い．弘文堂．
- 木下康仁（2007）．ライブ講義M-GTA―実践的質的研究法 修正版グラウンデッド・セオリー・アプローチのすべて．弘文堂．
- 木下康仁（2014）．グラウンデッド・セオリー論．弘文堂．
- 木下康仁編著（2015）．ケアラー支援の実践モデル．ハーベスト社．
- 小嶋章吾，嶌末憲子（2015）．M-GTAによる生活場面面接研究の応用―実践・研究・教育をつなぐ理論．ハーベスト社．
- Matthews, A.（2019）. Implementation Science and Research: Nursing Trends. 講演資料．聖路加国際大学（2019年12月3日）
- Merton, R.K.（1957）. *Social Theory and Social Structure*.／森東吾，森好夫，金沢実，中島竜太郎訳（1961）．社会理論と社会構造．みすず書房．
- 根本愛子（2016）．日本語学習動機とポップカルチャー―カタールの日本語学習者を事例として．ハーベスト社．
- 竹下浩（2020）．精神・発達・視覚障害者の就労スキルをいかに開発するか―就労移行支援施設および職場における障害者支援を探る．遠見書房．
- 山野則子（2009）．子ども虐待を防ぐ市町村ネットワークとソーシャルワーク―グラウンデッド・セオリー・アプローチによるマネージメント実践理論の構築．明石書店．

Chapter 12

- 萱間真美，グレッグ美鈴（2018）．質的研究論文のための査読セミナーの背景と査読ガイドラインの提示．看護研究，51（1），4-9．
- 木下康仁（2018）．査読の質を向上させるために必要なこと―まとめに代えて．看護研究，51（1），60-63．
- 木下康仁（2019）．質的研究論文の査読基準作成と評価類型・改善方向の試案．看護研究，52（2），109-119．
- 木下康仁（分担）．2015年度－2018年度，科学研究費基盤（B）（代表 萱間真美），看護学の質的研究論文査読ガイドラインと査読者教育プログラムの開発．

Chapter 13

- Anderson, H., Goolishian, H., 野村直樹著／野村直樹訳（2013）．協働するナラティヴ―グーリシャンとアンダーソンによる論文「言語システムとしてのヒューマンシステム」．遠見書房．
- Bhaskar, R.（1975）／式部信訳（2009）．科学と実在論―超越論的実在論と経験主義批判．法政大学出版局．
- Charmaz, K.（2006）／抱井尚子，末田清子監訳（2008）．グラウンデッド・セオリーの構築―社会構成主義からの挑戦．ナカニシヤ出版．
- Danermark, B., Ekstrom, M., Jakobsen, L., & Karlson, J.C.（2002）／佐藤春吉監訳（2015）．社会を説明する―批判的実在論による社会科学論．ナカニシヤ出版．
- Denzin, N.K., & Lincoln, Y.S.（2000）／平山満義監訳，岡野一郎，古賀正義編訳（2006）．質的研究ハンドブック1巻―質的研究のパラダイムと眺望．北大路書房．
- Flick, U.（1995）／小田博志，春日常，山本則子，宮地尚子訳（2002）．質的研究入門―＜人間科学＞のための方法論．春秋社．

- Glaser, B., & Strauss, A.（1965）／木下康仁訳（1988）．死のアウェアネス理論と看護—死の認識と終末期ケア．医学書院.
- Glaser, B., & Strauss, A.（1967）. *The Discovery of Grounded Theory : Strategies for Qualitative Research*／後藤隆，水野節夫，大出春江訳（1996）．データ対話型理論の発見—調査からいかに理論をうみだすか．新曜社.
- 梶原はづき（2019）．災害とコンパニオンアニマルの社会学—批判的実在論とHuman-Animal Studiesで読み解く東日本大震災．第三書館.
- 木下康仁（1989）．老人ケアの社会学．医学書院.
- 木下康仁（1993）．老人ケアの人間学．医学書院.
- 木下康仁（1997）．ケアと老いの祝福．勁草書房.
- 木下康仁（1999）．グラウンデッド・セオリー・アプローチ—質的実証研究の再生．弘文堂.
- 木下康仁（2003）．グラウンデッド・セオリー・アプローチの実践—質的研究への誘い．弘文堂.
- 木下康仁（2007）．ライブ講義M-GTA—実践的質的研究法 修正版グラウンデッド・セオリー・アプローチのすべて．弘文堂.
- 木下康仁（2014）．グラウンデッド・セオリー論．弘文堂.
- Kinoshita, Y., & Kiefer, C.（1992）. *Refuge of the Honored: Social Organization in a Japanese Retirement Community*. University of California Press.
- 無藤隆（2018）．能智正博編集代表，香川秀太，川島大輔，サトウタツヤ，柴山真琴，鈴木聡志，藤江康彦編．質的心理学辞典．新曜社，pp.136-137.
- 能智正博編集代表，香川秀太，川島大輔，サトウタツヤ，柴山真琴，鈴木聡志，藤江康彦編（2018）．質的心理学辞典．新曜社.
- 佐川佳南枝（2017）．記憶と感情のエスノグラフィー—認知症とコルサコフ症候群のフィールドワークから．ハーベスト社.
- Sayer, A.（1992）. *Method in Social Science: A Realist Approach.*／佐藤春吉監訳（2019）．社会科学の方法—実在論的アプローチ．ナカニシヤ出版.
- Strauss, A., Corbin, J., Fagerhaugh, S., Glaser, B., Maines, D., Suczek, B., & Wiener, C.L.（1984）／南裕子監訳，南裕子，木下康仁，野嶋佐由美訳（1987）．慢性疾患を生きる—ケアとクオリティ・ライフの接点．医学書院.
- Strauss, A., & Corbin, J.（2008）. *Basics of Qualitative Research : Grounded Theory Procedures and Tecniques.*／操華子，森岡崇訳（2012）．質的研究の基礎—グラウンデッド・セオリーの技法と手順，第3版．医学書院.
- Turner, J.（2000）／正岡寛司訳（2007）．感情の起源—自律と連帯の緊張関係．明石書店.

あとがき

- 木下康仁（1999）．グラウンデッド・セオリー・アプローチ—質的実証研究の再生．弘文堂.
- 木下康仁（2003）．グラウンデッド・セオリー・アプローチの実践—質的研究への誘い．弘文堂.

数字・欧文

和文

あ行

か行

さ行

た行

な行

は行

ま行

や行

ら行